中国医师协会超声医师分会超声造影图鉴丛书

妇产超声造影图鉴

主　审　唐　杰
总主编　罗渝昆　何　文

主　编　聂　芳　谢红宁
副主编　张　巍　罗　红　杨　敏

人民卫生出版社
·北京·

图书在版编目（CIP）数据

妇产超声造影图鉴 / 聂芳，谢红宁主编 . —北京：
人民卫生出版社，2022.6

ISBN 978-7-117-33060-2

Ⅰ. ①妇… Ⅱ. ①聂… ②谢… Ⅲ. ①妇产科病–超
声波诊断–图集 Ⅳ. ①R710.4-64

中国版本图书馆 CIP 数据核字（2022）第 080488 号

人卫智网	www.ipmph.com	医学教育、学术、考试、健康，购书智慧智能综合服务平台
人卫官网	www.pmph.com	人卫官方资讯发布平台

妇产超声造影图鉴
Fuchan Chaosheng Zaoying Tujian

主　　编：聂　芳　谢红宁
出版发行：人民卫生出版社（中继线 010-59780011）
地　　址：北京市朝阳区潘家园南里 19 号
邮　　编：100021
E - mail：pmph @ pmph.com
购书热线：010-59787592　010-59787584　010-65264830
印　　刷：北京盛通印刷股份有限公司
经　　销：新华书店
开　　本：889×1194　1/16　印张：24
字　　数：645 千字
版　　次：2022 年 6 月第 1 版
印　　次：2022 年 7 月第 1 次印刷
标准书号：ISBN 978-7-117-33060-2
定　　价：198.00 元

打击盗版举报电话：**010-59787491**　**E-mail：WQ @ pmph.com**
质量问题联系电话：**010-59787234**　**E-mail：zhiliang @ pmph.com**
数字融合服务电话：**4001118166**　　**E-mail：zengzhi @ pmph.com**

编　　委（按姓氏汉语拼音排序）

董凤林　苏州大学附属第一医院

郭燕丽　中国人民解放军陆军军医大学第一附属医院（西南医院）

何　文　首都医科大学附属北京天坛医院

经　翔　天津市第三中心医院

罗　红　四川大学华西第二医院

罗葆明　中山大学孙逸仙纪念医院

罗晓茂　云南省肿瘤医院

罗渝昆　中国人民解放军总医院第一医学中心

聂　芳　兰州大学第二医院

任　杰　中山大学附属第三医院

宋　涛　新疆医科大学第一附属医院

唐　杰　中国人民解放军总医院第一医学中心

田家玮　哈尔滨医科大学附属第二医院

谢红宁　中山大学附属第一医院

徐　虹　中国人民解放军总医院第一医学中心

杨　敏　首都医科大学附属北京世纪坛医院

袁建军　河南省人民医院

张　巍　首都医科大学附属北京天坛医院

张红霞　首都医科大学附属北京天坛医院

张瑞芳　郑州大学第一附属医院

张盛敏　宁波市第一医院

编写秘书（按姓氏汉语拼音排序）

狄　娜　中山大学孙逸仙纪念医院

冯洁玲　中山大学附属第一医院

李晓莹　哈尔滨医科大学附属第二医院

前　言

随着超声造影剂的升级和造影成像技术的不断完善，超声造影的优势逐渐凸显，临床应用得以快速发展。以声诺维（SonoVue）为代表的第二代微泡超声造影剂经静脉或经腔道注射，通过增强血流、管腔与周围组织的对比显影，显示组织结构及血流灌注信息，从而达到诊断及鉴别诊断的目的，显著提高了超声诊断的敏感性和准确性，具有较高的安全性。

超声造影技术最早应用于心脏，对心脏分流性疾病、瓣膜病、冠心病等疾病的诊断及精确评价室壁运动和心功能提供了有价值的依据。近十年来，超声造影技术在腹部应用较为成熟，弥补了常规超声的缺憾，尤其是其对于肝脏局灶性病变的鉴别诊断能力，准确率达 90% 以上。超声造影剂提高了细小血管和低速血流检出的敏感性，可以精确判断脑部、颈部及外周动脉的狭窄或闭塞，评估动脉粥样硬化斑块的易损性等。近年来，超声造影在浅表器官病变中也取得了很大的进步和发展，特别是为乳腺、甲状腺、淋巴结等疾病的良恶性鉴别诊断提供了有价值的参考依据。另外，超声造影也应用于妇科良恶性疾病的鉴别诊断、盆腔占位性病变的鉴别诊断和输卵管通畅性检查等，提高了疾病诊断的可靠性和准确性。

为了更好地探讨超声造影在临床的应用价值，提高超声造影的诊断准确性，我们组织全国超声医学界从事腹部、浅表器官、心血管、妇产科领域的知名专家于 2021 年 6 月成立了超声造影图鉴丛书编写委员会，并于 2021 年 7 月正式启动丛书的编写工作。

超声造影图鉴丛书共四册，包括《腹部超声造影图鉴》《浅表器官超声造影图鉴》《心血管超声造影图鉴》《妇产超声造影图鉴》。丛书以病例的方式呈现给读者，内容包含了病史概要、常规超声图像、超声造影图像、超声造影视频、超声造影诊断要点、鉴别诊断及病理诊断，充分融入了编者们丰富的理论知识和宝贵的临床经验。每一种疾病都有丰富精彩的病例，图文并茂，同时配有造影视频影像，对疾病的超声造影诊断要点及鉴别诊断思路进行了分析和总结，适合各年资医师学习和阅读，是指导超声医师规范性开展超声造影工作的系列参考用书。

在编写和修订过程中，各位参编作者在繁忙的工作之余齐心协力、倾注心血，在此，对编写委员会的各位专家表示衷心的感谢！

超声造影技术处于发展阶段,新的知识和内容还将不断更新,超声造影用于某些疾病的临床诊断时间不长,尚处于探索阶段,书中难免有疏漏,希望学界同仁多提宝贵意见,共同探讨,携手为促进超声医学的发展而不懈努力!

罗渝昆　何　文
2022 年 4 月

目　录

第一章

正常子宫、卵巢静脉造影

ZHENGCHANG ZIGONG、LUANCHAO JINGMAI ZAOYING

第一节　正常子宫静脉造影

1. 病史概要　女性,30 岁,发现右卵巢囊肿 3 个月。实验室检查未见明显异常。

2. 常规超声　正常子宫常规超声声像图见图 1-1-1。

3. 超声造影　正常子宫超声造影见图 1-1-2 和 ER1-1-1。

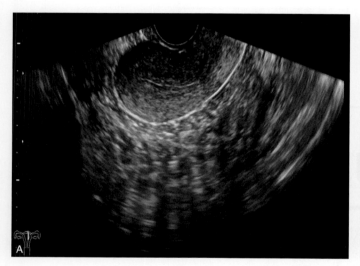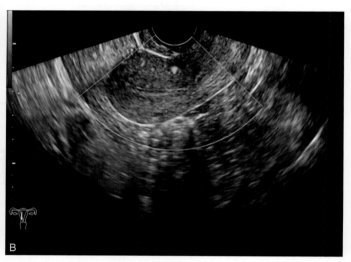

图 1-1-1　正常子宫常规超声声像图

A. 正常子宫纵切面,子宫前位,大小正常,肌层回声分布均匀,内膜居中,回声均匀; B. 彩色多普勒血流成像示子宫肌层血流呈散在分布,靠近浆膜下肌层血流较多。子宫内膜见散在少许血流分布。

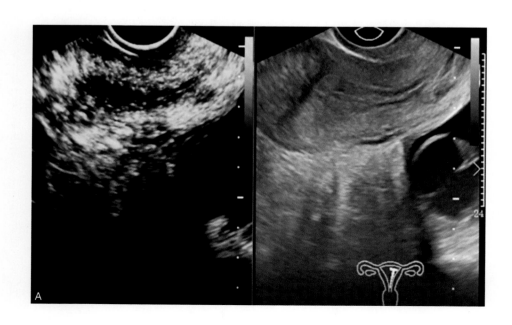

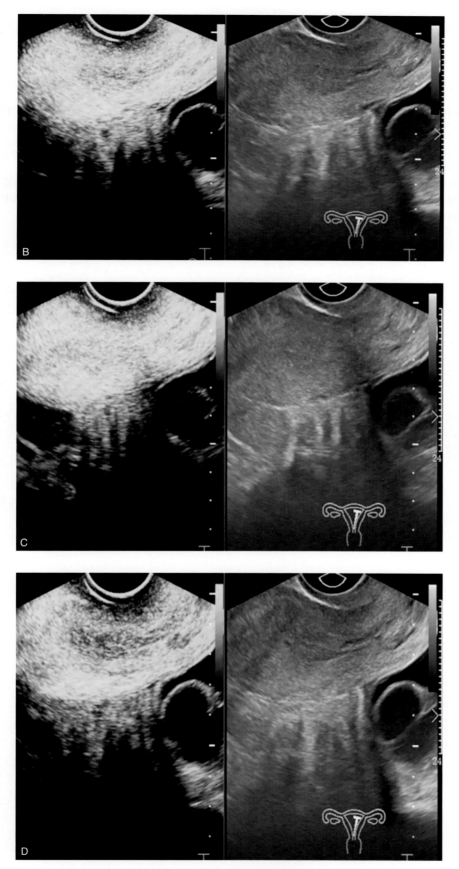

图 1-1-2　正常子宫超声造影图

A. 子宫肌层首先开始增强；B. 增强顺序为：浆膜层→肌层（外→内）→内膜层，宫颈增强与宫体
同步或稍晚于宫体增强；C. 造影剂分布均匀，肌层强度稍高于内膜层；D. 消退顺序与之相反。

ER1-1-1 正常子宫超声造影

正常子宫造影后 10~20s,子宫肌层首先开始增强,增强顺序为:浆膜层→肌层(外→内)→内膜层,宫颈增强与宫体同步或稍晚于宫体增强。造影剂分布均匀,肌层强度稍高于内膜层。消退顺序与之相反,即子宫内膜先消退,子宫肌层与宫颈随后同步消退。

第二节　正常卵巢静脉造影

一、生育年龄正常卵巢静脉造影

1. 病史概要　女性,28 岁,发现右卵巢囊肿 3 个月。实验室检查未见明显异常。

2. 常规超声　生育年龄正常卵巢常规超声声像图见图 1-2-1。

3. 超声造影　生育年龄正常卵巢超声造影见图 1-2-2 和 ER1-2-1。

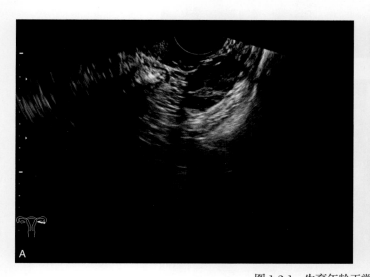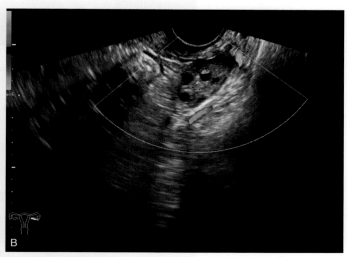

图 1-2-1　生育年龄正常卵巢常规超声声像图

A. 左侧卵巢横切面,左侧卵巢大小正常,呈椭圆形,生长的卵泡呈多个小囊腔;B. 彩色多普勒血流成像示卵巢内散在少许血流分布。

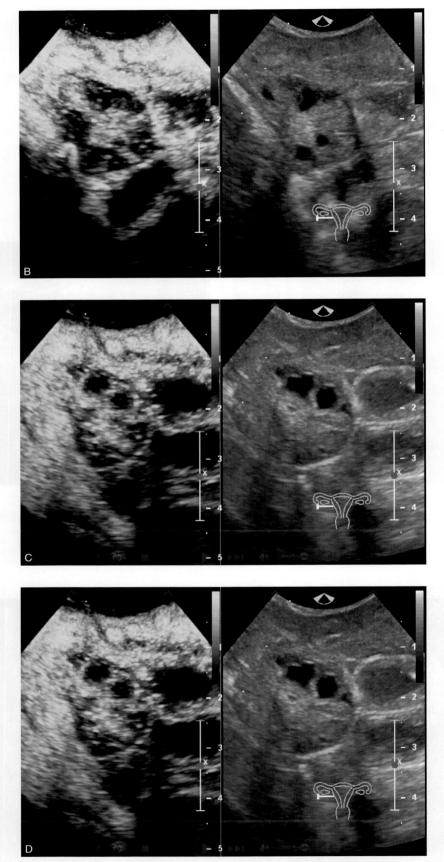

图 1-2-2 生育年龄正常卵巢超声造影声像图

A. 中央髓质部分开始增强；B. 继而向周围皮质部分增强；C. 整体增强后卵巢皮质部分多呈"小囊状"无增强区，壁环状增强；D. 后期造影剂逐渐消退，髓质部分仍呈持续性高增强，皮质回声强度明显减弱。

ER1-2-1　生育年龄正常卵巢超声造影
造影剂注射后16~20s卵巢中央髓质部分开始增强,继而向周围皮质部分增强。整体增强后卵巢皮质部分多呈"小囊状"无增强区,壁环状增强。后期造影剂逐渐消退,髓质部分仍呈持续性高增强,皮质回声强度明显减弱。

二、绝经期后正常卵巢静脉造影

1. 病史概要　女性,50岁,发现子宫内膜增厚1个月。实验室检查未见明显异常。

2. 常规超声　绝经期后正常卵巢萎缩,呈低回声,无卵泡结构。CDFI示卵巢内仅少许血流信号。

(图1-2-3)。

3. 超声造影　绝经期正常卵巢超声造影显示造影剂注射后25s造影剂中央髓质部分开始增强,继而向周围皮质部分增强,增强强度弱,皮质呈稀疏低增强,"多囊状"结构不明显(图1-2-4、ER1-2-2)。

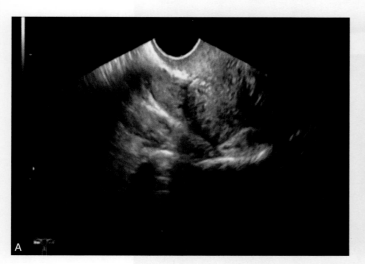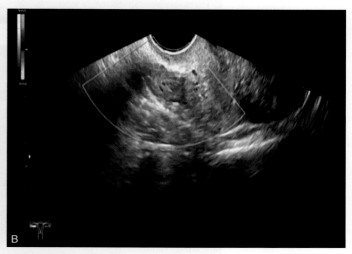

图1-2-3　绝经期正常卵巢常规超声声像图
A. 右侧卵巢横切面,右侧卵巢萎缩,呈低回声,无卵泡结构;B. 彩色多普勒血流成像示右侧卵巢内仅少许血流信号。

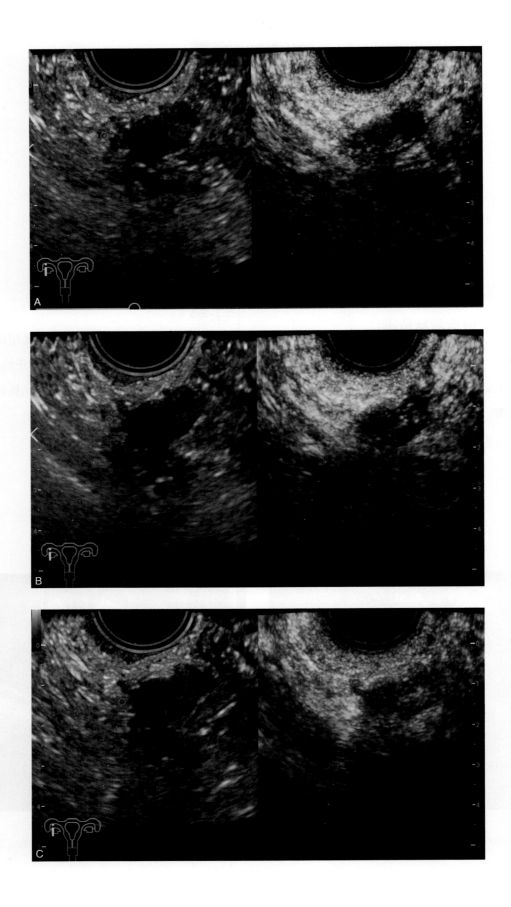

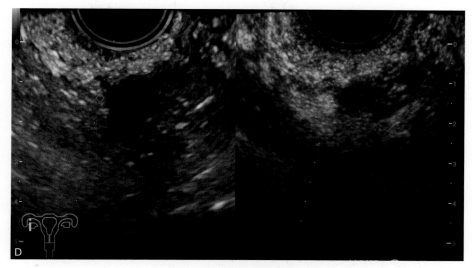

图 1-2-4　绝经期正常卵巢超声造影图

A. 右侧卵巢自中央髓质部分开始向周围皮质部分增强,增强强度弱;B. 继而向周围皮质部分增强,增强强度弱;C. 皮质呈稀疏低增强;D. "多囊状"结构不明显。

ER1-2-2　绝经期正常卵巢超声造影视频

造影剂注射后 25s,造影剂中央髓质部分开始增强,继而向周围皮质部分增强,增强强度弱,皮质呈稀疏低增强,"多囊状"结构不明显。

第二章

子宫体疾病静脉造影

ZIGONGTI JIBING JINGMAI ZAOYING

第一节　子宫肌瘤

一、肌壁间肌瘤

1. 病史概要　女性,47 岁,体检发现子宫肌层内结节 1 年余,自觉月经量增加 1 个月。无痛经等不适。

2. 常规超声　见图 2-1-1。

3. 超声造影　见图 2-1-2 和 ER2-1-1。

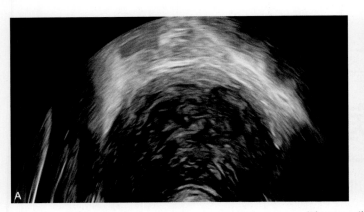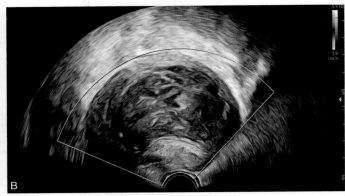

图 2-1-1　常规声像图

A. 肌壁间肌瘤灰阶声像图,子宫后壁肌层内可见一低回声结节,边界清楚,形态规则,内部回声分布不均匀;B. 肌壁间肌瘤彩色多普勒血流成像示结节内点状血流信号,结节周边可见少许线状血流信号。

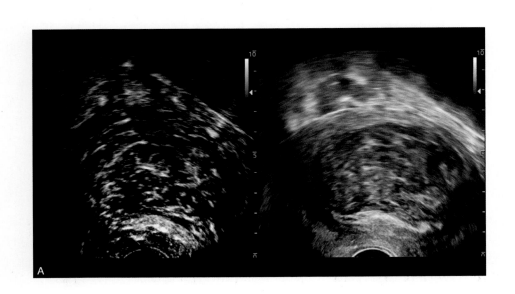

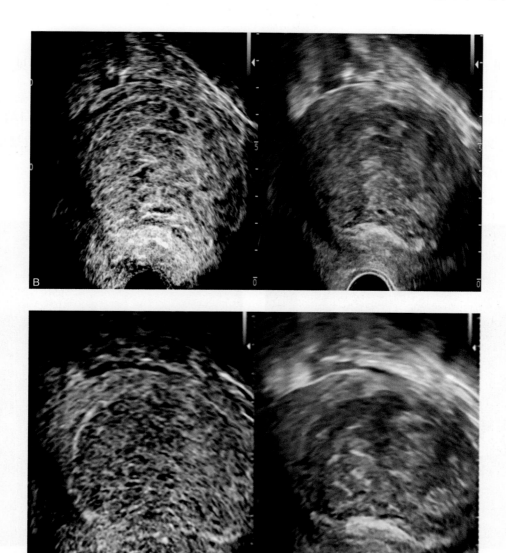

图 2-1-2　肌壁间肌瘤超声造影图像
A. 增强早期图像；B. 增强中期图像；C. 消退期图像

ER2-1-1　肌壁间肌瘤超声造影
A. 增强期；B. 消退期

经肘静脉注入 2.0~4.8ml 造影剂混合液后，子宫后壁结节超声造影增强早期（15s 开始）病变开始出现增强，自周边环状增强；增强中期（30s 开始）结节全部增强，与结节周围肌层组织相比较呈不均匀高增强表现；消退期（60s 开始）消退缓慢，与结节周围肌层组织相比较仍表现为不均匀高增强。

4. 其他检查

（1）病灶磁共振：磁共振检查时 T_1WI 示病灶呈团块状混杂低信号；T_2WI 示病灶位于子宫底后壁，呈混杂稍高信号，边界清晰；增强早期及消退期时病变呈不均匀、轻度强化。诊断：子宫后壁肌层结节伴不均匀强化，考虑良性，符合子宫肌壁间肌瘤表现。（图 2-1-3）

（2）手术及病理诊断

1）腹腔镜手术：子宫肌壁间可见一灰白结节，大小约 $10cm \times 7cm \times 5cm$。

2）病理肉眼所见：肌壁间灰白结节一枚，大小约 $10.2cm \times 7.0cm \times 5.0cm$，切面灰白质韧呈编织状。病理诊断为（子宫肌瘤）平滑肌瘤。

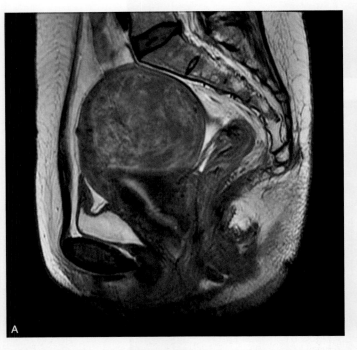
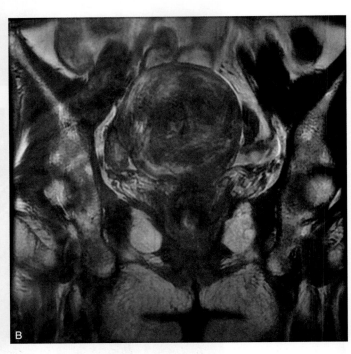
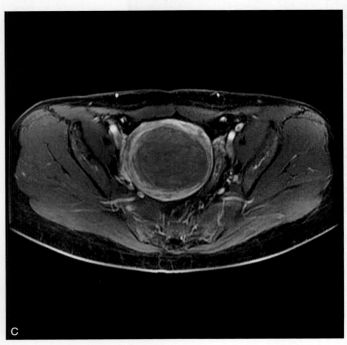
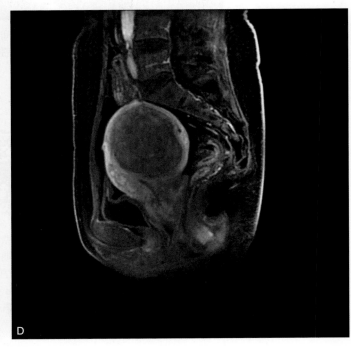

图 2-1-3　病灶磁共振检查图像

A. T_1WI 矢状位图像呈高信号；B. T_2WI 冠状位呈混杂稍高信号；C. T_1WI 轴位增强图像呈低信号；D. T_1WI 矢状位增强图像呈不均匀低信号。

5. 超声造影诊断要点

（1）增强早期：结节呈周边环状高增强、与周边肌组织有边界。

（2）增强中期：结节增强为自周边向病灶内部灌注，呈持续增强，表现为增强程度高于肌层组织。

（3）消退期：病变通常消退缓慢，增强程度通常高于肌层组织。

（4）肌瘤超声造影特征不典型时，可表现为病变内部增强不明显。

6. 鉴别诊断　子宫肌壁间肌瘤造影表现比较典型，病变内部表现为高增强、假包膜呈环状增强，并在消退期病灶内部快速消退，通常表现为低增强或无增强。假包膜不明显时需要与子宫肉瘤、腺肌瘤等疾病鉴别。主要鉴别点在于：①肉瘤样变时可见多条滋养血管呈不规则分支状同时灌注，瘤体内部造影剂分布明显不均匀；整个造影过程中均未见明显的周边环状增强。②腺肌瘤内部呈短线状增强，达峰后整体瘤体均表现为不均匀性高增强，造影后期瘤体内部呈低增强，与周边肌层无明显边界。此外还要结合患者症状、体征等表现以及其他检查结果进行综合判断。

二、小型肌瘤

1. 病史概要　女性，42岁，经期延长半个月，发现子宫肌瘤1周。

2. 常规超声　见图2-1-4。

3. 超声造影　见图2-1-5和ER2-1-2。

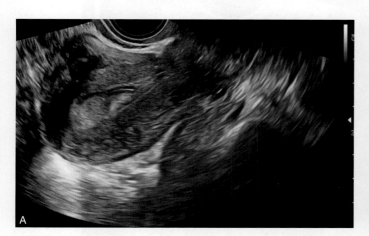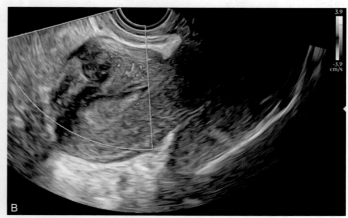

图2-1-4　常规超声声像图

A. 小型肌瘤二维图像，子宫前壁肌层内可见一低回声结节，边界清楚，形态规则，内部回声不均匀；B. 小肌瘤彩色多普勒血流成像，结节内未见明显点状血流信号，结节周边可见少许点状血流信号。

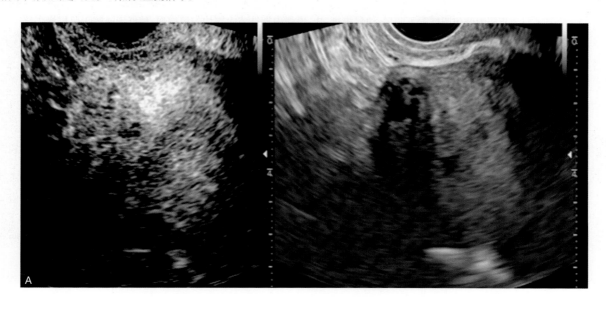

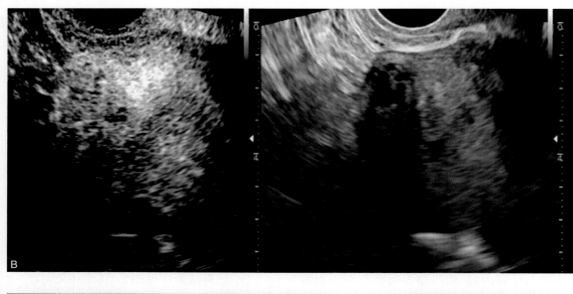

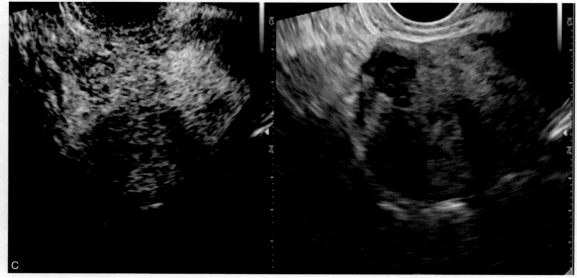

图 2-1-5 小肌瘤超声造影

A. 增强早期结节周围假包膜增强不明显,边界模糊;B. 增强中期结节内部均匀稍增强,稍低于或等于肌层增强程度;C. 消退期结节呈低回声图像。

ER2-1-2 小肌瘤超声造影视频

经肘静脉团注 2.0~4.8ml 造影剂混合液后,子宫前壁肌层实性低回声结节超声造影灌注早期(18s 开始)周围假包膜增强不明显,边界模糊;增强中期(28s 开始)结节内部均匀稍增强,稍低于或等于肌层增强程度;消退期(70s 开始)结节内部造影剂消退较正常肌层快,表现为相对低回声,由于结节较小,边界较模糊。

4. 病灶磁共振成像　T₂WI：病灶呈低信号，边界清晰；T₁WI 增强扫描：病灶呈轻度强化（图 2-1-6）。诊断：子宫前壁结节伴轻度强化，考虑小肌瘤。

5. 超声造影诊断要点

（1）增强早期：结节周围假包膜开始增强，由于结节较小，增强不明显。

（2）增强中期：结节内呈均匀等增强或低增强。

（3）消退期：结节内造影剂消退较正常肌层快呈低回声，由于假包膜增强不明显，边界模糊。

6. 鉴别诊断　肌瘤较小时造影表现不典型，结节周围假包膜环状增强不明显，内部呈均匀低增强或等增强，需要与子宫腺肌瘤鉴别。主要鉴别点在于小肌瘤周边假包膜增强不明显，内部呈均匀增强，消退期较早于周边肌层，通常表现为低回声。而子宫腺肌瘤常表现为非均匀性、多灶性增强，与周围肌层分界模糊，消退时，结节与周围肌层同时几乎同时消退。此外还要结合患者症状、体征等表现以及实验室检查结果进行综合判断。

三、黏膜下肌瘤

1. 病史概要　女性，51 岁，阴道不规则流血 1 个月余。平素月经规律。

2. 常规超声　见图 2-1-7。

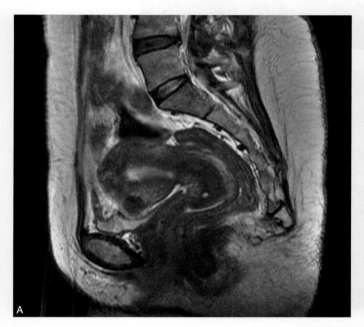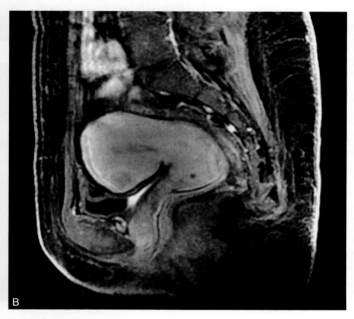

图 2-1-6　小肌瘤平扫及增强磁共振检查图像
A. T₂WI 矢状位图像病灶呈低信号；B. T₁WI 增强图像病灶呈轻度强化。

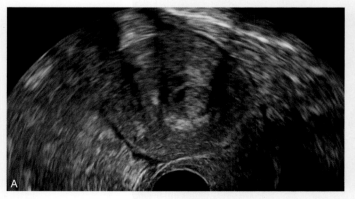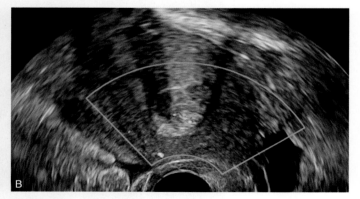

图 2-1-7　常规超声声像图
A. 黏膜下肌瘤灰阶声像图，宫腔内可见一实性低回声结节，边界清楚，形态规则，内回声不均匀；B. 黏膜下肌瘤彩色多普勒血流成像，结节内可见点线状血流信号，似来自子宫后壁。

3. 超声造影 见图 2-1-8 和 ER2-1-3。

4. 超声造影诊断要点

（1）子宫动脉及结节供血动脉增强早于子宫肌层，早于结节。

（2）增强早期：增强模式主要表现为结节周边开始呈向心性稍高增强或随结节血供呈网格状增强。

（3）增强中期：结节全部均匀增强，且与子宫肌层相比较呈均匀等增强；

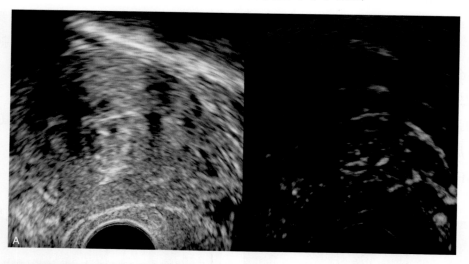

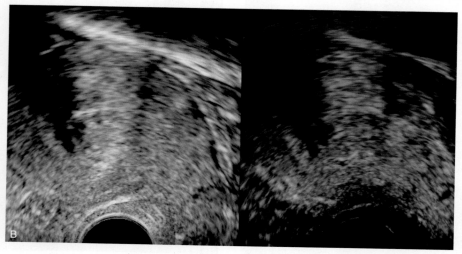

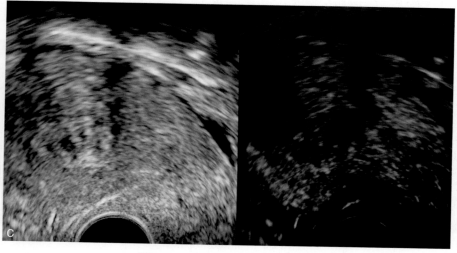

图 2-1-8 黏膜下肌瘤超声造影图像

A. 增强早期；B. 增强中期；C. 消退期

ER2-1-3 黏膜下肌瘤超声造影视频

经肘静脉团注 2.0~4.8ml 造影剂混合液后约 20s，子宫动脉及结节供血动脉开始出现增强，子宫肌层开始增强，随即结节开始增强，增强早期主要表现为结节周边开始向心性稍高增强，结节血供表现为网格状增强。增强中期(33s 开始)结节全部均匀增强，且与子宫肌层相比较呈均匀等增强表现。增强期可见病灶粗大供血血管来自子宫后壁。消退期(93s 开始)结节消退时间基本与子宫肌层一致，消退缓慢，与肌层比较表现为均匀等增强。

（4）消退期：结节缓慢消退，增强强度等于或稍高于子宫肌层。

5. 手术及病理诊断

（1）宫腔镜术中所见：子宫后壁一大小约 4cm×3cm 黏膜下肌瘤。

（2）病理肉眼所见：子宫黏膜下肌瘤灰白灰红组织一堆，大小约 4.0cm×3.0cm×1.5cm，切面灰白质中。病理诊断为（子宫黏膜下肌瘤）平滑肌瘤。

6. 鉴别诊断 黏膜下肌瘤超声造影表现需要与以下疾病鉴别：

（1）子宫内膜癌：表现为病灶及病灶供血肌层增强早于未受累肌层，增强模式为弥漫性，达峰时境界清晰，消退多早于肌层，晚于内膜区。

（2）子宫内膜息肉：病灶晚于子宫肌层增强，早于内膜，主要是离心式增强，增强早期可见中心血管增强带，而后息肉整体均匀增强，与内膜无明显边界。

（3）增生内膜：造影剂由肌层向内膜区逐渐填充，与子宫内膜增强一致。

（4）宫腔残留物：若无血供，为缺损型不增强；若少量血供，造影可见极少量造影剂缓慢充填，消退早于肌层；若为存活胎盘组织，造影可见从胎盘基底部向内膜区增强，增强欠均匀。

四、浆膜下肌瘤

1. 病史概要 女性，42 岁，经期延长半个月，发现子宫肌瘤 1 周。

2. 常规超声 见图 2-1-9。

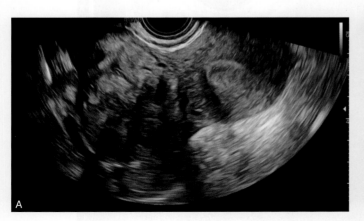
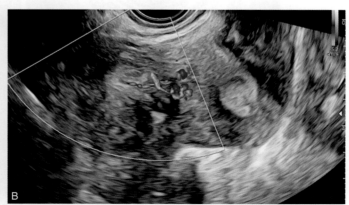

图 2-1-9 浆膜下肌瘤常规超声

A. 浆膜下肌瘤灰阶声像图，子宫右侧可见一实性低回声结节，边界清，形态规则，外凸，与子宫右侧壁关系密切，内部回声不均匀；B. 浆膜下肌瘤彩色多普勒血流成像显示结节内血流来自右侧子宫肌层。

3. **超声造影**　见图 2-1-10 和 ER2-1-4。

4. **其他检查**

（1）病灶磁共振：T_1WI 病灶呈低信号；T_2WI 病灶位于子宫右侧壁，呈混杂高信号，边界清晰；增强扫描：病灶呈不均匀强化。诊断：子宫右侧壁异常信号，考虑浆膜下肌瘤。（图 2-1-11）

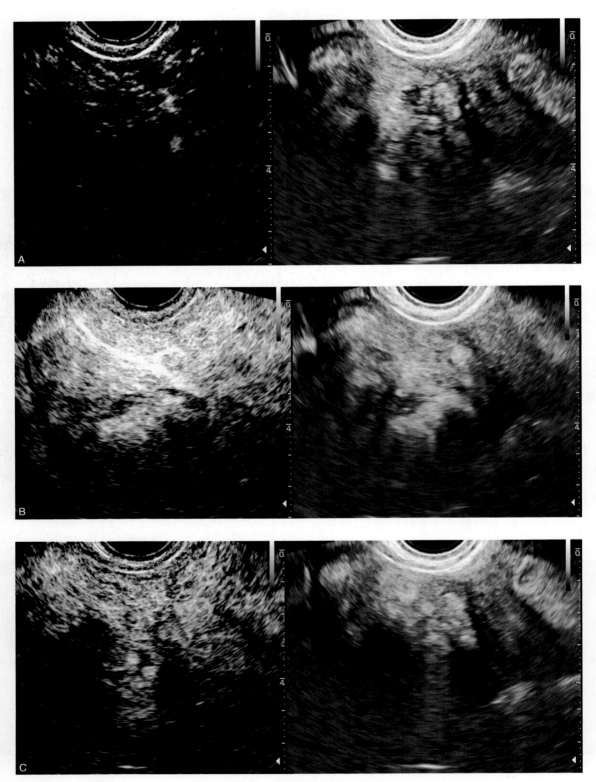

图 2-1-10　浆膜下肌瘤超声造影

A. 结节增强早期，可见与宫体相连的粗大血管快速增强；B. 结节增强中期，内部均匀增强；C. 结节消退期，结节表现为相对低回声。

ER2-1-4 浆膜下肌瘤超声造影视频
经肘静脉团注 2.0~4.8ml 造影剂混合液后,子宫右侧壁实性低回声结节超声造影灌注早期(21s
开始)可见与宫体相连的粗大血管快速增强;增强中期(30s 开始)结节内部均匀等或高增强,
增强时间与子宫肌层基本一致;消退期(80s 开始)结节内部造影剂消退较正常肌层快,表现为
相对低回声,而假包膜消退相对较慢呈稍高回声。

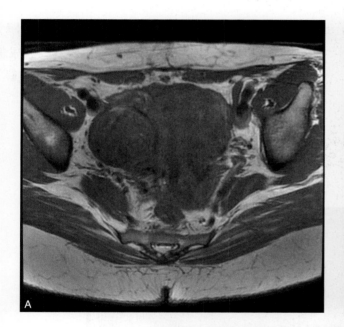

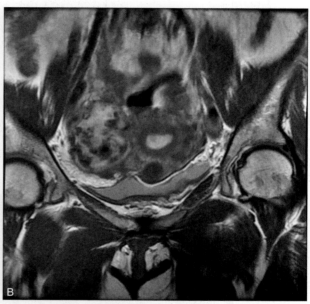

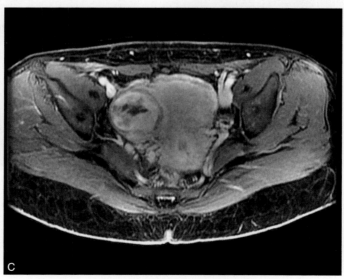

图 2-1-11 浆膜下肌瘤平扫及增强磁共振检查图像
A. T₁WI 轴位图像病灶呈低信号;B. T₂WI 冠状位图像病灶呈混杂高信号;C. T₁WI 增强图像病灶呈不均匀强化。

（2）手术及病理诊断

1）腹腔镜术中所见：子宫右侧壁一大小约6cm×5cm包块，蒂部与子宫右侧壁相连。

2）病理诊断：子宫平滑肌瘤。

5. 超声造影诊断要点

（1）增强早期：结节周围可见与宫体相连的粗大血管快速增强。

（2）增强中期：结节内呈均匀等增强或高增强，该结节内可见一支粗大血管。

（3）消退期：结节内造影剂消退较正常肌层快呈低回声，假包膜消退相对较慢呈稍高回声。

6. 鉴别诊断 浆膜下肌瘤超声造影需要与附件区恶性病变、子宫肉瘤相鉴别。主要鉴别点在于浆膜下肌瘤可见与宫体相连的粗大血管，内部呈均匀等或高增强，增强时间与子宫肌层基本一致，消退期结节内造影剂消退较正常肌层快、呈低回声，假包膜消退相对较

慢呈稍高回声。而子宫肉瘤常表现为多条滋养血管呈不规则分支状同时灌注，病灶呈非均匀性增强，并见大片充盈缺损区，消退时无明显包膜感，与周围肌层分界不清。附件区恶性病变常表现为病灶边界不清，内部快速非均匀增强，未见来自子宫的血管。此外还要结合患者症状、体征等表现以及实验室检查结果进行综合判断。

五、子宫肌瘤变性

（一）病例1

1. 病史概要 女性，41岁，体检发现盆腔包块1个月，无伴腹痛、腹胀、异常阴道流血，无便秘及尿频、尿急，无同房后阴道流血。

2. 常规超声 见图2-1-12。

3. 超声造影 见图2-1-13及ER2-1-5。

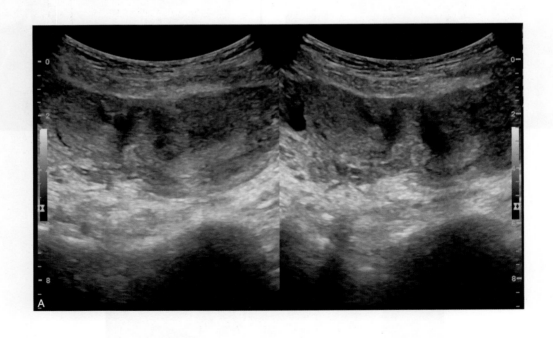

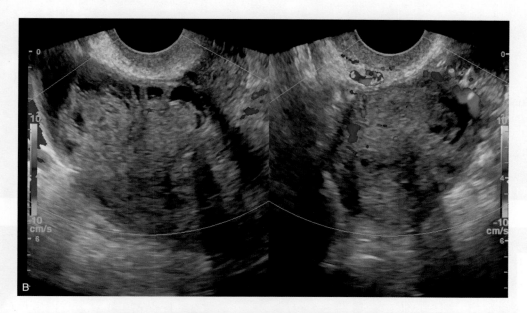

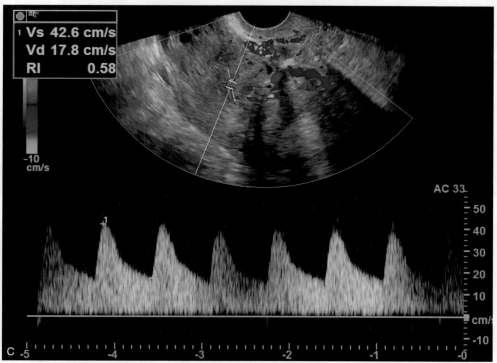

图 2-1-12　子宫肌瘤变性声像图

A. 灰阶声像图,紧贴子宫右侧壁见混合回声区,大小约 84mm×46mm×47mm,以稍高回声为主并见无回声区,血供来源于子宫右侧壁,与子宫右侧壁肌层分界不清;B. 彩色多普勒血流成像,内见较丰富条状血流信号;C. 血流频谱,测得阻力指数(resistance index,RI):0.41~0.58。

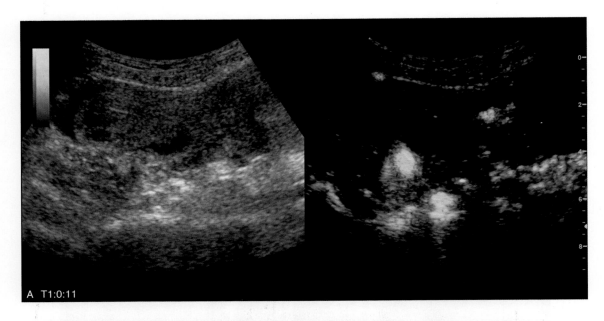

A　T1:0:11

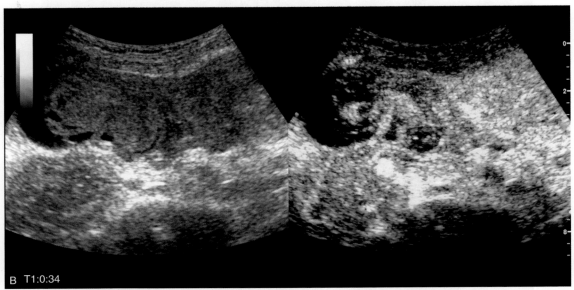

B　T1:0:34

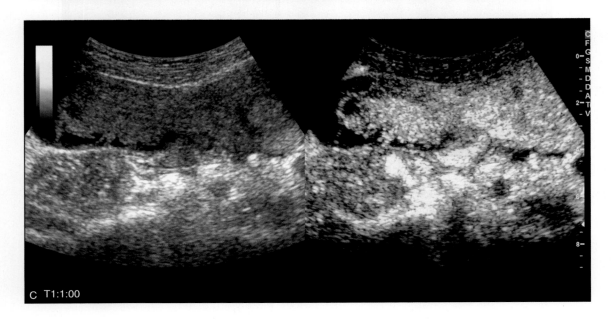

C　T1:1:00

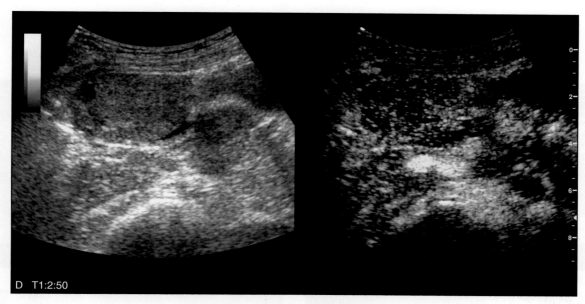

图 2-1-13　子宫肌瘤变性超声造影
A. 11s；B. 34s；C. 60s；D. 170s

ER2-1-5　子宫肌瘤变性超声造影

混合回声区实性部分造影早期（11s 开始）不均匀增强，周边环状增强，34s 达峰，60s 开始消退，实性部分与子宫肌层同步增强、消退，造影晚期可见实性部分低增强，周边环状等增强，超声造影显示低回声区血供丰富，增强呈快进慢出模式。

4. 磁共振图像　右侧附件区可见一不规则条状病灶，病灶边界不清，大小约 8.3cm×4.7cm，其内信号不均匀，可见 T_1WI 为低信号，T_2WI 呈高信号的囊性部分，亦可见 T_1WI 为等信号，T_2WI 呈稍高信号的实性部分，Gd-DTPA 增强扫描后病灶呈不均匀增强，病灶与子宫右侧壁分界不清。（图 2-1-14）

5. 病理描述　（子宫肿物）平滑肌瘤，伴透明变性、水肿及囊性变，富含厚壁小血管。

6. 超声造影诊断要点

（1）造影早期：混合回声区周边及实性部分弥漫增强，实性部分呈不均匀增强，可见无增强区，周边环状增强。

（2）造影中晚期：开始消退，造影晚期依旧可见实性部分低增强，造影中晚期周边呈环状高增强，实性部分与子宫肌层同步增强、消退。

（3）超声造影显示低回声区实性部分增强呈快进慢出模式。

7. 鉴别诊断　应与子宫腺肌瘤、子宫肌瘤恶变相鉴别。该病例变性平滑肌肿瘤超声造影显示实性部分增强呈快进慢出模式，与肌层同步，造影中晚期周边见环状高增强。子宫腺肌瘤造影增强与肌层同步，与周围肌层分界不清，造影中晚期无周边环状高增强。子宫肌瘤恶变造影可见增强呈快进快出模式，造影中晚期周边无环状高增强。

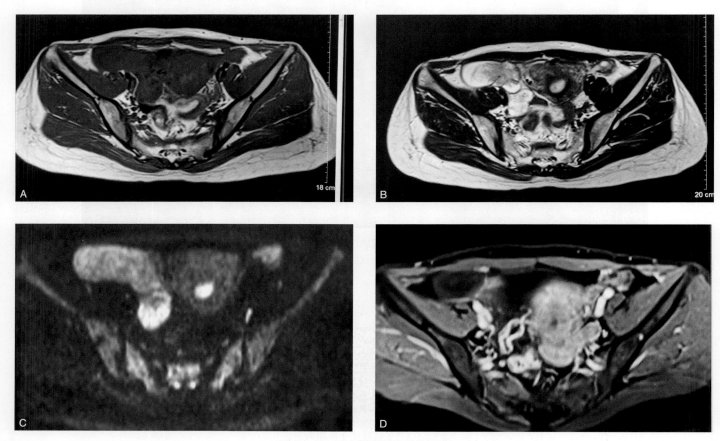

图 2-1-14　子宫肌瘤变性磁共振图
A. T_1WI；B. T_2WI；C. DWI；D. 增强扫描

（二）病例 2

1. 病史概要　女性，21 岁，主诉尿频 2 个月余，间断阴道出血 1 个月余入院，未婚，无性生活史。妇科检查于腹盆腔可触及巨大实性肿物，上界达剑突下三横指，欠活动，无明显压痛。妇科肿瘤标志物（－）。

2. 常规超声　见图 2-1-15。

3. 超声造影　见图 2-1-16 和 ER2-1-6。

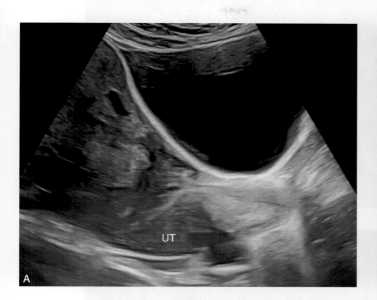

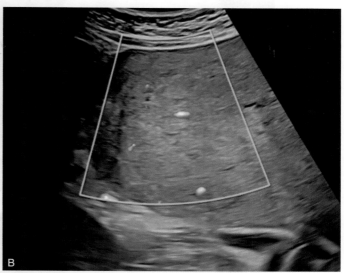

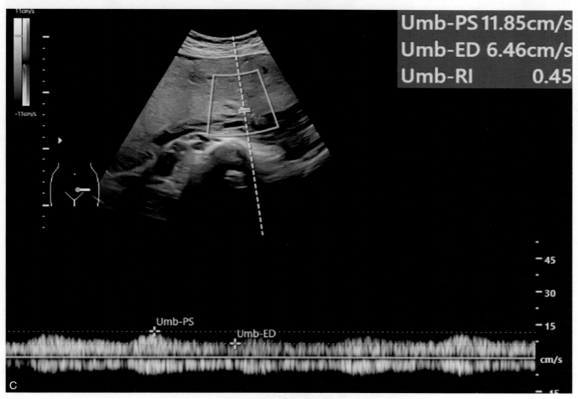

图 2-1-15　子宫肌瘤伴玻璃样变性常规超声声像图

A. 病灶纵切面,子宫(UT)前上方可见一巨大实性肿物,边界清,形态尚规整,大小约 19.1cm×18.4cm×12.0cm,内部回声欠均匀。肿物与子宫浆膜层连续,探头加压与子宫呈同步运动;B、C. 病灶彩色多普勒血流成像和病灶频谱多普勒图像,肿物内部及周边均可见血流信号,血供不丰富,RI:0.45。

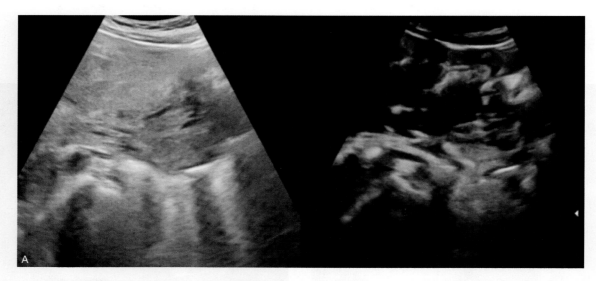

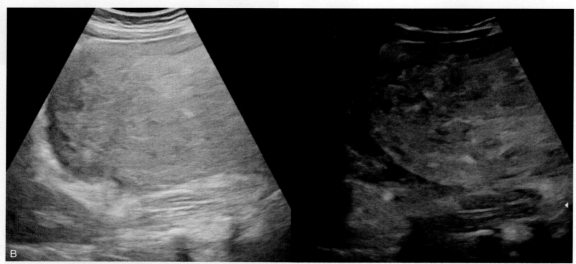

图 2-1-16　子宫肌瘤伴玻璃样变性超声造影图像

A. 病灶向心性强化；B. 病灶呈不均匀等低增强。

ER2-1-6　子宫肌瘤伴玻璃样变性超声造影视频

注射造影剂 4.8ml 后 13s，病灶开始灌注，呈向心性增强，增强早期瘤体整体呈不均匀增强，大部分与子宫肌层增强水平一致，局部呈稍低增强，内部可见多发小片状无增强区。增强晚期病灶内部呈低增强，仍有片状无增强区，病灶边界清晰。

4. 盆腔 CT　见图 2-1-17。CT 诊断：腹盆腔内巨大囊实性肿物，不除外恶性。

5. 超声造影诊断要点　子宫肌瘤的包膜首先呈环状增强，造影剂进入瘤体后呈均匀等增强或高增强。消退时顺序相反，瘤体呈相对低回声，而假包膜消退相对较慢呈稍高回声，清晰勾勒出瘤体边界。伴玻璃样变性时则局部或整体低增强，并见片状造影剂充盈缺损区。

6. 鉴别诊断

（1）子宫腺肌病：开始灌注时间可较正常子宫提前、同步或延后，整个病变区呈非均匀性、多灶性增强，与周围正常肌层分界模糊；消退时，病变区和周围肌层几乎同时消退。子宫腺肌病不形成假包膜，整个造影过程均未见明显的周边环状增强。

（2）子宫肌瘤肉瘤样变：可见多条滋养血管呈不规则分支状同时灌注，分布明显不均匀，并见大片充盈缺损区，消退时无明显包膜感，病灶区与肌层分界不清。

（3）瘤体供血动脉的来源和其增强水平的变化有助于子宫肌瘤与卵巢肿瘤的鉴别诊断。

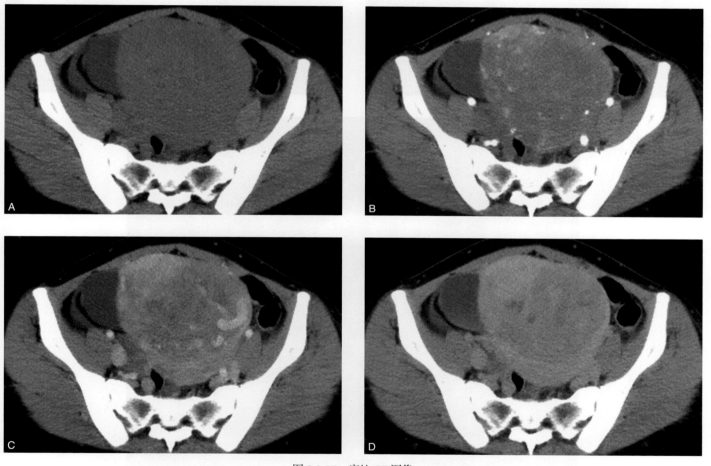

图 2-1-17　病灶 CT 图像

A. 平扫见巨大囊实性团块影，大小约 201mm×130mm，其内密度不均，边界清，与子宫关系密切，分界不清；B. 增强扫描动脉期，实性部分明显不均匀强化，其内可见杂乱细小血管影；C. 静脉期实性部分进一步强化，团块内可见多发迂曲增粗的血管影；D. 延迟期团块实性成分明显延迟强化，囊性部分未见强化。

六、恶性潜能未定的平滑肌肿瘤

1. 病史概要 女性,43 岁,发现"子宫肌瘤"伴逐渐增大 5 年余。

2. 常规超声 见图 2-1-18。

3. 超声造影 见图 2-1-19 及 ER2-1-7。

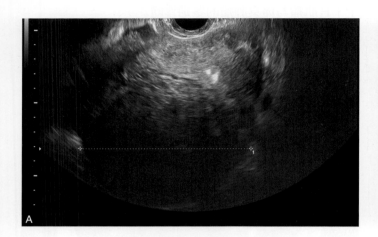

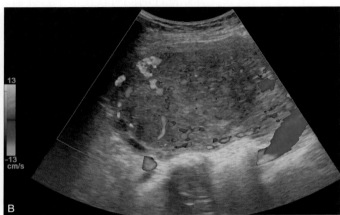

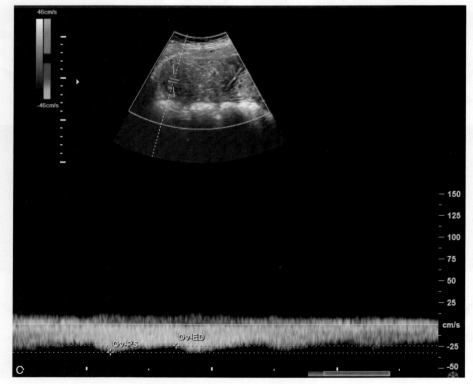

图 2-1-18　恶性潜能未定的平滑肌肿瘤声像图

A. 灰阶声像图,子宫肌层回声不均,宫体见数个稍低回声区,最大约 114mm × 103mm × 80mm,边界尚清;B. CDFI:最大者周边及内见较丰富短条状血流信号;C. 血流频谱图测得 RI:0.25~0.36。

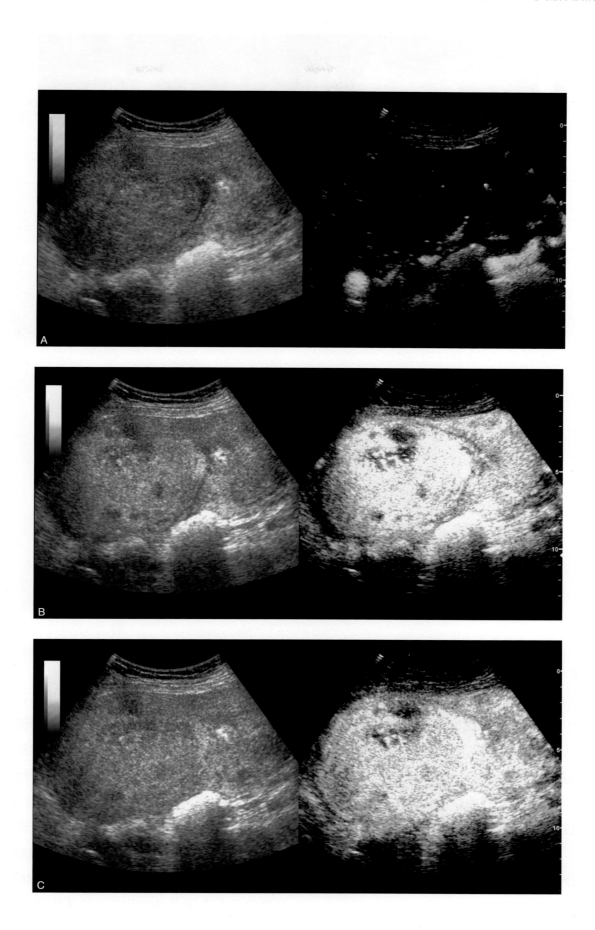

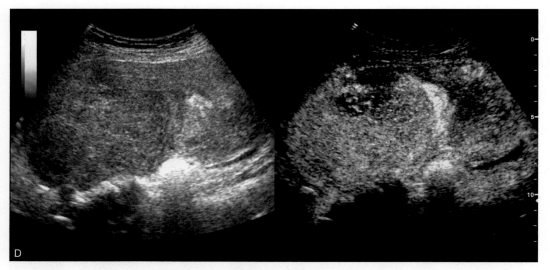

图 2-1-19　恶性潜能未定的平滑肌肿瘤超声造影图像
A. 9s 图；B. 17s 图；C. 30s 图；D. 150s 图

ER2-1-7　恶性潜能未定的平滑肌肿瘤超声造影视频

子宫稍低回声区 9s 开始弥漫性增强，15~21s 达峰，呈不均匀增强，增强程度近于周边组织，可见大小不等无增强区，部分区域 25~37s 消退快于子宫肌层，后与肌层同步，150s 时仍可见增强。超声造影显示稍低回声血供丰富，边缘与邻近组织分界尚清，增强呈快进慢出、快进快出转慢出模式。

4. 病理　病理描述：子宫多发性平滑肌瘤，其中较大者可见较为广泛的异形核细胞，核分裂象热点区约 3 个 /10HPF，见个别可疑病理性核分裂，考虑为恶性潜能未定的平滑肌肿瘤。

5. 超声造影诊断要点

（1）造影早期：肿物开始快速弥漫性增强，迅速达峰，增强程度近于肌层组织，呈不均匀增强，可见大小不等无增强区。

（2）部分区域在造影早中期消退快于子宫肌层，后与肌层同步。

（3）造影晚期：混合回声呈等增强，无明显周边环状增强，150s 时仍可见增强。

（4）超声造影显示稍低回声血供丰富，边缘与邻近组织分界尚清，增强呈快进慢出、快进快出转慢出模式。

6. 鉴别诊断　应与子宫肌瘤、子宫腺肌瘤、子宫肌瘤恶变相鉴别。恶性潜能未定的平滑肌肿瘤部分呈快进慢出模式，部分呈快进快出转慢出模式（早期消退迅速），造影中晚期未见周边环状高增强。而子宫肌瘤增强呈快进慢出模式，造影中晚期可见周边环状高增强。子宫腺肌瘤造影增强与肌层同步，呈快进慢出模式，与周围肌层分界不清，造影中晚期无周边环状高增强。子宫肌瘤恶变造影可见增强呈快进快出模式。

第二节 子宫腺肌病

一、腺肌瘤、腺肌症合并子宫肌瘤

1. 病史概要 女性,46 岁,痛经 20 余年,加重 2 年,发现子宫腺肌症 4 个月余。

2. 常规超声 见图 2-2-1。

3. 超声造影 见图 2-2-2 及 ER2-2-1。

4. 病理 病理描述:子宫腺肌瘤,合并腺肌症;子宫平滑肌瘤。

5. 超声造影诊断要点

(1)造影早期腺肌瘤开始弥漫增强,迅速达峰,增强程度近于肌层组织,呈不均匀增强,可见大片不规则无增强区。

(2)腺肌瘤大部分与前壁肌层同步,部分达峰晚于肌层,部分消退稍早于肌层,部分造影增强呈双峰模式,120s 时仍可见不均匀等增强。

(3)腺肌瘤周边未见明显环状增强,超声造影显示混合回声区血供丰富。

(4)腺肌瘤增强呈快进慢出或慢进慢出模式。

(5)造影早期小肌瘤开始弥漫增强,迅速达峰,增强程度近于肌层组织,呈不均匀增强,可见无增强区。

(6)造影中晚期小肌瘤周边可见环状线性增强。

(7)小肌瘤增强呈快进慢出模式。

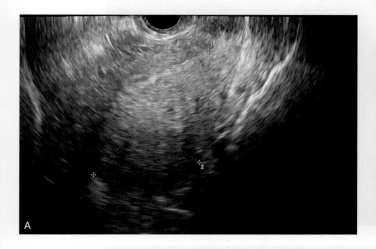

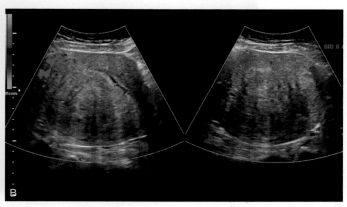

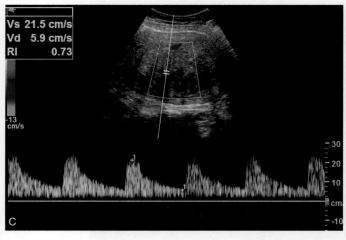

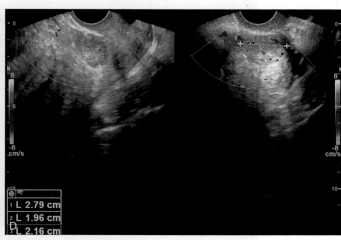

图 2-2-1 腺肌瘤、腺肌症合并子宫肌瘤声像图

A. 腺肌瘤灰阶声像图,子宫增大,形态饱满,肌层回声粗糙不均,后壁增厚明显,宫体见稍低回声区,大小约 28mm×20mm×22mm(前壁下段,边界尚清)、65mm×53mm×68mm(后壁,边界欠清);B. 腺肌瘤 CDFI:较大者周边见丰富短条状血流信号;C. 腺肌瘤血流频谱,测得 RI:0.73;D. 小肌瘤 CDFI:较小者周边及内部见点条状血流信号。

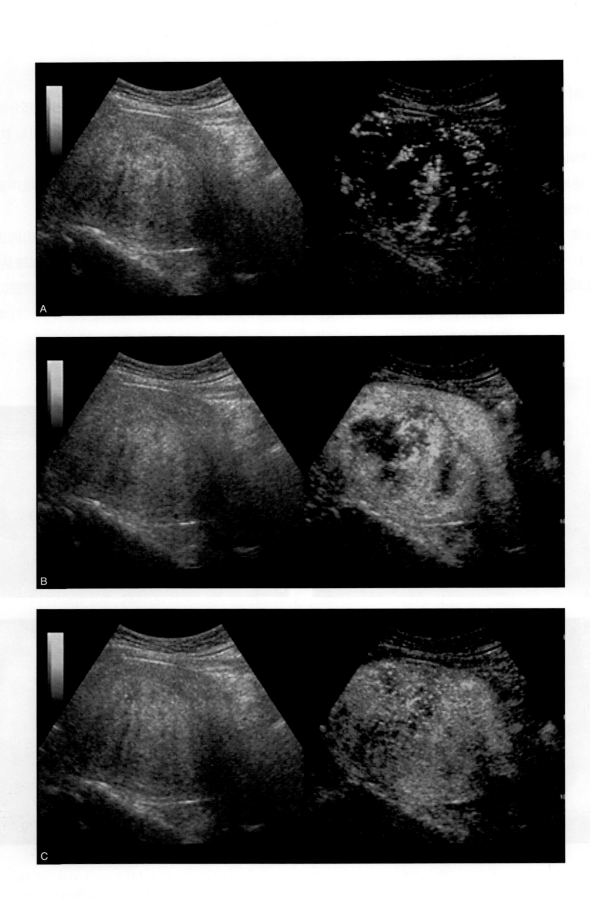

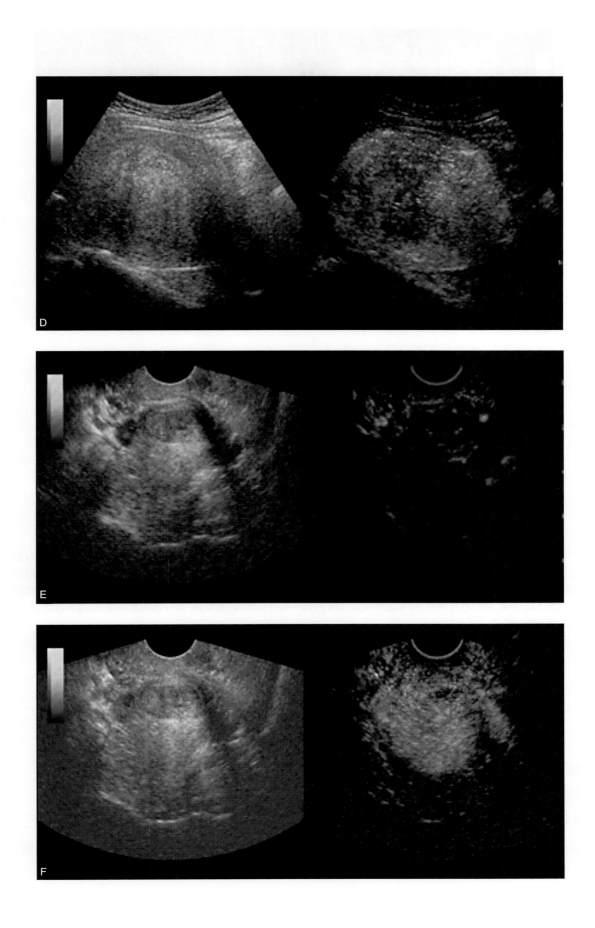

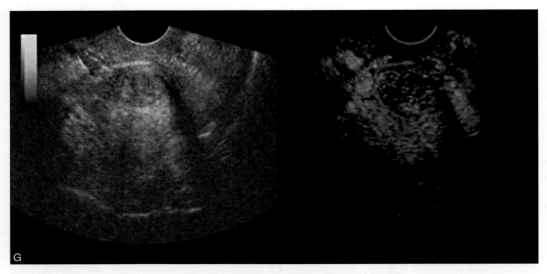

图 2-2-2　腺肌瘤、腺肌症合并子宫肌瘤超声造影图像

A. 腺肌症 14s；B. 腺肌症 21s；C. 腺肌症 90s；D. 腺肌症 120s；E. 子宫肌瘤 13s；F. 子宫肌瘤 24s；G. 子宫肌瘤 60s

ER2-2-1　腺肌瘤、腺肌症合并子宫肌瘤超声造影视频

子宫后壁混合回声区 14s 开始弥漫性增强，21s 达峰，呈不均匀增强。大部分与前壁肌层同步，部分增强晚于肌层，部分消退稍早于肌层，部分造影增强呈双峰模式，混合回声周边未见明显环状增强，120s 时仍可见不均匀等增强。超声造影显示混合回声区血供丰富，增强呈快进慢出或慢进慢出模式。前壁下段稍低回声：13s 开始增强，周边可见环状线性增强，24s 达峰，呈不均匀增强，可见无增强区，60s 内部大部分低增强、无增强，部分网线状增强，周边环状增强，增强呈快进慢出模式。

6. **鉴别诊断**　应与单纯子宫肌瘤、子宫腺肌瘤、子宫肌瘤恶变相鉴别。该病例腺肌瘤超声造影显示稍低回声区部分乏血供，增强呈快进慢出或慢进慢出模式，造影增强与肌层同步，与周围肌层分界不清，周边无环状高增强。而子宫肌瘤增强呈快进慢出模式，造影中晚期可见周边环状高增强。子宫肌瘤恶变造影可见增强呈快进快出模式，造影中晚期周边无环状高增强。

二、子宫肌瘤合并腺肌瘤

1. **病史概要**　女性，46 岁，阴道不规则流血 4 个月余，发现腹部包块 10 余天，伴下腹部疼痛。

2. **超声图像**　见图 2-2-3。

3. **超声造影**　见图 2-2-4 及 ER2-2-2。

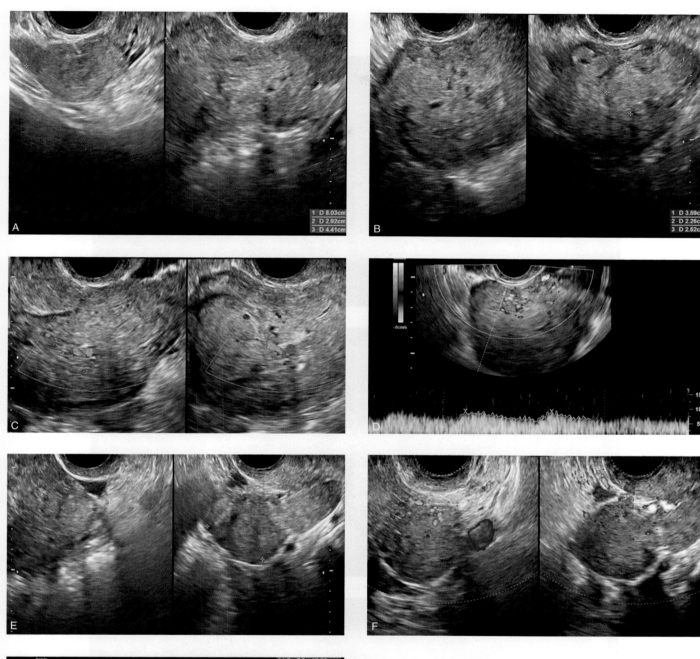

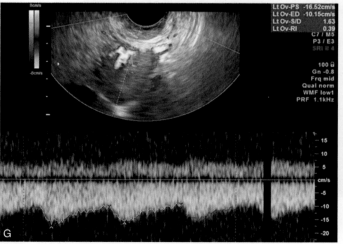

图 2-2-3 子宫肌瘤合并腺肌瘤声像图

A、B. 宫体混合回声区灰阶声像图,宫体见 3 个混合回声区,以稍低回声为主,大小约 80mm×29mm×44mm(右前壁,形状不规则,迂曲,下段外凸),50mm×37mm×36mm(底后壁,边缘欠平滑),36mm×23mm×25mm(左前壁),边界欠清;C. 宫体混合回声区彩色多普勒血流成像,内见较丰富短条状血流信号;D. 血流频谱图,测得 RI:0.29~0.34;E. 紧贴子宫左侧迂曲混合回声区灰阶声像图,大小约 67mm×34mm×19mm,似与子宫右前壁混合回声相延续;F、G. 紧贴子宫左侧混合回声区彩色多普勒血流成像及血流频谱图,测得 RI:0.39。

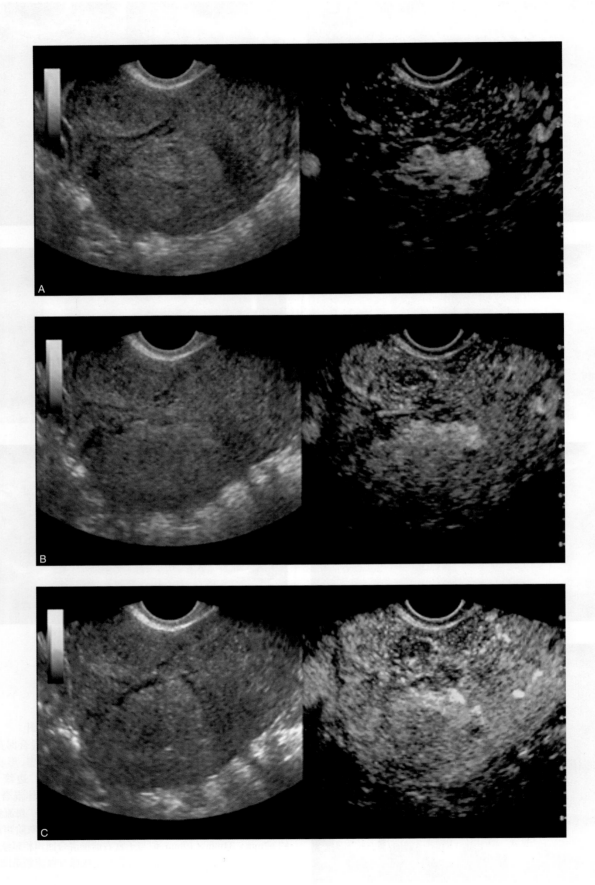

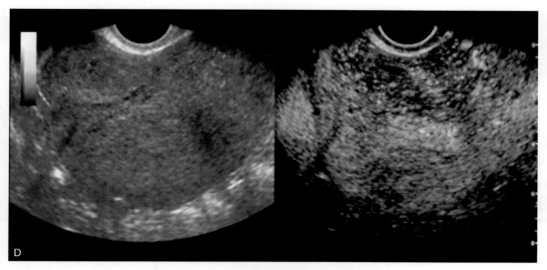

图 2-2-4　子宫肌瘤合并腺肌瘤超声造影

A. 19s 图；B. 32s 图；C. 60s 图；D. 120s 图

ER2-2-2　子宫肌瘤合并腺肌瘤超声造影视频

宫体混合回声区 19s 开始弥漫性增强，32s 达峰，呈不均匀等增强或高增强，未见环状增强，造影中晚期见点片状高增强，120s 时可见等增强。混合回声区血供丰富，右前壁混合回声下端血供来源于宫颈旁血管，上端血供来源于宫体肌层；紧贴子宫左侧混合回声血供来源于子宫左侧壁动脉。超声造影增强呈快进慢出模式，与子宫肌层同步。

4. **PET-CT**　见图 2-2-5。

5. **病理**　病理描述：子宫多发性平滑肌瘤，伴透明变性，合并子宫腺肌瘤。

6. **超声造影诊断要点**

（1）造影早期病灶开始弥漫增强，较慢达峰，呈等增强或高增强，呈不均匀增强。

（2）造影中晚期周边未见环状增强，见点片状高增强，120s 时可见等增强。

（3）病灶血供来源于宫体肌层，部分可见多条供血血管。

（4）超声造影增强呈快进慢出模式，与子宫肌层同步。

7. **鉴别诊断**　应与单纯子宫肌瘤、子宫腺肌瘤、子宫肌瘤恶变相鉴别。该病例子宫肌瘤合并腺肌瘤超声造影显示病灶增强呈快进慢出模式，与肌层同步，呈等增强或高增强，为不均匀增强，造影中晚期周边未见环状增强，见点片状高增强，病灶血供来源于宫体肌层，部分可见多条供血血管。单纯子宫肌瘤增强呈快进慢出模式，与肌层同步，造影中晚期周边见环状增强。单纯子宫腺肌瘤造影增强与肌层同步，与周围肌层分界不清，周边无环状高增强。而子宫肌瘤恶变造影可见增强呈快进快出模式，造影中晚期周边无环状高增强。

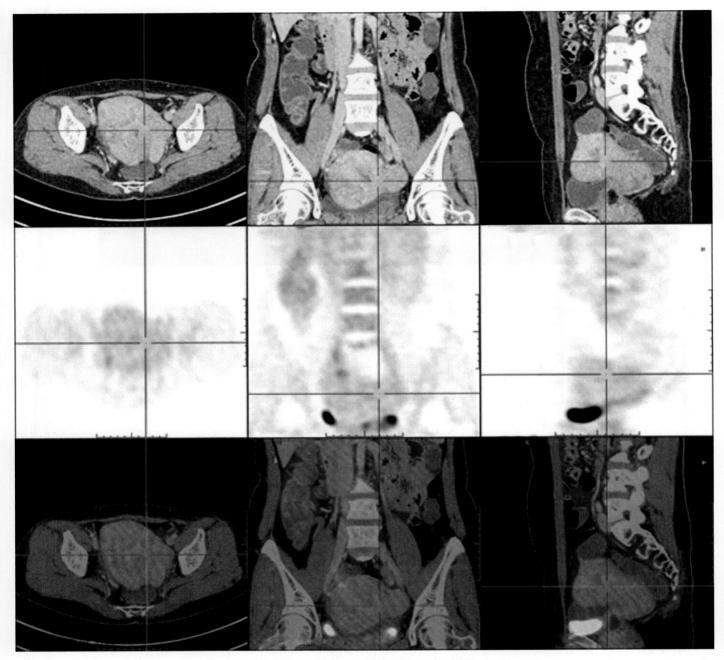

图 2-2-5　子宫肌瘤合并腺肌瘤 PET-CT 图像

子宫明显不规则增大,大小约 99mm×98mm×79mm(前后 × 左右 × 上下),子宫壁密度不均,见多发稍低密度结节、肿块影,大者约 52mm×37mm,边界欠清,增强呈不均匀中度强化,见放射性弥散性浓聚,SUVmax 约 2.9,病灶间见子宫动脉穿行。

第三节　子宫内膜病变

一、子宫内膜息肉

（一）病例1

1. 病史概要　女性，26岁，顺产后6个月余，阴道不规则流血伴下腹痛。

2. 常规超声　见图2-3-1。

3. 超声造影　见图2-3-2及ER2-3-1。

4. 超声造影诊断要点

（1）息肉增强晚于子宫肌层，但早于子宫内膜。

（2）增强早期部分可见自宫壁向内延伸的细条状增强，为息肉蒂部的血管。

（3）息肉为低增强，但高于周边内膜，呈结节状。

（4）息肉消退晚于内膜，与子宫肌层同步。

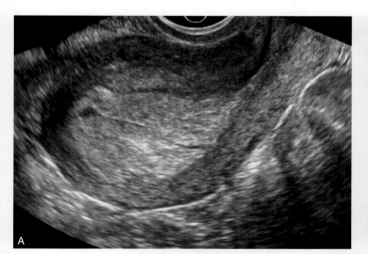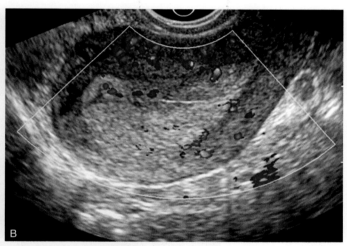

图2-3-1　子宫矢状切面灰阶及彩色多普勒血流成像
A. 子宫内膜增厚，内部回声不均匀，内查见稍强回声，边界欠清；B. CDFI显示宫腔稍强回声，内探及少许点状血流信号。

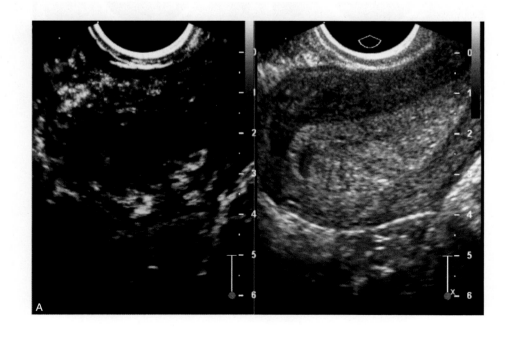

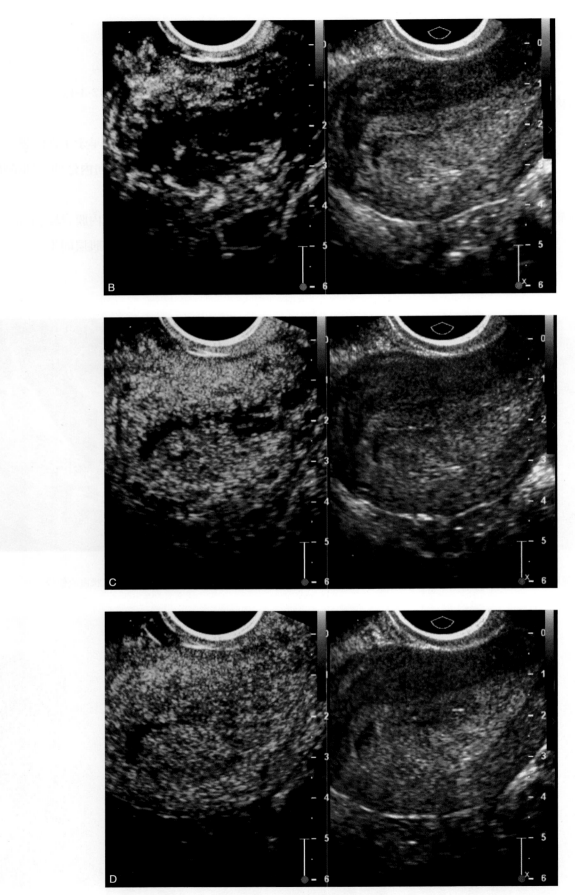

图 2-3-2　子宫内膜息肉超声造影图像

A. 17s 图；B. 19s 图；C. 23s 图；D. 37s 图

ER2-3-1 子宫内膜息肉超声造影视频

注入造影剂后17s,宫腔内稍强回声稍晚于子宫肌层增强,早于子宫内膜增强;注入造影剂后19s,宫腔内稍强回声内可见"向心性"条状增强,增强早于周边的子宫内膜;注入造影剂后23s,宫腔稍强回声呈结节状较均匀增强,边界较清楚,增强强度低于肌层,呈低增强,但高于内膜;注入造影剂后37s,造影剂消退期,宫腔内稍强回声造影剂消退慢于子宫内膜,与子宫肌层同步消退。

5. 鉴别诊断 子宫内膜增生超声造影时表现同正常内膜,即迟增强、低增强、早消退,增强较均匀。黏膜下肌瘤造影增强与肌层同步,有时可显示血管蒂,可见环状增强。子宫内膜腺癌多为病灶快速整体增强,团块边界多不清晰,伴有肌层侵犯时可见病灶范围扩大。子宫内膜肉瘤造影多呈明显不均匀增强,内部分区域呈高增强,增强后团块与肌层无明显界限。此外还要结合患者症状、体征等表现以及实验室检查结果进行综合判断。

（二）病例2

1. 病史概要 女性,56岁,绝经后阴道不规则少量出血2个月。

2. 常规超声 见图2-3-3。

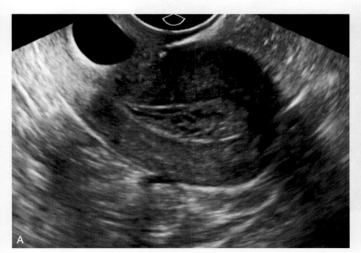
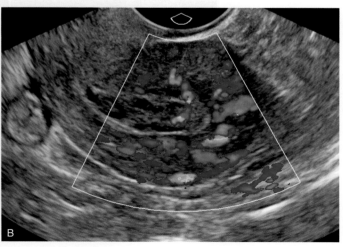

图2-3-3 子宫矢状切面灰阶及彩色多普勒血流成像
A. 显示子宫内膜增厚,内部回声不均匀;B. CDFI显示内膜内探及点线状血流信号。

3. 超声造影图像 见 ER2-3-2 及图 2-3-4。

4. 超声造影诊断要点

（1）息肉增强晚于子宫肌层，但早于子宫内膜。

（2）息肉为等增强，高于周边内膜，呈结节状。

（3）息肉消退晚于内膜，与子宫肌层同步。

5. 鉴别诊断 子宫内膜增生超声造影时表现同正常内膜，即迟增强、均匀低增强、早消退。黏膜下肌瘤造影增强与肌层同步，有时可显示血管蒂，可见环状增强。子宫内膜腺癌多为病灶快速整体增强，团块边界多不清晰，伴有肌层侵犯时可见病灶范围扩大。子宫内膜肉瘤造影多呈明显不均匀增强，内部分区域呈高增强，增强后团块与肌层无明显界限。此外还要结合患者症状、体征以及实验室检查结果进行综合判断。

ER2-3-2 子宫内膜息肉超声造影视频

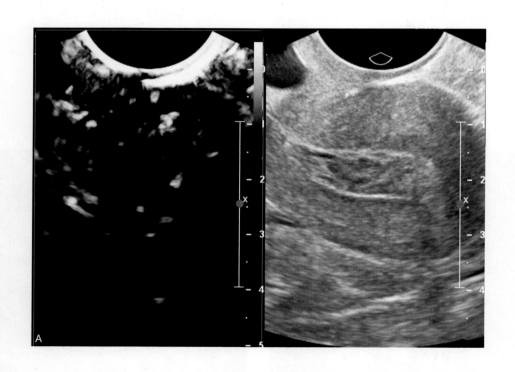

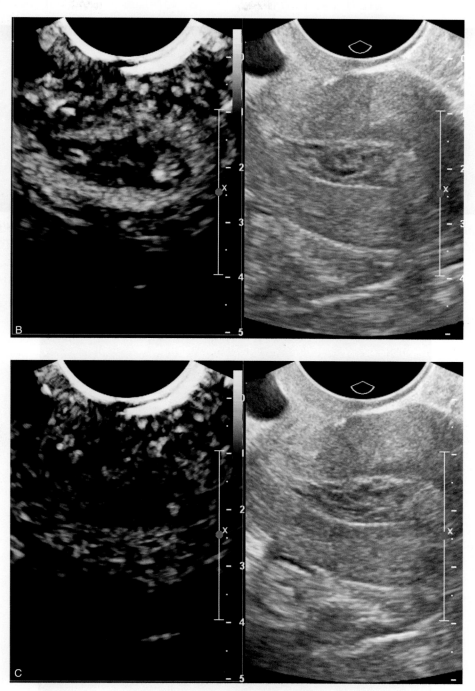

图 2-3-4　子宫内膜息肉超声造影图像

A. 注入造影剂后 19s，宫腔上部内膜局部区域晚于子宫肌层增强，早于周边子宫内膜增强；
B. 注入造影剂后 26s，宫内膜局部区域呈结节状较均匀增强，增强强度同肌层，呈等增强，强度
高于周边内膜；C. 注入造影剂后 97s，宫腔内结节状增强区域消退慢于周边子宫内膜，与子宫
肌层同步消退。

（三）病例 3

1. 病史概要 女性，38 岁，既往月经规律，查体超声发现子宫内膜息肉 2 个月。

2. 常规超声 见图 2-3-5~ 图 2-3-7。

3. 超声造影 见图 2-3-8~ 图 2-3-11 和 ER2-3-3。

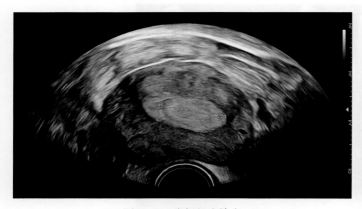

图 2-3-5 常规超声检查
宫腔内偏左侧可见一偏高回声结节，大小约 1.4cm×0.9cm×2.3cm，边界清楚，形态规则。

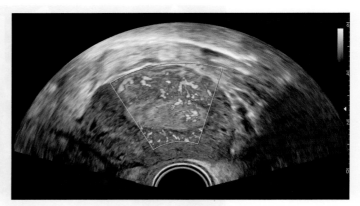

图 2-3-6 常规超声微血流成像
可见结节内血流信号来源于子宫前壁。

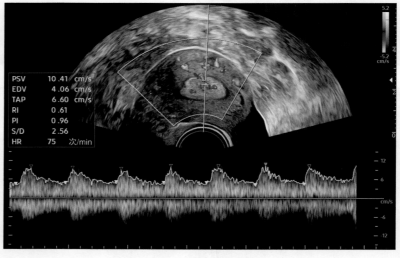

图 2-3-7 常规超声 PW 阻力指数
频谱多普勒 PW 示结节内低阻血流，阻力指数（RI）：0.6。

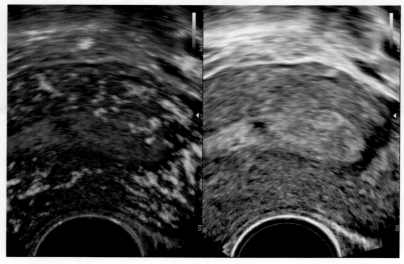

图 2-3-8 与子宫肌层同步，自基底部向病灶内增强（15s）

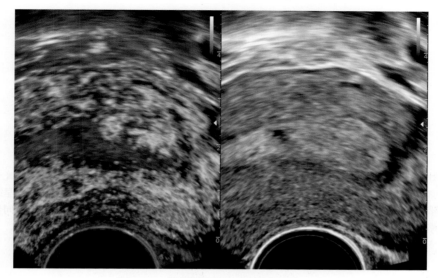

图 2-3-9 增强早期病灶内呈高增强（17s）

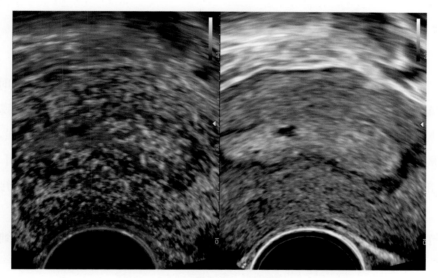

图 2-3-10 病灶稍晚于子宫肌层消退

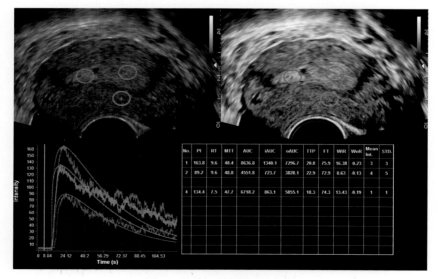

No.	PI	RT	MTT	AUC	iAUC	oAUC	TTP	FT	WiR	WoR	Mean Int.	STD.
1	163.8	9.6	48.4	8636.8	1340.1	7296.7	70.8	75.9	16.38	0.23	3	3
2	89.2	9.6	48.8	4551.8	723.7	3828.1	22.9	72.9	8.63	-0.13	4	5
4	134.4	7.5	47.7	6718.2	863.1	5855.1	18.3	74.3	13.43	-0.19	1	1

图 2-3-11 超声造影 TIC 曲线

ER2-3-3 子宫内膜息肉超声造影视频

病灶 15s 开始自基底部向结节内增强,增强时间早于正常内膜,呈高增强表现;同步或略晚于子宫肌层,呈高增强表现;17s 增强达峰值,强度明显高于正常内膜组织,略高于子宫肌层;呈缓慢消退,明显晚于正常内膜组织,略晚于子宫肌层。超声造影 TIC 曲线:增强与子宫肌层同步或略晚于肌层,明显早于正常内膜增强,消退略晚于子宫肌层;明显晚于内膜。

4. 其他检查

(1)宫腔镜检查:宫腔形态尚规则,内膜稍厚,宫底左侧处见一色粉白质软赘生物,大小约 1.5cm×1.5cm,右侧输卵管开口可见,左侧输卵管开口被遮盖。6号刮匀搔刮宫腔 2 周刮出大量内膜及息肉组织,仍可见少许息肉蒂部,环状电极电切蒂部后肿物脱落。

(2)病理诊断:子宫内膜息肉(图 2-3-12)。

5. 超声造影诊断要点

(1)息肉内造影剂开始增强时间早于周边正常内膜组织,峰值强度高于周边正常内膜。息肉可见蒂部先增强,由蒂部逐渐向息肉内均匀增强。

(2)如没有对照内膜组织,可与子宫肌层对照,增强同步或稍晚于子宫肌层呈均匀增强,消退同步或稍早于子宫肌层。

6. 鉴别诊断 本病例鉴别诊断见表 2-3-1

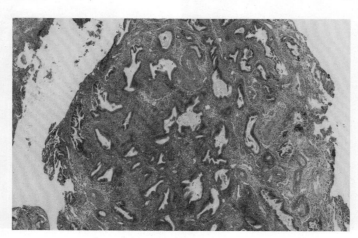

图 2-3-12 宫腔息肉病理

表 2-3-1 病例 3 鉴别诊断

病变	常规超声	彩色血流检测	临床病史	超声造影
宫腔内凝血块	宫腔内高回声团块，边界清楚，形态规则	CDFI 未见血流信号（图 2-3-13）	清宫、宫腔手术后	病灶内无增强（图 2-3-14、ER2-3-4）
子宫内膜癌	宫腔内高回声团块或不均质团块，形态规则或不规则	CDFI 病灶内及相邻肌层内可见较丰富血流信号，并可见多支粗大血管进入病灶内（图 2-3-15），PW 病灶内阻力指数低于息肉，本病例约 0.45（图 2-3-16）	阴道不规则出血、绝经后阴道出血	超声造影 TIC 内膜癌病变与子宫肌层增强模式对照：与子宫肌层比较造影剂呈"快进快退"表现。病灶早于子宫肌层增强，消退早子宫肌层，强度高于子宫肌层，病灶增强范围大于常规超声测量。病灶自结节内向周边增强（图 2-3-17）。病灶（17s）开始增强，增强早于子宫肌层（图 2-3-18），增强早期（20s）与子宫肌层比较呈高增强（图 2-3-19），增强晚期（49s）早于子宫肌层消退，呈低增强（图 2-3-20、ER2-3-5）
胚胎组织残留	宫腔内高回声团块边界清楚，形态规则或不规则	CDFI 病灶内及相邻肌层内可见较丰富血流信号，PW：低阻动脉频谱	妊娠相关病史，血 HCG 水平增高	病灶早于子宫肌层增强，消退晚于子宫肌层，强度高于子宫肌层，病灶增强范围可大于常规超声测量，鉴别需参考临床病史

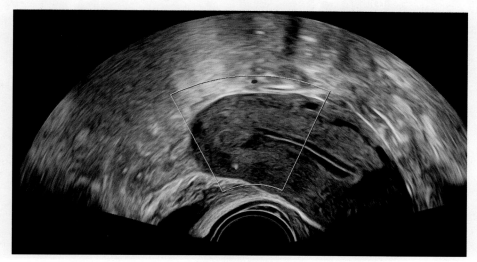

图 2-3-13　CDFI

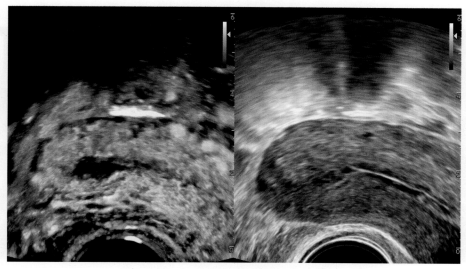

图 2-3-14　超声造影病灶未见增强

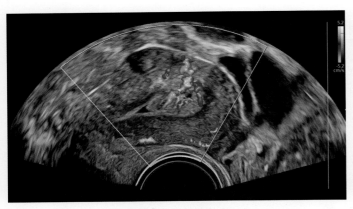

图 2-3-15 内膜癌 CDFI 可见病灶内丰富血流信号

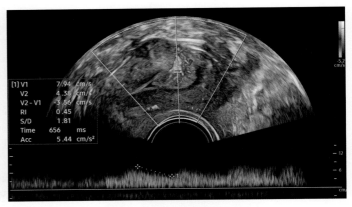

图 2-3-16 PW 示病灶内低阻血流

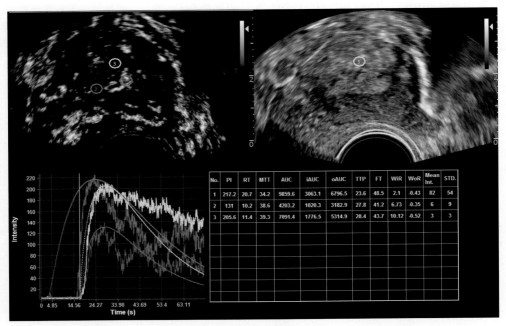

图 2-3-17 超声造影 TIC 内膜癌病变与子宫肌层及正常内膜增强模式对照

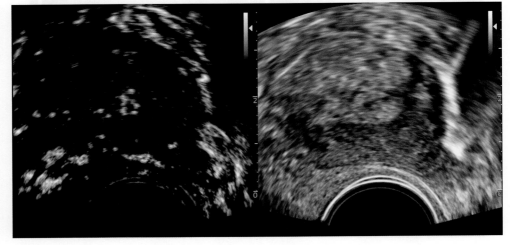

图 2-3-18 增强早期早于子宫肌层增强（17s）

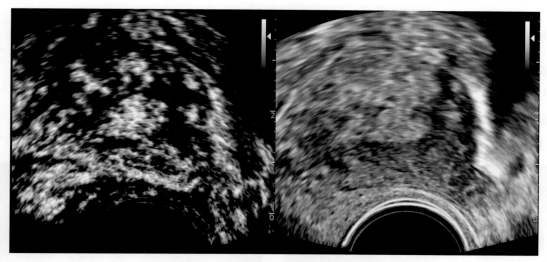

图 2-3-19　增强早期与子宫肌层比较呈高增强（20s）

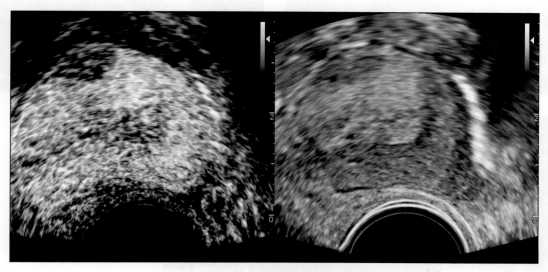

图 2-3-20　增强早期与子宫肌层比较呈高增强（49s）

ER2-3-4　宫腔凝血块超声造影视频

ER2-3-5　子宫内膜癌超声造影视频

（四）病例 4

1. 病史概要　女性，56 岁，发现子宫肌瘤 6 年余，经期延长 3 个月。

2. 常规超声　见图 2-3-21。

3. 超声造影　见 ER2-3-6 及图 2-3-22。

4. 超声造影诊断要点

（1）子宫内膜腺肌瘤样息肉增强晚于子宫肌层，但早于子宫内膜增强。

（2）息肉呈结节状高增强，增强略欠均匀，但边界清晰。

（3）息肉消退晚于内膜，与子宫肌层同步消退。

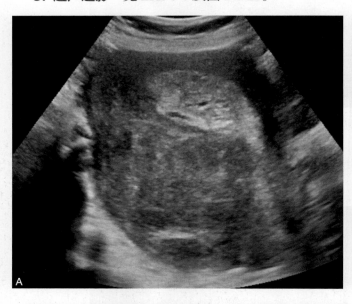
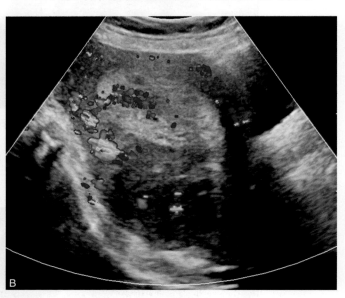

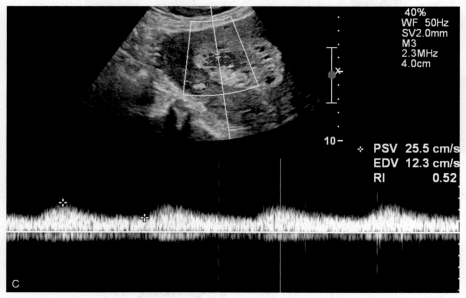

图 2-3-21　子宫矢状切面灰阶、彩色多普勒及血流频谱图

A. 显示子宫内膜增厚，内部回声不均匀；B. CDFI 显示内膜内探及较丰富点线状血流信号；C. 频谱多普勒显示内膜内血流 RI：0.52。

ER2-3-6　子宫内膜腺肌瘤样息肉造影视频

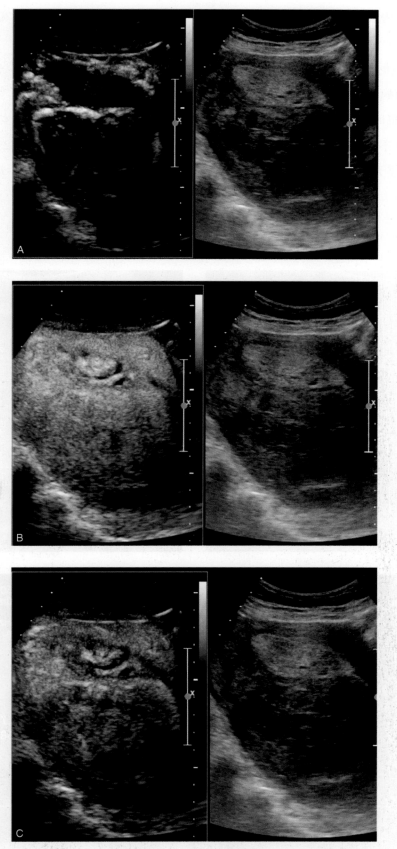

图 2-3-22　子宫超声造影图像

A. 注入造影剂后 17s, 子宫内膜晚于子宫肌层增强, 局部区域早于周边内膜增强;

B. 注入造影剂后 28s, 宫腔内可见结节状增强, 呈高增强, 增强略欠均匀, 边界清楚;

C. 注入造影剂后 82s, 宫腔结节状增强区域晚于内膜消退, 与子宫肌层同步消退。

5. 鉴别诊断　子宫内膜增生超声造影时表现同正常内膜，即迟增强、均匀低增强、早消退。黏膜下肌瘤造影增强与肌层同步，有时可显示血管蒂，可见环状增强。子宫内膜腺癌多为病灶快速整体增强，团块边界多不清晰，伴有肌层侵犯时可见病灶范围扩大。子宫内膜肉瘤造影多呈明显不均匀增强，内部分区域呈高增强，增强后团块与肌层无明显界限。此外还要结合患者症状、体征等表现以及实验室检查结果进行综合判断。

（五）病例 5

1. **病史概要**　女性，35 岁，体检发现宫腔占位。
2. **常规超声**　见图 2-3-23。
3. **超声造影**　见 ER2-3-7 及图 2-3-24。

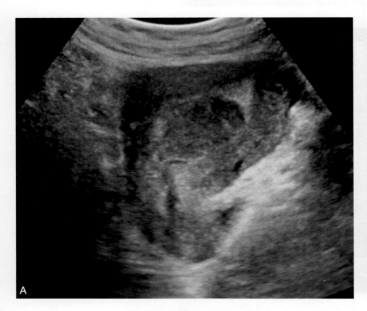
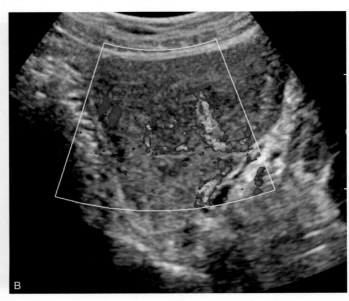
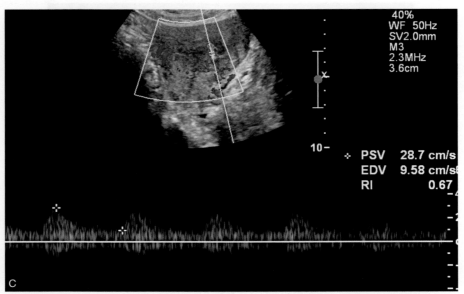

图 2-3-23　子宫矢状切面灰阶、彩色多普勒及血流频谱图

A. 子宫内膜回声不均匀，宫腔内查见大小 2.3cm×3.6cm×2.7cm 的稍弱回声团，边界较清；B. CDFI 显示团块内探及丰富血流信号；C. 频谱多普勒显示团块内血流 RI：0.67。

ER2-3-7　子宫内膜非典型息肉样腺肌瘤造影视频

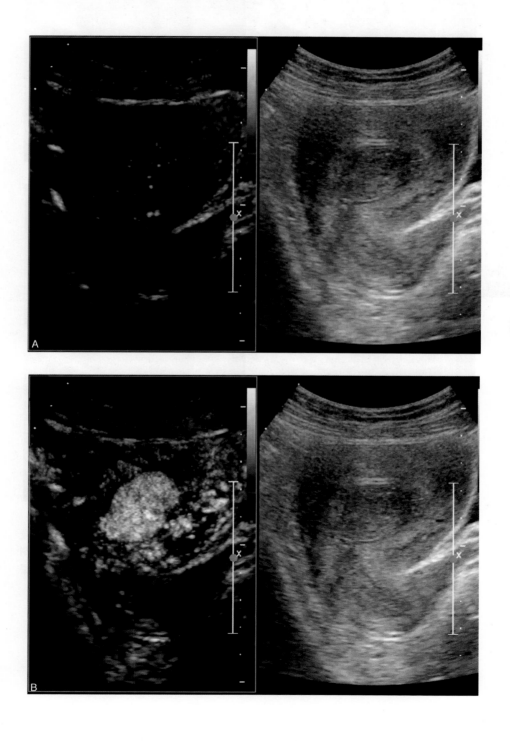

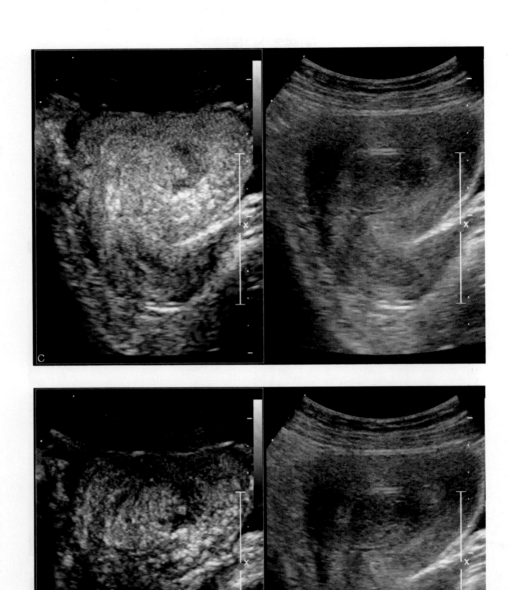

图 2-3-24　子宫超声造影图像

A. 注入造影剂后 19s,宫腔内稍弱回声与子宫肌层同步增强;B. 注入造影剂后 22s,团块呈较快速团状增强,增强较均匀,边界清楚,形态较规则,增强后病灶区域未见增大;C. 注入造影剂后 34s,达峰后团块增强强度同肌层,与肌层有分界;D. 注入造影剂后 100s,团块与子宫肌层几乎同步消退。

4. 超声造影诊断要点

（1）子宫内膜非典型息肉样腺肌瘤可出现不同于典型息肉的增强模式，表现为与肌层同步增强，呈快速增强。

（2）达峰后团块增强强度同肌层，边界较清，增强后病灶区域未见增大。

（3）团块与子宫肌层几乎同步消退。

5. 鉴别诊断 子宫内膜增生超声造影时表现同正常内膜，即迟增强、均匀低增强、早消退。黏膜下肌瘤造影增强与肌层同步，有时可显示血管蒂，可见环状增强。子宫内膜腺癌多为病灶快速整体增强，团块边界多不清晰，伴有肌层侵犯时可见病灶范围扩大。子宫内膜肉瘤造影多呈明显不均匀增强，内部分区域呈高增强，增强后团块与肌层无明显界限。此外还要结合患者症状、体征等表现以及实验室检查结果进行综合判断。

二、子宫内膜增生

（一）病例 1

1. **病史概要** 女性，28 岁，经量增多 2 个月。
2. **常规超声** 见图 2-3-25。
3. **超声造影** 见 ER2-3-8 及图 2-3-26。

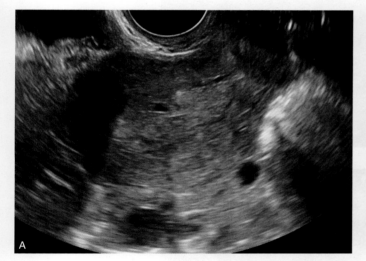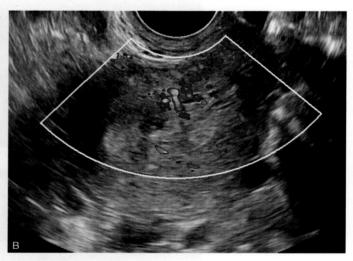

图 2-3-25 子宫矢状切面灰阶及彩色多普勒血流成像
A. 子宫内膜回声略欠均匀；B. CDFI 显示内膜内探及点线状血流信号。

ER2-3-8 子宫内膜增生超声造影视频

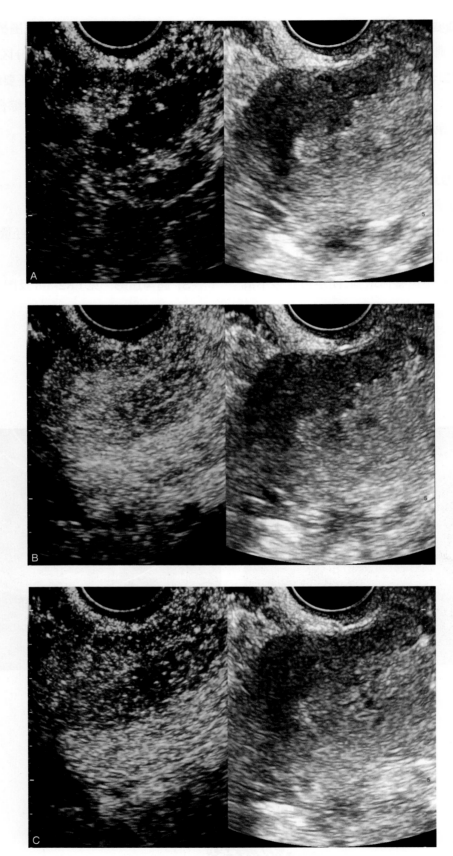

图 2-3-26　子宫内膜增生超声造影图像
A. 注入造影剂后 16s 子宫内膜出现增强,晚于子宫肌层增强;B. 注入造影剂后 28s,
达峰后可见子宫内膜呈较均匀低增强,未见明显异常增强区;C. 注入造影剂后 60s,
子宫内膜消退早于子宫肌层。

4. 超声造影诊断要点

（1）子宫内膜增生增强特点与正常子宫内膜相似。

（2）增强早期晚于肌层增强。

（3）增强强度低于肌层，呈较均匀分布的低增强。

（4）先于肌层消退。

5. 鉴别诊断

子宫内膜息肉增强晚于子宫肌层，但早于子宫内膜增强，多表现为内膜内结节状低增强或等增强，强度高于周边内膜，消退晚于周边内膜，与子宫肌层同步；子宫内膜腺癌多为病灶快速整体增强，团块边界

多不清晰，伴有肌层侵犯时可见病灶范围扩大。子宫内膜肉瘤造影多呈明显不均匀增强，内部分区域呈高增强，增强后团块与肌层无明显界限。此外还要结合患者症状、体征等表现以及实验室检查结果进行综合判断。

（二）病例 2

1. 病史概要　女性，23 岁，月经淋漓不尽 1 个月。

2. 常规超声　见图 2-3-27。

3. 超声造影　见 ER2-3-9 及图 2-3-28。

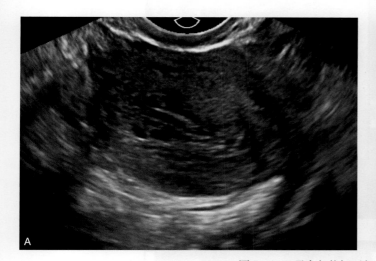
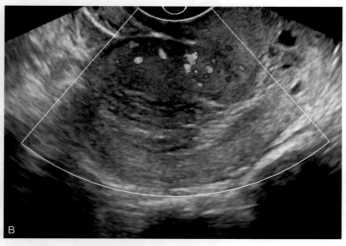

图 2-3-27　子宫矢状切面灰阶及彩色多普勒血流成像
A. 子宫内膜回声不均匀；B. CDFI 显示内膜内未探及明显血流信号。

ER2-3-9　子宫内膜增生超声造影视频

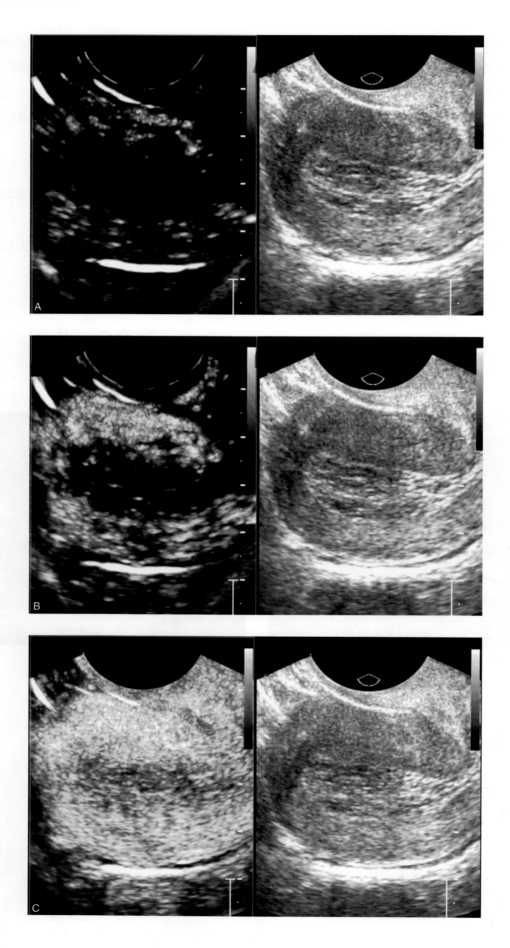

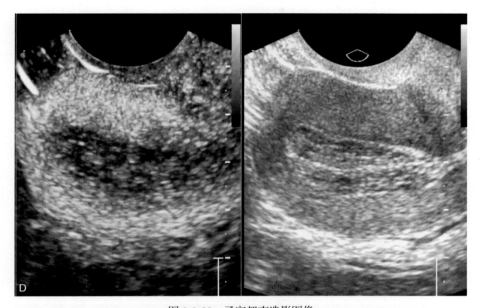

图 2-3-28 子宫超声造影图像

A. 注入造影剂后 11s，子宫肌层逐渐出现增强；B. 注入造影剂后 13s，子宫内膜开始增强；C. 注入造影剂后 26s，达峰后可见内膜呈较均匀低增强；D. 注入造影剂后 115s，子宫内膜消退早于子宫肌层。

4. 超声造影诊断要点

（1）子宫内膜增生增强特点与正常子宫内膜相似。

（2）增强早期晚于肌层增强。

（3）增强强度低于肌层，呈较均匀分布的低增强。

（4）先于肌层消退。

5. 鉴别诊断 子宫内膜息肉增强晚于子宫肌层，但早于子宫内膜增强，多表现为内膜内结节状低增强或等增强，强度高于周边内膜，消退晚于周边内膜，与子宫肌层同步；子宫内膜腺癌多为病灶快速整体增强，团块边界多不清晰，伴有肌层侵犯时可见病灶范围扩大。子宫内膜肉瘤造影多呈明显不均匀增强，内部分区域呈高增强，增强后团块与肌层无明显界限。此外还要结合患者症状、体征等表现以及实验室检查结果进行综合判断。

（三）病例 3

1. 病史概要 女性，53 岁，因"不规则阴道流血 2 个月余"入院。

2. 常规超声 见图 2-3-29。

3. 超声造影 见图 2-3-30 及 ER2-3-10。

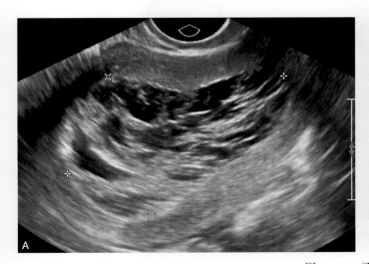
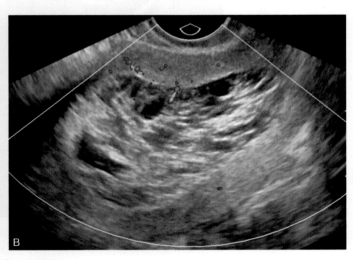

图 2-3-29 子宫内膜增生

A. 灰阶超声图，子宫内膜显著增厚（测量键所示），呈"网格样"；B. CDFI 图，内膜内未探及明显血流信号。

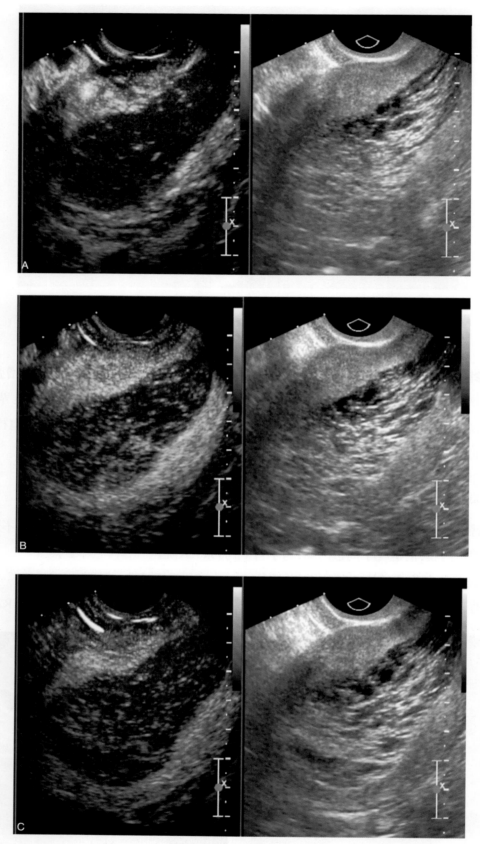

图 2-3-30 子宫内膜增生

A. 增强早期超声造影图,子宫内膜开始增强时间晚于子宫肌层,滋养血管首先由近肌层延伸
至内膜内部;B. 达峰时超声造影图,子宫内膜增强强度低于子宫肌层;C. 增强晚期超声造影
图,子宫内膜造影剂消退早于肌层,呈更低增强。

ER2-3-10 子宫内膜增生超声造影视频
增生内膜开始增强时间晚于子宫肌层,达峰时呈低增强,
增强强度明显低于子宫肌层,晚期早于子宫肌层,呈更低
增强。

4. 其他检查 手术病理示子宫内膜单纯性增生。

5. 超声造影诊断要点

(1)开始增强时间晚于子宫肌层。

(2)达峰时呈低增强,增强强度明显低于子宫肌层。

(3)晚期早于子宫肌层,呈更低增强。

6. 鉴别诊断 子宫内膜增生症需与子宫内膜癌相鉴别。与早期内膜癌鉴别较困难,早期子宫内膜癌、子宫内膜增生增强模式与正常子宫内膜相同,呈弥漫性增强,增强晚于肌层,达峰时呈低增强,消退时早于肌层,呈更低增强。子宫内膜呈"网格"样改变时,病理上常呈"单纯性增生",此时呈不均匀增强,可见小囊样无增强区。中晚期内膜癌增强早于或等于子宫肌层,常有局灶性病变,呈不均匀高增强,消退早于正常内膜,同步或略晚于肌层。

三、子宫内膜癌

(一)病例 1

1. 病史概要 女性,55 岁,绝经 2 年余,阴道流血半年。肿瘤标志物(−)。

2. 常规超声 见图 2-3-31。

3. 超声造影 见 ER2-3-11 及图 2-3-32。

4. 超声造影诊断要点

(1)子宫内膜腺癌病灶明显早于子宫肌层增强,呈"快进"。

(2)病灶呈均匀或不均匀高增强。

(3)病灶增强后范围较常规超声扩大,与肌层分界不清。

(4)病灶消退慢于子宫肌层,呈"慢出"。

5. 鉴别诊断 子宫内膜增生超声造影时表现同正常内膜,即迟增强、均匀低增强、早消退。黏膜下肌瘤造影增强与肌层同步,有时可显示血管蒂,可见环状增强。子宫内膜息肉增强晚于子宫肌层,但早于子宫内膜,多表现为内膜内结节状低增强或等增强,强度高于周边内膜,消退晚于周边内膜,与子宫肌层同步。子宫内膜肉瘤造影多呈明显不均匀增强,部分区域呈高增强,增强后团块与肌层无明显界限。此外还要结合患者症状、体征等表现以及实验室检查结果进行综合判断。

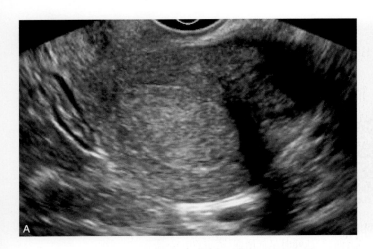

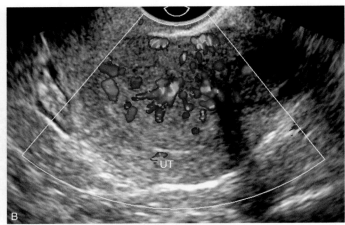

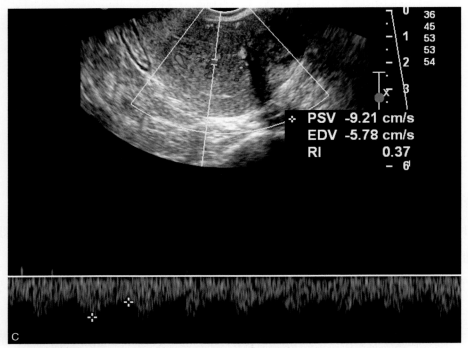

图 2-3-31　子宫矢状切面灰阶、彩色多普勒及血流频谱图
A. 宫腔内查见稍强回声，大小 3.1cm×2.0cm×3.2cm，边界尚清；
B. CDFI 显示宫腔稍强回声内探及丰富血流信号，UT：子宫；C. 病灶
内探及低阻血流频谱。

ER2-3-11　子宫内膜腺癌超声造影视频

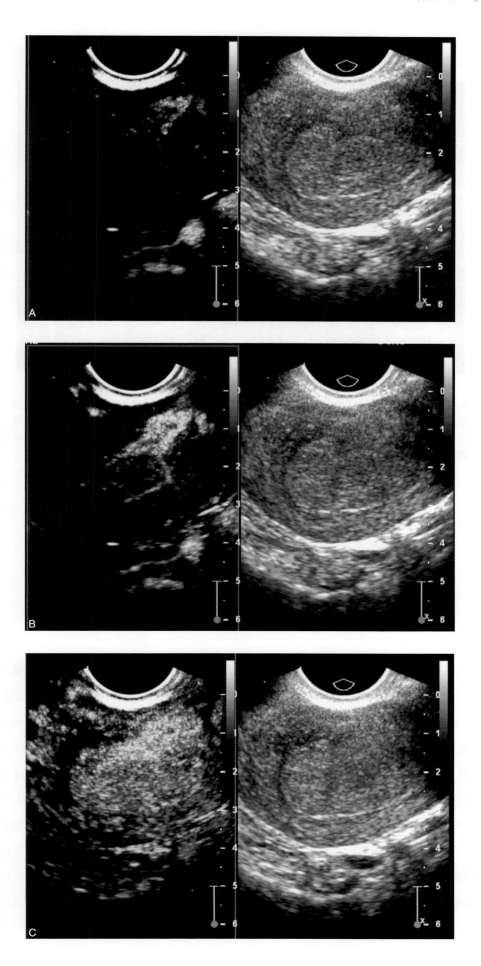

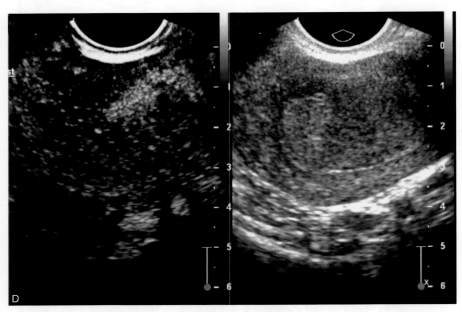

图 2-3-32　子宫超声造影图像

A. 注入造影剂后 14s,宫腔内团块出现造影剂,先于子宫肌层;B. 注入造影剂后 16s,可见造影剂自后壁进入团块内;C. 注入造影剂后 23s,宫腔内团块呈快速高增强,与后壁分界不清,增强后可见病灶区域较之前增大,增强欠均匀;D. 注入造影剂后 37s,宫腔内团块晚于子宫肌层消退。

（二）病例 2

1. 病史概要　女性,57 岁,绝经后阴道流血 2 个月。

2. 常规超声　见图 2-3-33。

3. 超声造影　见 ER2-3-12 及图 2-3-34。

4. 超声造影诊断要点

（1）子宫内膜腺癌病灶明显早于子宫肌层增强,呈"快进"。

（2）病灶呈均匀或不均匀高增强。

（3）病灶增强后范围较常规超声扩大,与肌层分界不清。

（4）病灶消退慢于子宫肌层,呈"慢出"。

5. 鉴别诊断　子宫内膜肉瘤造影多呈明显不均匀增强,内部分区域呈高增强,增强后团块与肌层无明显界限。子宫内膜增生超声造影时表现同正常内膜,即迟增强、均匀低增强、早消退。子宫内膜息肉增强晚于子宫肌层,但早于子宫内膜增生,多表现为内膜内结节状低增强或等增强,强度高于周边内膜,消退晚于周边内膜,与子宫肌层同步。黏膜下肌瘤造影增强与肌层同步,有时可显示血管蒂,可见环状增强。此外还要结合患者症状、体征以及实验室检查结果进行综合判断。

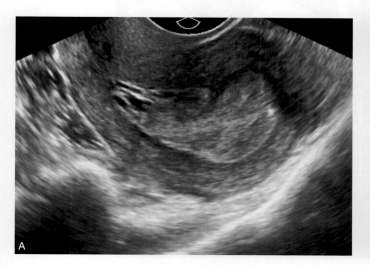
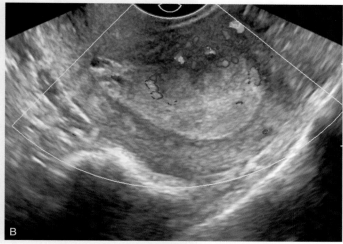
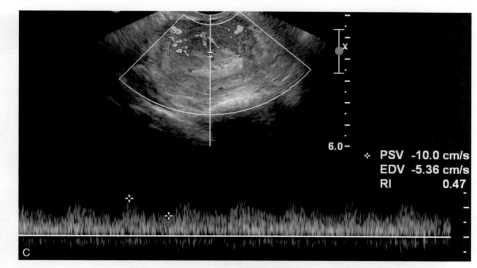

图 2-3-33　子宫矢状切面灰阶、彩色多普勒及血流频谱图
A. 子宫内膜增厚,内部回声不均匀;B. CDFI 显示内膜内探及少许点线状血流信号;C. 病灶内血流 RI:0.47。

ER2-3-12　子宫内膜腺癌超声造影视频

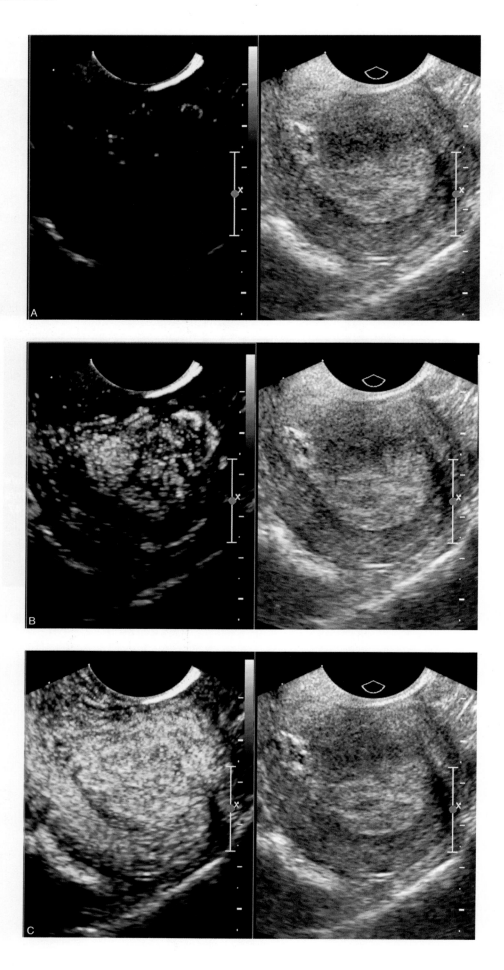

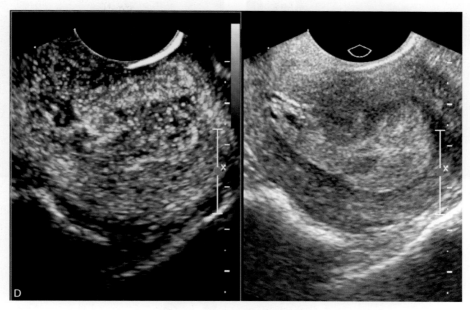

图 2-3-34 子宫超声造影图像

A. 注入造影剂后 17s 后壁及内膜早于周边肌层增强；B. 注入造影剂后 22s，后壁及内膜呈快速增强，增强欠均匀；C. 注入造影剂后 33s，达峰后内膜及部分后壁呈高增强，边界欠清；D. 注入造影剂后 131s，宫腔及后壁增强区域内造影剂消退慢于周边子宫肌层。

四、其他子宫内膜恶性肿瘤

（一）子宫内膜腺肉瘤

1. 病史概要 女性，27 岁，发现宫腔占位 1 个月余，阴道不规则流血 20 余天。1 年多前曾行宫腔镜下子宫内膜息肉摘除术。

2. 常规超声 见图 2-3-35。

3. 超声造影 见 ER2-3-13 及图 2-3-36。

4. 超声造影诊断要点

（1）子宫内膜腺肉瘤病灶早于子宫肌层增强。

（2）病灶呈明显不均匀增强，内部分区域呈高增强，增强后团块与肌层无明显界限。

（3）病灶稍晚于肌层消退。

5. 鉴别诊断 子宫内膜腺癌多为病灶快速整体增强，团块边界多不清晰，伴有肌层侵犯时可见病灶范围扩大。子宫内膜息肉增强晚于子宫肌层，但早于子宫内膜，多表现为内膜内结节状低增强或等增强，强度高于周边内膜，消退晚于周边内膜，与子宫肌层同步。子宫内膜增生超声造影时表现同正常内膜，即迟增强、均匀低增强、早消退。黏膜下肌瘤造影增强与肌层同步，有时可显示血管蒂，可见环状增强。此外还要结合患者症状、体征等表现以及实验室检查结果进行综合判断。

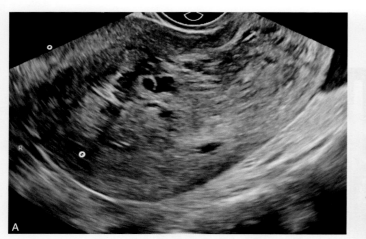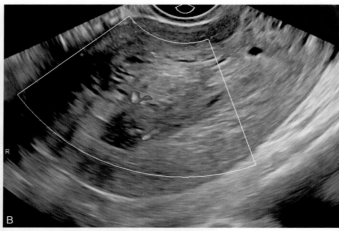

图 2-3-35 子宫矢状切面灰阶及彩色多普勒血流成像

A. 显示宫腔内稍强回声,内部回声极不均匀,可见多个无回声区;B. CDFI 显示宫腔稍强回声内探及点线状血流信号。

ER2-3-13 子宫内膜腺肉瘤超声造影视频

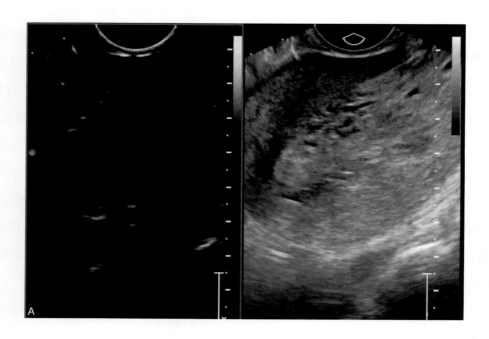

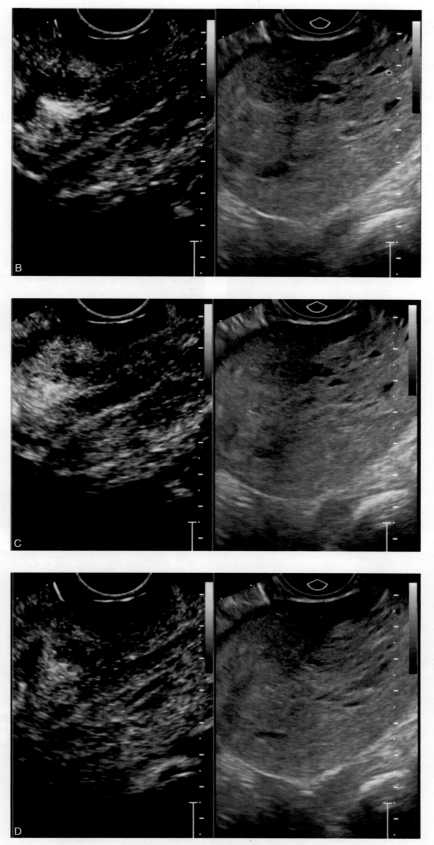

图 2-3-36 子宫超声造影图像

A. 注入造影剂后 11s,宫腔内不均质稍强回声团块开始出现增强,稍早于子宫肌层;B. 注入造影剂后
22s,可见造影剂自宫底处进入团块;C. 注入造影剂后 26s,宫腔内团块呈不均匀增强,内见部分高增
强区,增强后团块与肌层分界不清;D. 注入造影剂后 43s,宫腔内团块造影剂消退稍晚于子宫肌层。

（二）子宫内膜癌肉瘤

1. 病史概要　女性，55 岁，绝经后阴道流血 1 个月余，CA125 40.2U/ml，CA19-9 52.2U/ml。

2. 常规超声　见图 2-3-37。

3. 超声造影　见 ER2-3-14 及图 2-3-38。

4. 超声造影诊断要点

（1）子宫内膜癌肉瘤病灶早于子宫肌层增强。

（2）病灶呈明显不均匀增强，内部分区域呈高增强，增强后团块与肌层无明显界限。

（3）病灶与肌层几乎同步消退。

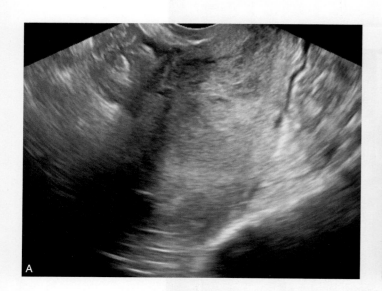
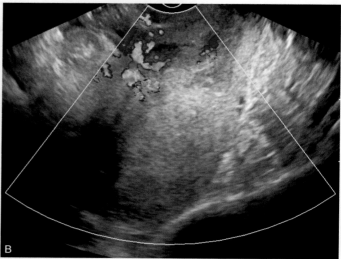
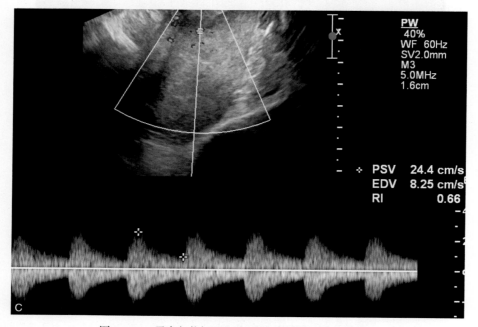

图 2-3-37　子宫矢状切面灰阶、彩色多普勒及血流频谱图

A. 显示宫腔及宫颈管内稍强回声团，大小 5.0cm×2.5cm×4.8cm，与肌层分界欠清；B. CDFI 显示团块内探及较丰富点线状血流信号；C. 病灶内血流 RI：0.66。

ER2-3-14　子宫内膜癌肉瘤超声造影视频

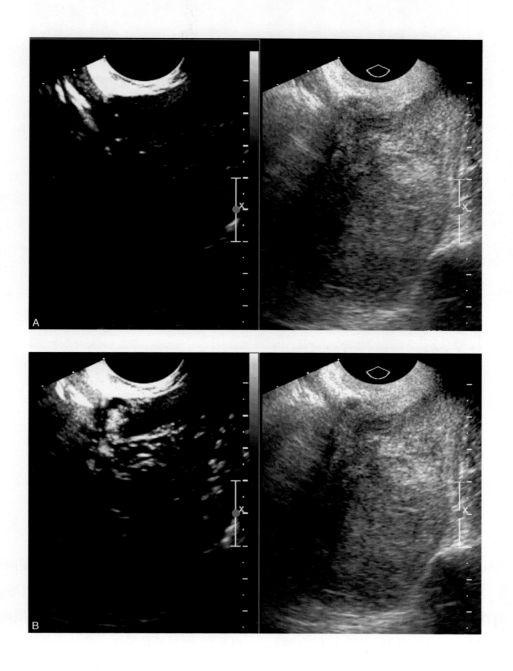

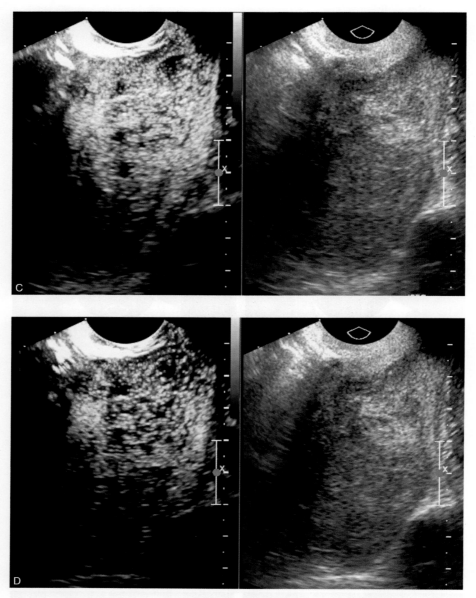

图 2-3-38　子宫超声造影图像

A. 注入造影剂后 20s 宫内稍强回声团早于子宫肌层增强；B. 注入造影剂后 23s，可见造影剂
自前壁进入团块；C. 注入造影剂后 36s，宫腔内团块呈不均匀增强，增强强度稍高于肌层，团块
与肌层无明显界限；D. 注入造影剂后 127s，团块与子宫肌层几乎同步消退。

5. MRI　见图 2-3-39。

6. 鉴别诊断　子宫内膜腺癌多为病灶快速整体增
强，团块边界多不清晰，伴有肌层侵犯时可见病灶范围扩
大。子宫内膜息肉增强晚于子宫肌层，但早于子宫内膜，
多表现为内膜内结节状低增强或等增强，强度高于周边

内膜，消退晚于周边内膜，与子宫肌层同步。子宫内膜增
生超声造影时表现同正常内膜，即迟增强、均匀低增强、
早消退。黏膜下肌瘤造影增强与肌层同步，有时可显示
血管蒂，可见环状增强。此外还要结合患者症状、体征等
表现以及实验室检查结果进行综合判断。

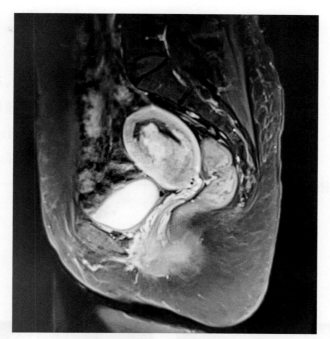

图 2-3-39　矢状位 MRI
宫腔和宫颈管内查见软组织肿块影，T_2WI 抑脂图像呈稍高信号，边界欠清，增强后早期强化，延迟期明显弱于子宫肌层，子宫前壁结合带受侵犯，前壁下段累及肌层大于 1/2。

第四节　子宫瘢痕妊娠

一、子宫瘢痕

1. 病史概要　女性，35 岁，G_2P_1，剖宫产 1 次，经期延长、月经间期出血查因。

2. 常规超声　常规超声图像见宫颈内口上方、子宫前壁下段肌层内无回声，边界清，与宫腔相通，该处肌层明显变薄，局部靠近浆膜层，浆膜层平整未见向外凸出，CDFI 示无回声内未见明显血流信号。（图 2-4-1）

3. 超声造影　见图 2-4-2 和 ER2-4-1。

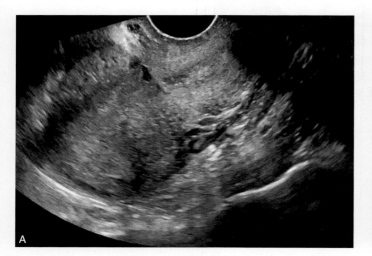
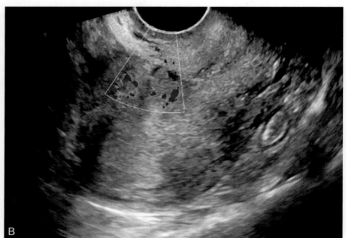

图 2-4-1　常规声像图
A. 憩室静脉造影；B. 彩色多普勒血流成像

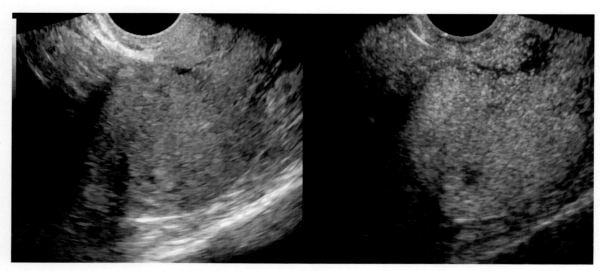

图 2-4-2　子宫瘢痕静脉超声造影图像

ER2-4-1　子宫瘢痕静脉超声造影视频
子宫前壁下段剖宫产切口处（宫颈内口上方、子宫前壁下段肌层内）于增
强早期和增强晚期均可见三角形不规则无增强区，与宫腔相通；瘢痕处残
余肌层与子宫前壁肌层相延续，呈低增强。

4. 超声造影诊断要点

（1）灰阶超声：子宫瘢痕憩室时子宫前壁下段剖宫产切口处显示局部呈半圆形或三角形无回声或低回声，有经血残留于憩室内时，可呈等回声改变，内回声略有不均匀。局部残余肌层明显变薄或回声缺失，浆膜层平整或向外凸出。

（2）静脉超声造影：子宫前壁下段剖宫产切口处三角形或类圆形不规则无增强区，与宫腔相通；瘢痕处残余肌层与子宫前壁肌层相延续，呈低增强。

5. 鉴别诊断　子宫瘢痕憩室静脉造影表现为不规则无增强区时需要与完整瘢痕、宫颈囊肿相鉴别。主要鉴别点在于完整瘢痕（剖宫产切口愈合良好）造影表现为横向的细线样低增强区，非妊娠期超声显示瘢痕呈细条状等或低回声，可有声影，局部有或无内膜回声。宫颈囊肿静脉造影表现为宫颈部无增强区，其旁组织为等增强，形态规则，多为圆形或椭圆形。

二、子宫瘢痕妊娠

1. 病史概要　女性，36岁，停经40天，血HCG：13 200IU/L，既往剖宫产两次，阴道流血。

2. 常规超声　经腹部灰阶超声见膀胱充盈、膀胱后方子宫回声。子宫宫腔内探及无回声区，形态不规则、边界欠清，透声差，其内可见絮状回声，未见明显卵黄囊及胚芽。该无回声区上缘靠近宫底，下缘靠近宫颈内口，多切面扫查，该无回声下缘凸入剖宫产切口区的肌层内，局部抵达子宫浆膜层，略凸起，CDFI示无回声内未见明显血流信号，周围血流较丰富（图2-4-3A、B）。排尿后，经阴道灰阶超声见子宫宫腔内混合回声、形态不规则、边界欠清，其内为絮状回声及透声差的液性暗区，未见明显卵黄囊及胚芽。该无回声区上缘靠近宫底，下缘靠近宫颈内口；多切面扫查，该无回声下缘凸入剖宫产切口区的肌层内，该处肌层明显变薄，浆膜层略向外凸起，CDFI示混合回声内未见明显血流信号，周围血流较丰富（图2-4-3C、D，ER2-4-2）。

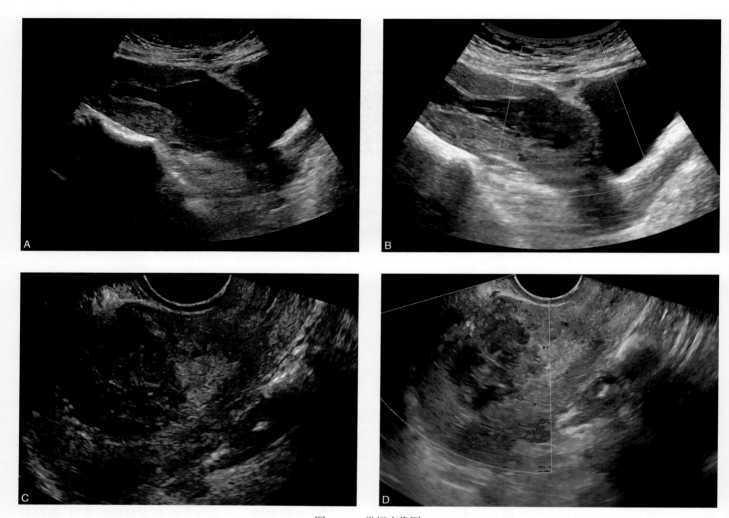

图 2-4-3 常规声像图

A. 灰阶纵切示意图；B. 灰阶纵切彩色多普勒血流成像；C. 经阴道纵切示意图；D. 经阴道纵切彩色多普勒血流成像

ER2-4-2 常规超声视频

3. 超声造影　见图2-4-4。

4. 超声造影诊断要点

（1）灰阶超声：子宫前壁下段靠近宫颈处可见混合回声或妊娠囊回声，剖宫产切口处肌层明显变薄，部分浆膜层可见外凸。

（2）静脉超声造影：与正常子宫相比，子宫瘢痕妊娠表现为早增强、高增强、慢消退，呈现快进慢出模式。子宫下段靠近宫颈处剖宫产切口区可见斑片状增强、团块状增强或完全无增强，周边呈环状、半环状稍增强或增强，剖宫产切口区肌层明显变薄，部分浆膜层可见外凸。动态观察可见前壁瘢痕处增强，早期出现的点状或短条状强化光斑，与其后出现的孕囊环状增强的血供相连续，提示其为子宫瘢痕妊娠的供血血管。（图2-4-5、ER2-4-3）

5. 鉴别诊断　子宫瘢痕妊娠造影表现为可见斑片状增强、团块状增强或完全无增强，周边呈环状稍增强或增强时需要与剖宫产后宫颈妊娠、难免流产和滋养细胞疾病相鉴别。鉴别要点在于剖宫产后宫颈妊娠造影时与瘢痕妊娠表现相似，但瘢痕处表现为横向的细线样低增强区，不是点状或短条状强化光斑，灰阶超声可见妊娠囊位于宫颈内口下方的宫颈管内、剖宫产切口下方，妊娠囊或包块周围血流信号较丰富，子宫前壁下段肌层完整。难免流产造影时妊娠囊或包块处可见充盈缺损，周边未见环状增强，瘢痕处表现为横向的细线样低增强区；灰阶超声可见妊娠囊与剖宫产切口无关；位于剖宫产切口旁时，妊娠囊或包块周围无血流，瘢痕区肌层变薄不明显。滋养细胞疾病造影时包块内造影剂充盈，具有早增强、高增强、达峰时间早、增强速率快等特点，病灶可呈弥漫、环状、网格状增强；可发生在子宫任何部位，包块内血流极其丰富，血β-HCG异常增高。

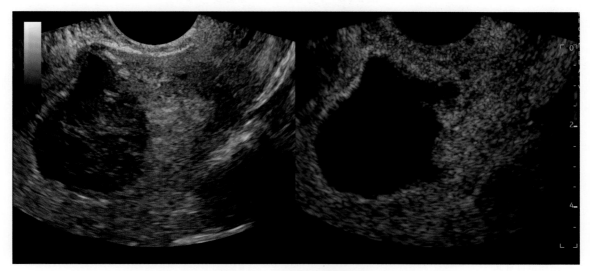

图2-4-4　子宫瘢痕妊娠静脉造影

经静脉超声造影，子宫下段靠近宫颈处于增强早期可见周边呈环状稍增强一直延续到增强晚期，其内部于增强早期和增强晚期呈不规则无增强，剖宫产切口区肌层明显变薄，该处充盈缺损区及浆膜层略向外凸出。

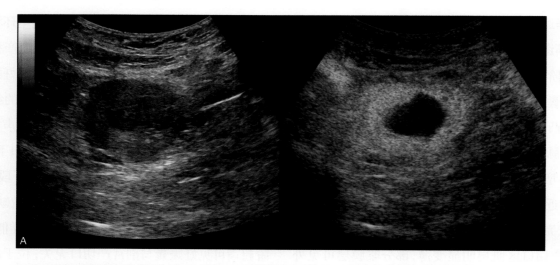

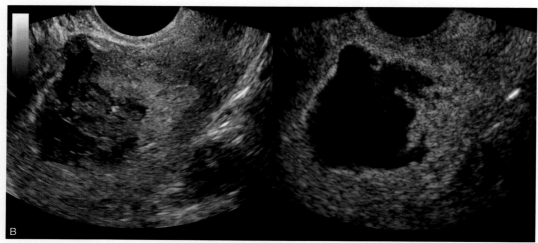

图 2-4-5 子宫瘢痕妊娠静脉造影
A. 经腹部静脉造影；B. 经阴道静脉造影

ER2-4-3 子宫瘢痕妊娠静脉造影视频

子宫瘢痕妊娠表现为早增强、高增强、慢消退，呈现快进慢出模式。子宫下段靠近宫颈处剖宫产切口区可见斑片状增强、团块状增强或完全无增强，周边呈环状、半环状稍增强或增强，剖宫产切口区肌层明显变薄，部分浆膜层可见外凸。

第三章

子宫颈病变静脉造影

ZIGONGJING BINGBIAN JINGMAI ZAOYING

第一节 宫 颈 癌

一、宫颈癌（外生型）

1. 病史概要 女性,80 岁,阴道出血 3 周余。查体:宫颈肿物明显侵犯阴道前壁。

2. 常规超声 外生型宫颈癌常规超声图像见图 3-1-1。

3. 超声造影 外生型宫颈癌超声造影表现见图 3-1-2 和 ER3-1-1。

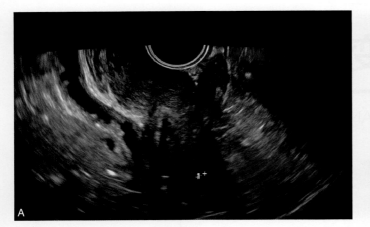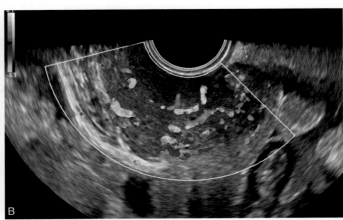

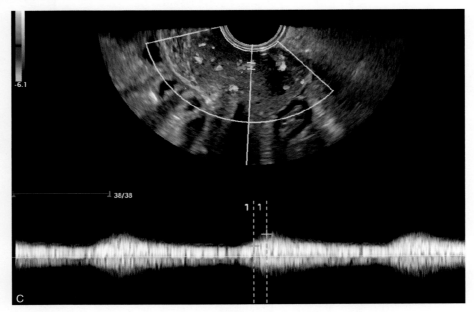

图 3-1-1 外生型宫颈癌常规超声表现

A. 宫颈明显增大,形态异常,宫颈管显示不清,宫颈见一不规则形低回声区,边界欠清,内部呈不均匀低回声,与周边组织分界欠清;B. 彩色多普勒血流成像低回声区内见丰富点条状血流信号;C. 彩色多普勒血流成像探及中低阻力动脉血流频谱。

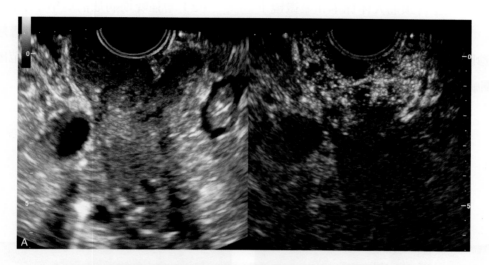

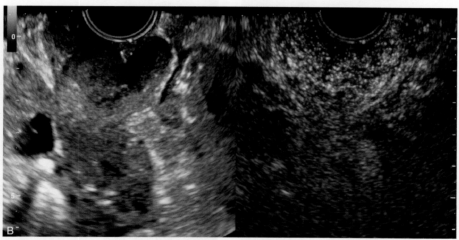

图 3-1-2　外生型宫颈癌超声造影图像

A. 注入造影剂后 24s,宫颈病灶呈不均匀高增强,明显早于肌层及内膜;B. 增强晚期宫颈病灶内部呈低增强,消退早于肌层,病灶周边仍呈带状稍高增强,清晰显示病灶范围。

ER3-1-1　外生型宫颈癌超声造影视频

4. 病灶磁共振　外生型宫颈癌 MRI 图像见图 3-1-3。

5. 病理诊断　外生型宫颈癌大体标本和显微镜下图像见图 3-1-4。

6. 超声造影诊断要点

（1）增强早期病灶区均匀或不均匀高增强，灌注明显早于子宫肌层及内膜。

（2）增强晚期病灶消退早于子宫肌层，内部呈低增强，周边部仍呈稍高增强，病灶边界清楚。

（3）超声造影能清晰显示病灶范围、边界等，有助于宫颈癌的诊断及浸润范围的评价。

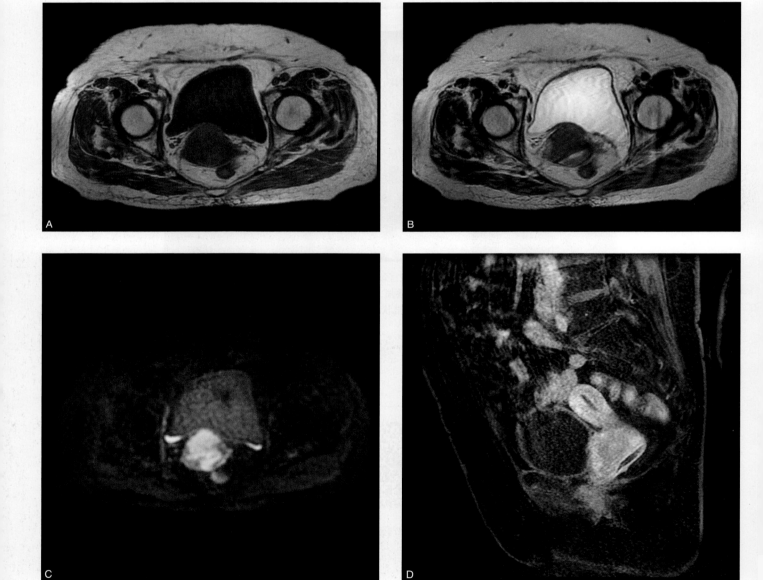

图 3-1-3　外生型宫颈癌 MRI 图像

A. T_1WI 病灶呈等信号；B. T_2WI 病灶呈稍低信号；C. DWI 病灶呈不均匀高信号；D. 增强扫描呈不均匀明显强化。病变累及宫颈肌层，侵犯阴道前穹隆及阴道下 1/3，以右侧壁为主，与膀胱后壁及尿道局部分界欠清。

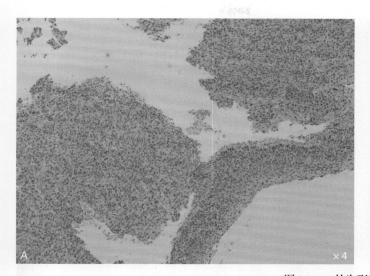
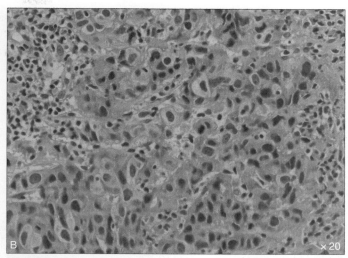

图 3-1-4　外生型宫颈癌病理图像

A、B. HE 染色可见异形细胞巢团状分布,细胞巢内可见角化及坏死,符合中分化鳞状细胞癌。

7. 鉴别诊断　外生型宫颈癌造影需要与宫颈肌瘤、浆膜下肌瘤、附件恶性肿瘤、卵巢卵泡膜细胞瘤和纤维瘤相鉴别。主要鉴别点在于宫颈癌增强早期病灶区均匀或不均匀高增强,明显早于子宫肌层及内膜;增强晚期病灶消退早于子宫肌层,内部呈低增强,周边部仍呈稍高增强,病灶边界清楚。

（1）宫颈肌瘤可见瘤体周边假包膜首先灌注呈环状高增强,并有分支血管进入瘤体内部,瘤体整体呈高增强,增强水平与子宫肌层一致;增强晚期瘤体内部呈低增强,瘤体周边仍呈环状高增强,显示肌瘤边界清晰。

（2）浆膜下肌瘤则可见肿块供血动脉来源于子宫动脉分支,增强早期肿块增强水平与子宫肌层一致,增强晚期瘤体内部造影剂廓清较肌层快,呈低增强,但周边仍呈环状高增强,边界清晰。

（3）附件恶性肿瘤可见大部分瘤体灌注早于子宫肌层,瘤体内部造影剂分布不均,可见坏死及液化的无增强区,瘤体整体呈不均匀高增强,增强晚期瘤体内部廓清晚于肌层。

（4）卵巢卵泡膜细胞瘤和纤维瘤可见病灶灌注晚于子宫肌层,呈不均匀低增强,甚至可见无增强区,增强水平明显低于肌层。增强晚期病灶呈极低增强,增强水平亦明显低于肌层。

此外还要结合患者症状、体征以及实验室检查结果进行综合判断。

二、宫颈癌（内生型）

1. 病史概要　女性,57 岁,绝经后阴道流血半个月余。查体:宫颈轻微渗血,有接触性出血,无举痛。

2. 常规超声　内生型宫颈癌常规超声图像见图 3-1-5。

3. 超声造影　内生型宫颈癌超声造影表现见图 3-1-6 和 ER3-1-2。

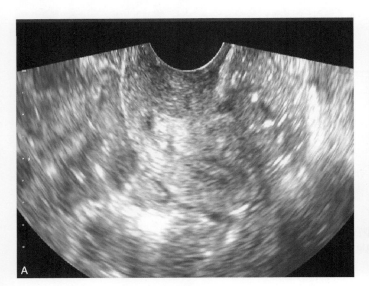
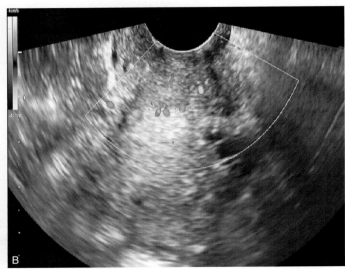

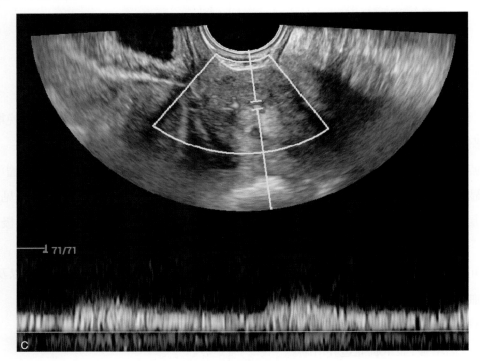

图 3-1-5　内生型宫颈癌常规超声表现

A. 宫颈增大,形态异常,宫颈后唇见一不规则形低回声区,边界欠清,内部呈不均匀低回声,与周边组织分界尚清,宫颈管显示不清;B. 彩色多普勒血流成像低回声区内见较丰富点条状血流信号;C. 彩色多普勒血流成像探及中低阻力动脉血流频谱。

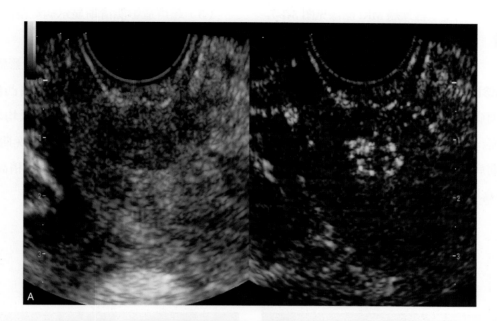

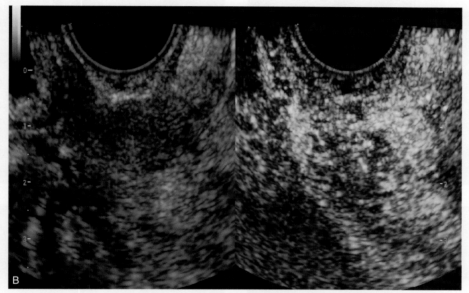

图 3-1-6　内生型宫颈癌超声造影图像

A. 注入造影剂后 14s 宫颈病灶呈不均匀高增强,灌注明显早于肌层及内膜;B. 增强晚期宫颈病灶内部呈低增强,消退早于肌层,病灶周边仍呈带状稍高增强,清晰显示病灶范围,病灶与膀胱及直肠前壁分界尚清晰。

ER3-1-2　内生型宫颈癌超声造影视频

4. 病灶磁共振　内生型宫颈癌MRI图像见图3-1-7。

5. 病理诊断　内生型宫颈癌大体标本和显微镜下图像见图3-1-8。

6. 超声造影诊断要点

（1）增强早期病灶区均匀或不均匀高增强，明显早于子宫肌层及内膜。

（2）增强晚期病灶消退早于子宫肌层，内部呈低增强，周边部仍呈稍高增强，病灶边界清楚。

（3）超声造影能清晰显示病灶范围、边界等，有助于宫颈癌的诊断及浸润范围的评价。

7. 鉴别诊断　内生型宫颈癌造影需要与宫颈肌瘤、黏膜下肌瘤或内膜息肉向宫颈管内凸出相鉴别。主要鉴别点在于宫颈癌增强早期病灶区均匀或不均匀高增强，明显早于子宫肌层及内膜；增强晚期病灶消退早于子宫肌层，内部呈低增强，周边部仍呈稍高增强，病灶边界清楚。

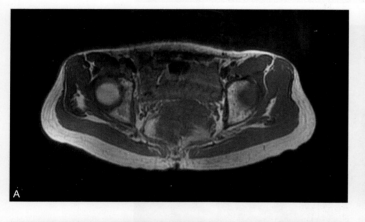
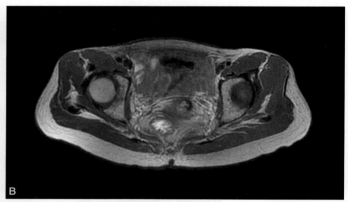
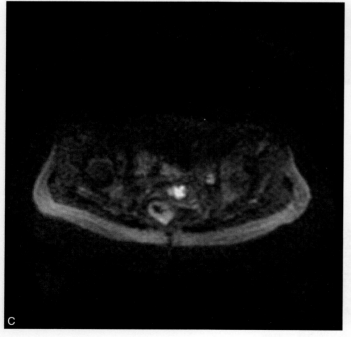
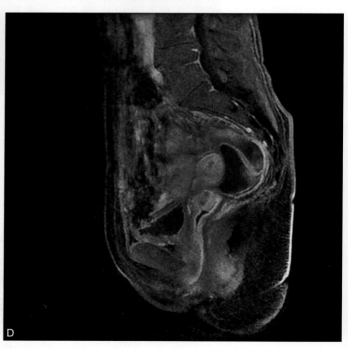

图3-1-7　内生型宫颈癌MRI图像

A. T$_1$WI病灶呈等信号；B. T$_2$WI病灶呈稍高信号；C. DWI病灶呈明显高信号；D. 增强扫描呈不均匀强化。病灶位于宫颈至阴道上部，边界清晰。

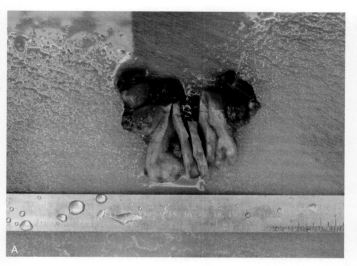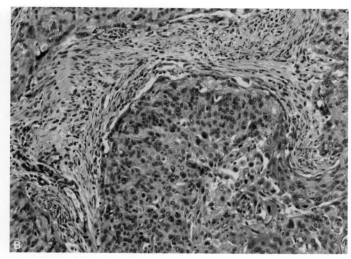

图 3-1-8　内生型宫颈癌病理图像

A. 大体标本,宫颈可见灰黄肿物累及整个宫颈;B. 镜下图像,癌细胞浸润宫颈管管壁深层,累及宫颈管。显微镜下可见异形细胞巢团状分布,细胞巢内可见角化及坏死,符合中分化鳞状细胞癌。

（1）宫颈肌瘤可见瘤体周边假包膜首先灌注呈环状高增强,并有分支血管进入瘤体内部,瘤体整体呈高增强,增强水平与子宫肌层一致;增强晚期瘤体内部呈低增强,瘤体周边仍呈环状高增强,显示肌瘤边界清晰。

（2）黏膜下肌瘤凸向宫颈管则可见蒂部供血动脉先灌注,下行进入宫颈管,并有分支进入瘤体内部,肌瘤与肌层同步增强,增强晚期瘤体内部廓清早于肌层,呈稍低增强,边界清晰。

（3）内膜息肉凸向宫颈管可见一细条状血流起自子宫壁,并下行至宫颈管内供应肿块。增强早期灌注早于内膜,呈均匀增强,增强水平低于宫颈肌层或类似;增强晚期肿块增强水平仍高于内膜,肿块边界清晰。

此外还要结合患者症状、体征以及实验室检查结果进行综合判断。

第二节　宫颈肌瘤

一、宫颈肌瘤伴透明变性及黏液样变,部分区域细胞增生活跃

1. 病史概要　女性,45 岁,检查发现宫颈肿物 8 天。患者平素偶有轻度下腹痛,月经规律,量中,无痛经,无性交后阴道出血。

2. 常规超声　见图 3-2-1。

3. 超声造影　见图 3-2-2 及 ER3-2-1。

4. 病理　病理描述:宫颈平滑肌瘤,伴透明变性及黏液样变,部分区域细胞增生活跃,核分裂象约 4 个 /10HPF。

5. 超声造影诊断要点

(1)造影早期宫颈肿物开始弥漫增强,迅速达峰,增强程度上段高于肌层组织、下段部分近于肌层组织,呈不均匀增强,可见小片无增强区。

(2)造影中晚期可见周边环状增强。

(3)增强呈快进慢出模式,大部分与肌层同步,局部消退稍快于肌层,120s 时仍可见低增强。

6. 鉴别诊断　应与宫颈腺肌瘤、宫颈肌瘤恶变、宫颈癌相鉴别。该例宫颈肌瘤伴变性超声造影显示增强呈快进慢出模式,可见小片无增强区,消退大部分与肌层同步,局部消退稍快于肌层,造影中晚期可见周边环状高增强。腺肌瘤造影增强与肌层同步,与周围肌层分界不清,周边无环状高增强。子宫肌瘤恶变造影可见增强呈快进快出模式,造影中晚期周边无环状高增强。宫颈癌造影可见增强呈快进快出模式,周边无环状高增强。

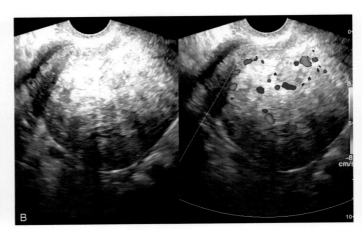

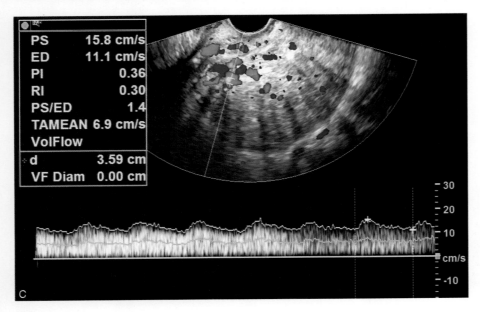

图 3-2-1　宫颈肌瘤伴透明变性及黏液样变,部分区域细胞增生活跃声像图

A. 灰阶声像图,宫肌回声不均,宫颈后壁见稍低回声区,大小约 119mm×84mm×112mm,边界尚清,内见细小不规则无回声区;B. 彩色多普勒血流成像,内见较丰富点条状血流信号;C. 血流频谱,测得 RI:0.30~0.38。

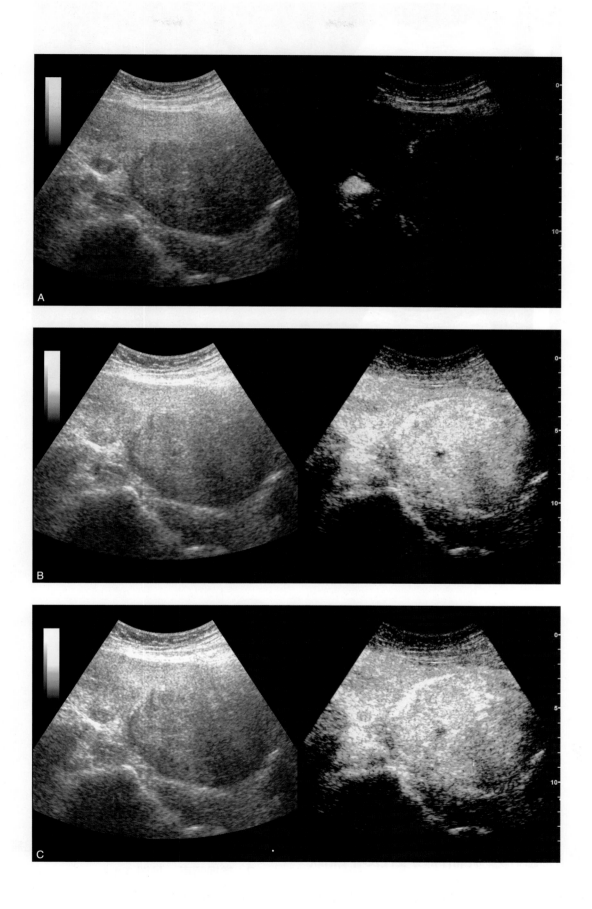

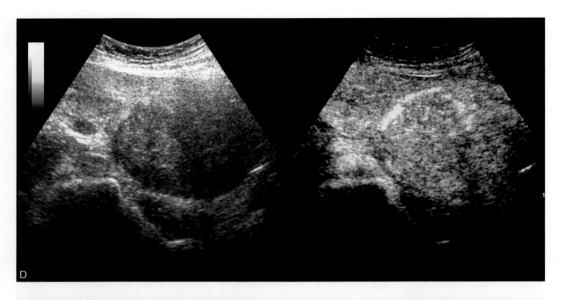

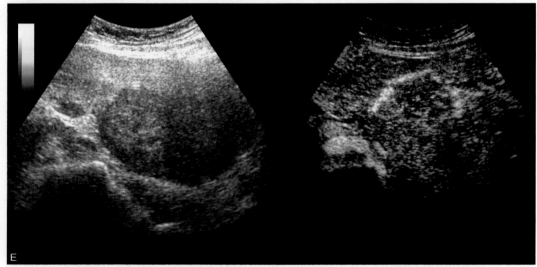

图 3-2-2 宫颈肌瘤伴透明变性及黏液样变,部分区域细胞增生活跃超声造影图像
A. 8s 图;B. 23s 图;C. 30s 图;D. 60s 图;E. 120s 图

ER3-2-1 宫颈肌瘤伴透明变性及黏液样变,部分区域细胞增生活跃超声造影视频
宫颈肿物 8s 开始弥漫性增强,23s 达峰,见小无增强区,增强程度上段高于肌层组织、下段部分近于肌层组织,120s 时仍可见增强,可见周边环状增强。超声造影显示肿物血供丰富,增强呈快进慢出模式,大部分与肌层同步,局部消退稍快于肌层及子宫后壁小肌瘤。

二、宫颈后方形态不规则肌瘤伴部分变性及增生活跃

1. 病史概要 女性,43 岁,体检发现盆腔包块 7 天,平素月经规律,经量无增减,经期无延长,无痛经。

2. 常规超声 见图 3-2-3。

3. 超声造影 见图 3-2-4 及 ER3-2-2。

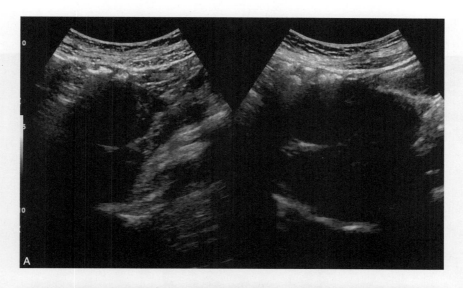

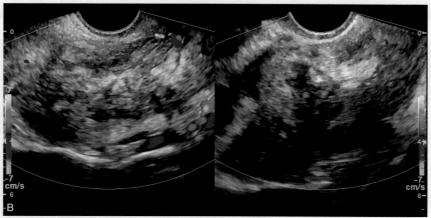

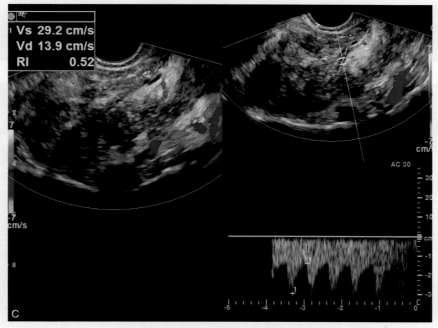

图 3-2-3　宫颈后方形态不规则肌瘤声像图

A. 灰阶声像图,子宫颈后方见混合回声包块,呈 V 形,大小约 137mm×46mm× 108mm,内以稍高回声及等回声为主;B. 彩色多普勒血流成像,包块周边及内见短条 状血流信号;C. 血流频谱,测得 RI:0.52。

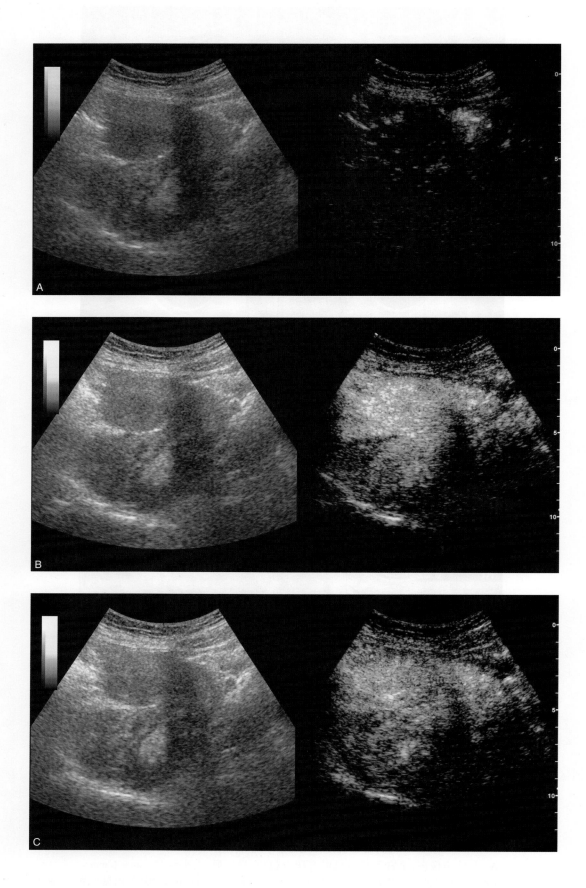

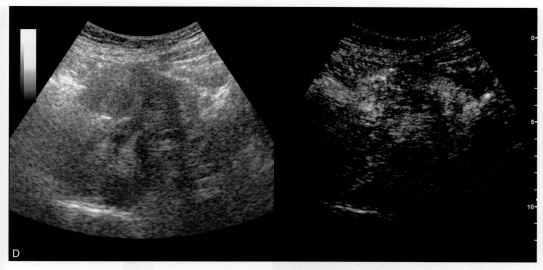

图 3-2-4　宫颈后方形态不规则肌瘤超声造影图像
A. 13s；B. 29s；C. 60s；D. 120s

ER3-2-2　宫颈后方形态不规则肌瘤超声造影视频

宫颈后方混合回声区 13s 开始弥漫性增强，24~53s 达峰，为不均匀增强，可见不规则无增强区，增强程度低于子宫肌层，120s 时仍可见部分低增强，周边见环状高增强，边缘与宫颈肌层分界尚清，增强呈部分快进快出、部分快进慢出、部分慢进慢出模式，血供来源于宫颈左后方。

4. PET-CT　见图 3-2-5。

5. 病理　病理描述：平滑肌瘤，伴透明变性、水肿及脂肪化生，部分细胞增生活跃。

6. 超声造影诊断要点

（1）造影早期宫颈后方混合回声区开始弥漫性增强，部分迅速达峰，部分缓慢达峰，为不均匀增强，可见不规则无增强区。

（2）增强程度低于子宫肌层，120s 时仍可见部分低增强，周边见环状高增强。

（3）边缘与宫颈肌层分界尚清。

（4）增强呈部分快进快出、部分快进慢出、部分慢进慢出模式。

（5）血供来源于宫颈左后方。

7. 鉴别诊断　应与单纯子宫肌瘤、浆膜下肌瘤、肌瘤恶性变及附件恶性肿瘤相鉴别。该病例宫颈肌瘤伴部分变性、增生活跃，超声造影显示混合回声区增强呈部分快进快出、部分快进慢出、部分慢进慢出模式，为不均匀增强，可见不规则无增强区，造影中晚期可见周边环状高增强。单纯子宫肌瘤或浆膜下肌瘤增强呈快进慢出模式，造影中晚期可见周边环状高增强，浆膜下肌瘤可见蒂部增强声像。子宫肌瘤恶变造影可见增强呈快进快出模式，造影中晚期周边无环状高增强。附件恶性肿瘤造影可见增强呈快进快出模式，周边无环状高增强，血供来源于卵巢动脉或宫旁动脉等。

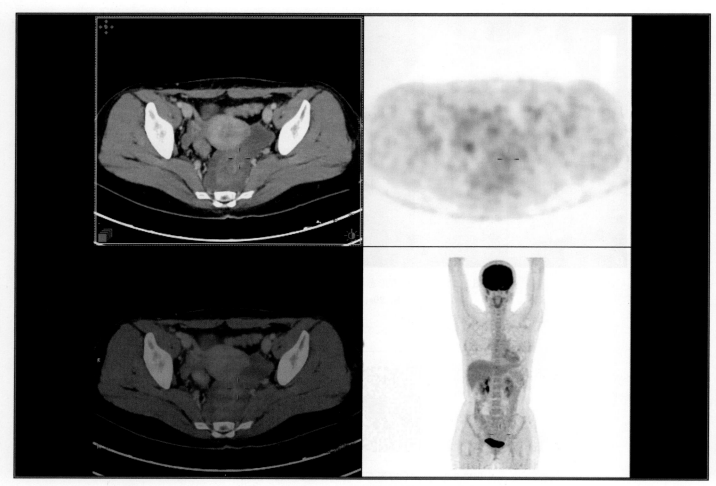

图 3-2-5　宫颈后方形态不规则肌瘤 PET-CT 图像

左侧附件区见团状密度增高影,大小约 11.5cm × 6.0cm × 8.9cm,呈囊实性改变,内见脂肪密度影,病变与子宫后壁分界不清,增强扫描实性部分可见强化,放射性摄取稍增高,SUVmax 约 2.5。

第四章

滋养细胞肿瘤静脉造影

ZIYANG XIBAO ZHONGLIU JINGMAI ZAOYING

本章主要介绍侵袭性葡萄胎。

1. **病史概要**　女性,30 岁,葡萄胎清宫术后 1 个月余 HCG 异常增高。

2. **常规超声**　见图 4-0-1。

3. **超声造影**　见图 4-0-2 和 ER4-0-1。

4. **其他检查**　MRI 示子宫前壁病灶 T_1WI 图像呈不均匀低信号,T_2WI 图像呈不均匀高信号,DWI 图像呈低信号,结合病史考虑侵袭性葡萄胎。

5. **超声造影诊断要点**

（1）侵袭性葡萄胎肌壁间侵袭灶显著早于子宫肌层开始增强。

（2）达峰时瘤体呈不均匀高增强,部分病灶中央可见不规则无增强区。

（3）晚期消退缓慢,显著迟于周围肌层。

6. **鉴别诊断**　侵袭性葡萄胎需要与子宫肉瘤、腺肌瘤、子宫肌瘤相鉴别。主要鉴别点在于子宫肉瘤消退较快,消退早于子宫肌层。腺肌瘤较子宫肌层呈等增强或略高增强,消退同步或早于子宫肌层。子宫肌瘤与子宫肌层分界清,有假包膜,形成特征性周边环状增强,消退早于或同步于子宫肌层。而侵袭性葡萄胎消退极其缓慢,显著迟于周围正常子宫肌层。

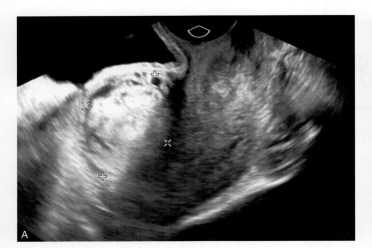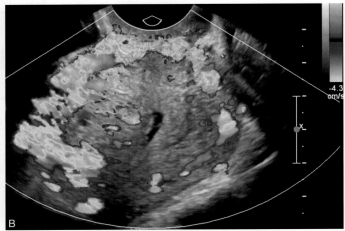

图 4-0-1　侵袭性葡萄胎

A. 灰阶超声图,子宫前壁可见高回声侵蚀灶（测量键所示）,形态尚规则,边界不清,内回声不均匀;B. CDFI 图,子宫前壁高回声病灶及后壁肌层均探及丰富血流信号。

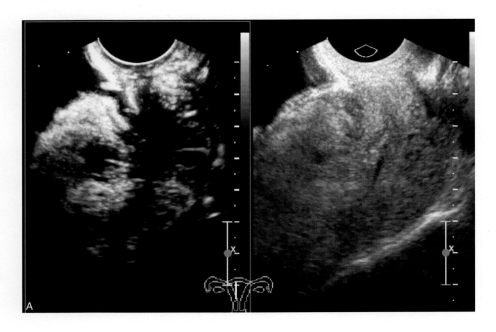

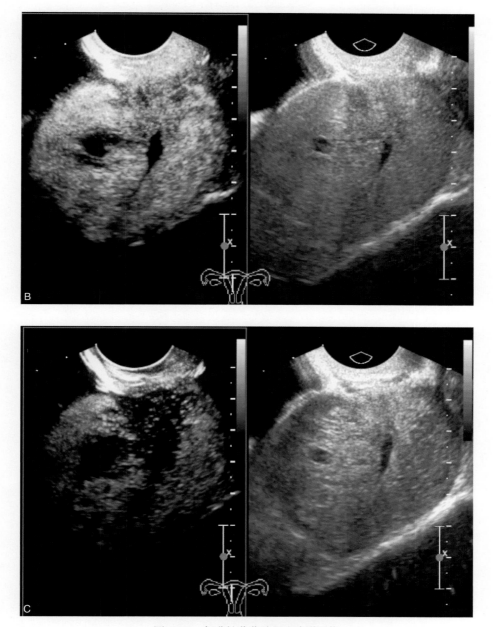

图 4-0-2　侵袭性葡萄胎超声造影图像

A. 增强早期超声造影图,子宫前壁病灶显著早于子宫肌层开始增强;B. 达峰时超声造影图,病灶呈不均匀高增强,中央可见不规则无增强区;C. 增强晚期超声造影图,病灶消退缓慢,显著迟于周围肌层。

ER4-0-1 侵袭性葡萄胎超声造影视频

侵袭性葡萄胎造影,子宫前壁混合回声病灶显著早于子宫肌层开始增强,达峰时瘤体呈不均匀高增强,病灶中央可见不规则无增强区,晚期消退缓慢,显著迟于周围肌层。

第五章

附件病变静脉造影

FUJIAN BINGBIAN JINGMAI ZAOYING

第一节　卵巢非赘生性囊肿及瘤样病变

一、黄体囊肿

（一）病例 1

1. 病史概要　女性，28 岁，超声发现左卵巢肿物。

2. 常规超声　见图 5-1-1。

3. 超声造影　见图 5-1-2 和 ER5-1-1。

4. 超声造影诊断要点

（1）增强早期，囊壁造影剂快速灌注显影，晚于子宫肌层，达峰时呈厚环状高增强，囊内无造影剂灌注。

（2）增强晚期，囊壁呈持续性高增强。

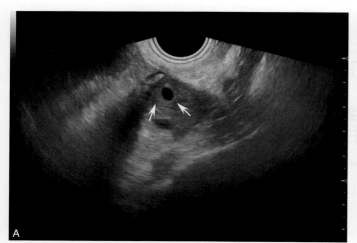
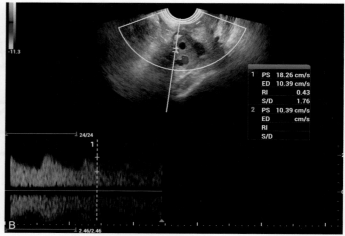

图 5-1-1　黄体囊肿

A. 左卵巢内等回声，中央可见小无回声结构（箭）；B. CDFI 无回声结构周边可见半环状血流信号，RI：0.43。

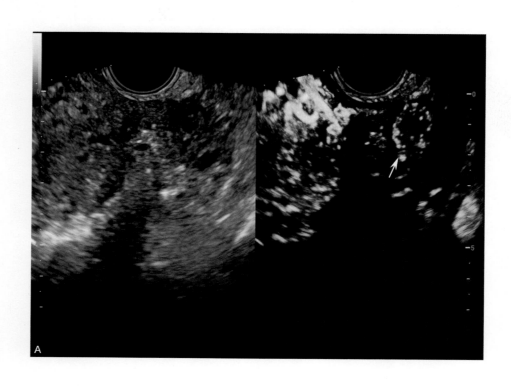

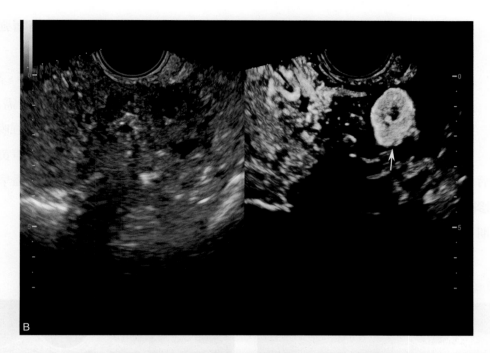

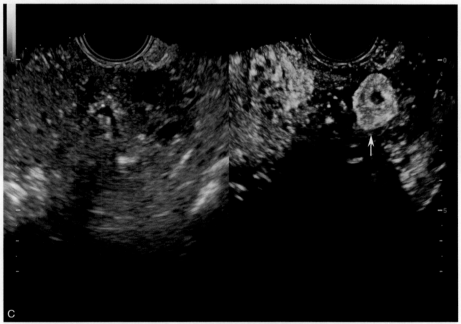

图 5-1-2　黄体囊肿造影图像

A. 增强早期,病灶于 13s 开始显影,晚于子宫肌层（箭）；B. 19s 达峰,呈厚环状高增强,无回声结构内无造影剂灌注（箭）；C. 增强晚期,病灶造影剂于 24s 开始消退,消退晚于子宫肌层,周边呈持续性高增强（箭）。2 个月后超声随访,病灶消失。

ER5-1-1　黄体囊肿超声造影视频

（二）病例 2

1. 病史概要　女性，28 岁，超声发现右卵巢混合回声包块。

2. 常规超声　见图 5-1-3。

3. 超声造影　见图 5-1-4 和 ER5-1-2。

4. 病理　术后病理证实为右卵巢黄体囊肿。

5. 超声造影诊断要点

（1）增强早期：囊壁造影剂快速灌注显影，与子宫肌层同步，达峰时呈厚环状高增强，囊内无造影剂灌注。

（2）增强晚期：囊壁呈持续性等 - 高增强。

6. 鉴别诊断　无回声黄体囊肿需与卵泡囊肿鉴别，增强早期，囊壁呈厚环状高增强，增强晚期囊壁呈持续性高增强或等增强是其鉴别点；有回声黄体囊肿需与实性病变鉴别，主要鉴别点黄体囊肿增强早期及增强晚期内部均无造影剂灌注。

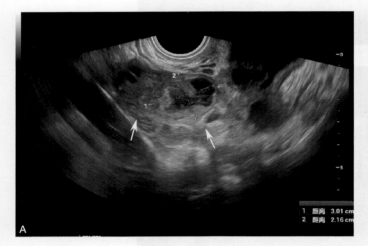
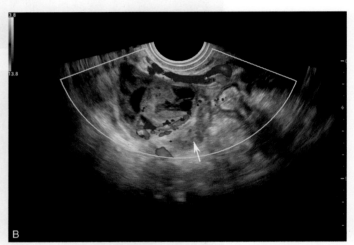

图 5-1-3　黄体囊肿
A. 右卵巢内混合回声，形态欠规则（箭）；B. CDFI，混合回声周边可见不连续半环状血流信号。

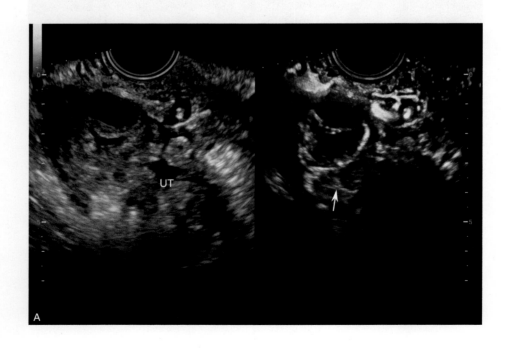

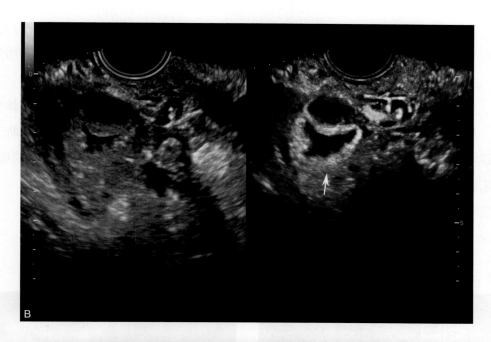

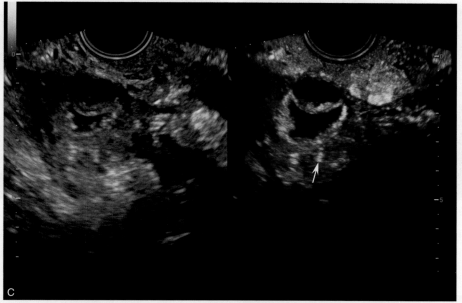

图 5-1-4 黄体囊肿超声造影图像

A. 增强早期,病灶周边造影剂于 18s 开始显影,与子宫肌层同步(箭,UT-子宫);B. 28s 达峰,呈厚环状高增强,其内无造影剂灌注(箭);C. 增强晚期,病灶周边造影剂于 37s 开始消退,晚于子宫肌层,呈持续性等 - 高增强(箭)。

ER5-1-2 黄体囊肿超声造影视频

二、滤泡囊肿

1. **病史概要**　女性，35 岁，月经间期少量出血 3 天。

2. **常规超声**　见图 5-1-5。

3. **超声造影**　见图 5-1-6 和 ER5-1-3。

4. **超声造影诊断要点**

（1）增强早期，囊壁显示渐进性环状灌注，晚于子宫肌层，达峰时呈薄壁型等增强，囊肿内无造影剂灌注。

（2）增强晚期，囊壁呈持续性等增强，造影剂消退晚于子宫肌层。

5. **鉴别诊断**　滤泡囊肿需与黄体囊肿鉴别，患者所处月经周期是卵泡期还是黄体期有助于鉴别诊断，黄体囊肿特有的增强早期囊壁快速环状高增强灌注有助于明确诊断。

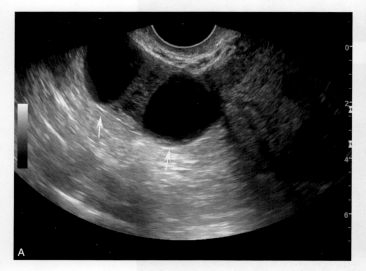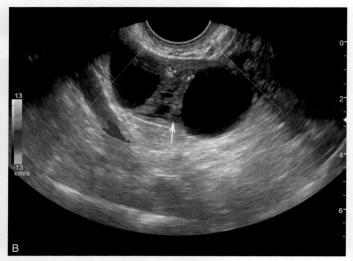

图 5-1-5　滤泡囊肿超声表现

A. 右卵巢内可见两个无回声（箭），边界清晰，形态规则；B. CDFI，囊壁上可见少量血流信号（箭），囊内无血流信号。

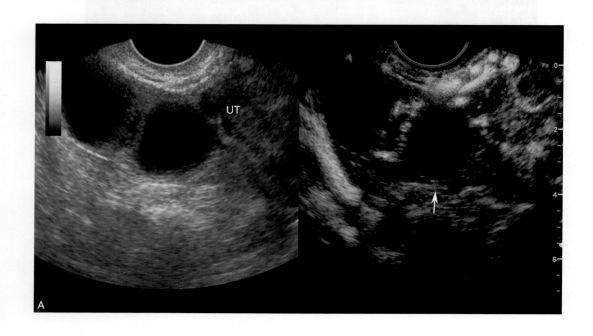

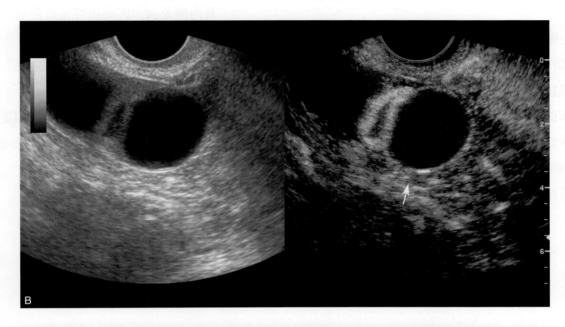

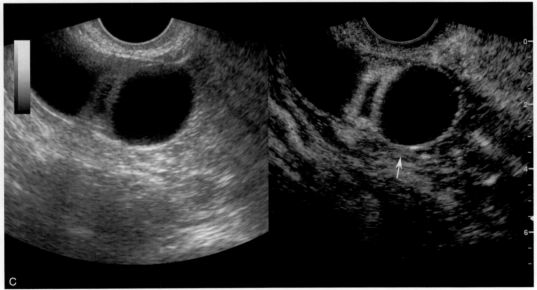

图 5-1-6 滤泡囊肿超声造影图像

A. 增强早期,无回声囊壁造影剂于 12s 开始显影,呈渐进性灌注,晚于子宫肌层(箭,UT- 子宫),囊内无灌注;
B. 23s 达峰,呈环状等增强,囊肿内无造影剂灌注(箭);C. 增强晚期,囊壁造影剂呈持续性等增强,消退晚于子宫肌层(箭)。

ER5-1-3 滤泡囊肿超声造影视频

三、卵巢肉芽肿性病变

1. 病史概要　女性,35 岁,自述经量中等,无痛经,B 超发现左附件囊性包块 1 个月余。

2. 常规超声　见图 5-1-7、图 5-1-8。

3. 超声造影　见图 5-1-9、图 5-1-10 和 ER 5-1-4。

4. 超声造影诊断要点

(1)左侧卵巢内稍高回声灶,内部未见明显造影剂灌注,周边可见造影剂灌注。

(2)灌注强度与卵巢相似。

(3)其内侧无回声区周边可见造影剂灌注,内部未见造影剂灌注。

(4)时间 - 强度曲线形态呈"速升速降"。

5. 病理结果　肉芽肿性病变。

6. 鉴别诊断　本病应与卵巢恶性肿瘤鉴别,从腹水内纤维分隔、腹膜/网膜厚度、肿块边界、彩色多普勒血流成像等方面进行鉴别。

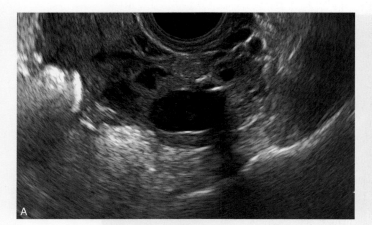
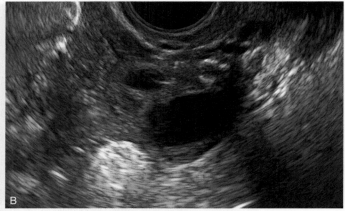

图 5-1-7　卵巢结核性肉芽肿常规超声声像图

A、B. 左侧卵巢前下部稍高回声灶,边界欠清,内可见点状杂乱回声,后方伴声影,其内侧一无回声区,界清,形态尚规整,内透声尚可。

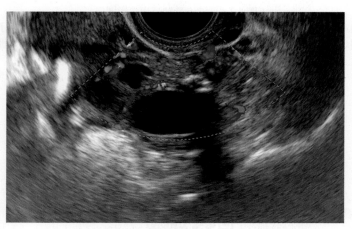

图 5-1-8　卵巢结核性肉芽肿彩色多普勒血流成像

左侧卵巢前下部稍高回声灶周边未见明显血流信号。

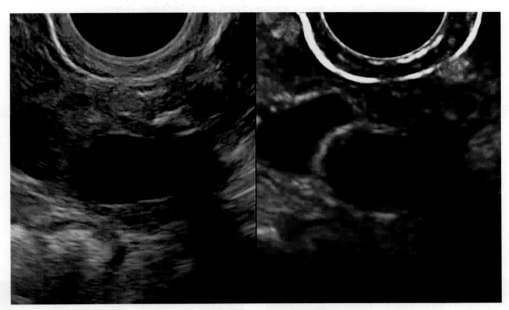

图 5-1-9　卵巢结核性肉芽肿超声造影图

左侧卵巢内稍高回声灶内部未见明显造影剂灌注,周边可见造影剂灌注。

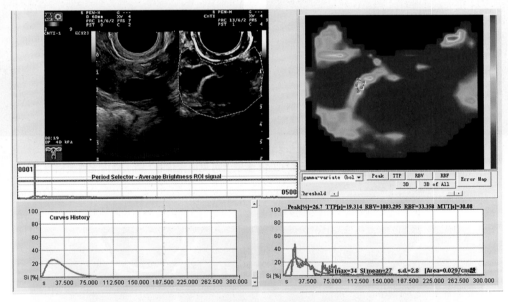

图 5-1-10　时间 - 强度曲线形态呈"速升速降"

ER5-1-4　卵巢结核性肉芽肿超声造影视频

观察左侧卵巢内稍高回声灶,内部未见明显造影剂灌注,周边可见造影剂灌注,灌注强度与卵巢相似。其内侧无回声区周边可见造影剂灌注,内部未见造影剂灌注。其上部一均质灶,灰阶界限不清,经造影观察,周边可见造影剂灌注,内部未见造影剂灌注。

第二节　子宫内膜异位囊肿

（一）病例 1

1. **病史概要**　女性，40 岁，痛经，CA125 110U/ml。

2. **常规超声**　见图 5-2-1。

3. **超声造影**　见图 5-2-2 和 ER5-2-1。

4. **病理**　术后病理证实为左卵巢多发巧克力囊肿。

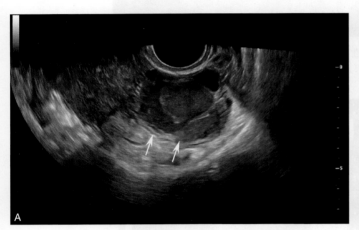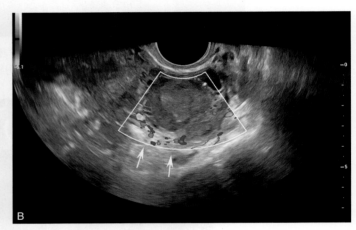

图 5-2-1　巧克力囊肿

A. 左卵巢内可见两个等回声（箭）；B. CDFI 囊壁上可见血流信号（箭），囊内无血流信号。

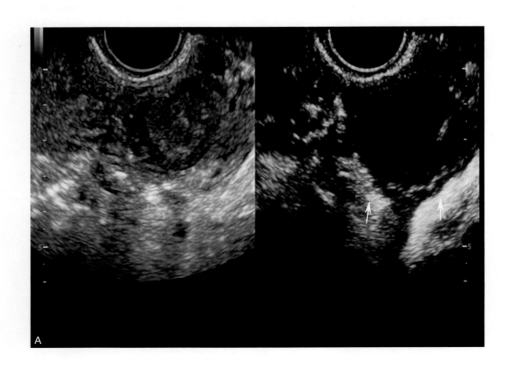

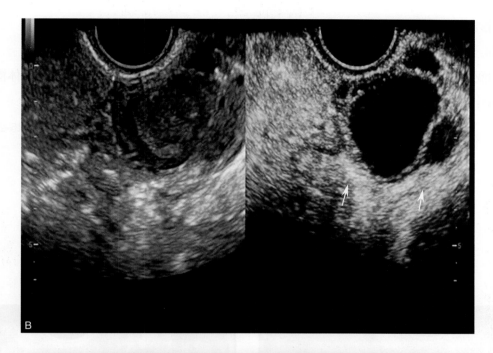

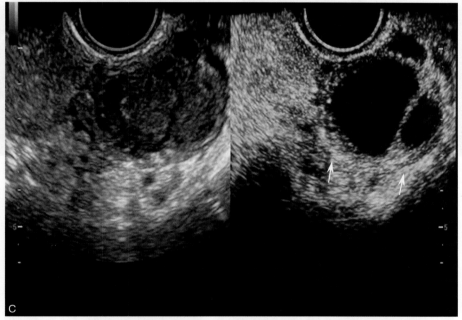

图 5-2-2 巧克力囊肿超声造影图像

A. 增强早期,等回声囊壁造影剂于 17s 开始增强,呈渐进性灌注,略晚于子宫肌层(箭);
B. 25s 达峰,囊壁呈环状等增强,囊肿内无造影剂灌注(箭);C. 增强晚期,囊壁造影剂于 41s 开始消退,晚于子宫肌层,呈持续性低增强(箭)。

ER5-2-1 巧克力囊肿超声造影视频

5. 超声造影诊断要点

（1）增强早期：囊壁显示渐进性环状灌注，晚于子宫肌层，达峰时呈等增强，囊内无增强灌注。

（2）增强晚期：囊壁呈持续性低增强，囊内无增强灌注。

（二）病例 2

1. 病史概要 女性，38 岁，常规体检，CA125 58U/ml。

2. 常规超声 见图 5-2-3。

3. 超声造影 见图 5-2-4 和 ER5-2-2。

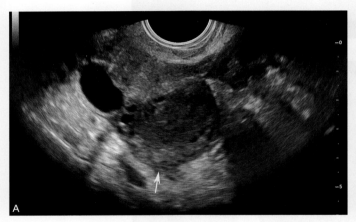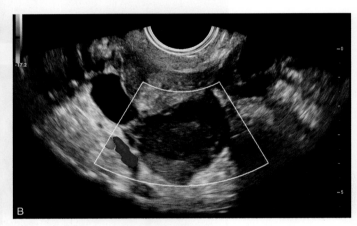

图 5-2-3 巧克力囊肿
A. 右卵巢内低回声（箭）；B. CDFI，低回声周边及其内未见明显血流信号。

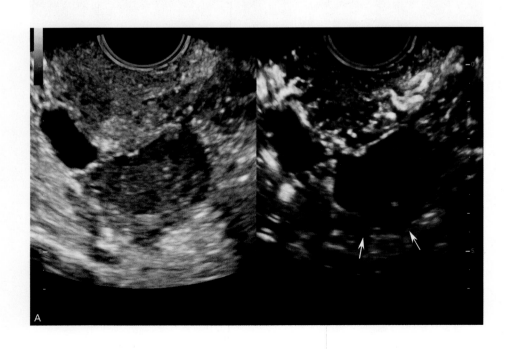

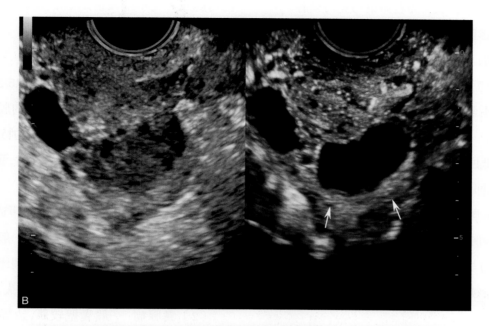

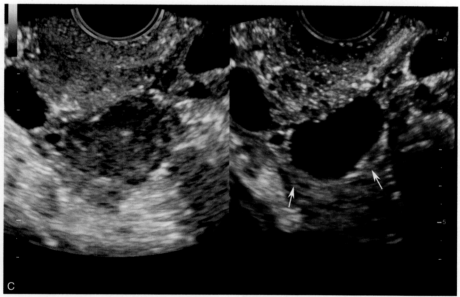

图 5-2-4　巧克力囊肿超声造影图像

A. 增强早期,低回声周边造影剂于 12s 开始显影,与子宫肌层同步,其内未见造影剂灌注(箭);B. 19s 达峰,低回声周边造影剂呈环状等增强,囊肿内无造影剂灌注(箭);C. 增强晚期,病灶周边造影剂于 26s 开始消退,与子宫肌层同步,呈低增强(箭)。

ER5-2-2　巧克力囊肿超声造影视频

4. 病理　术后病理证实为右卵巢巧克力囊肿。

5. 超声造影诊断要点

（1）增强早期：囊壁显示渐进性环状灌注，晚于子宫肌层，达峰时呈等增强，囊内无增强灌注。

（2）增强晚期：囊壁呈持续性低增强，囊内无增强灌注。

6. 鉴别诊断　卵巢巧克力囊肿灰阶超声囊内多表现为密集细沙状低回声或等回声，部分巧克力囊肿内可见分隔、局灶性高回声、囊壁类乳头状高回声，也有部分囊肿因出血机化呈囊实混合性回声。故其主要需与卵巢实性病变及黄体囊肿鉴别，增强早期及增强晚期，其囊内均无造影剂灌注为与卵巢实性病变主要鉴别点，卵巢黄体囊肿囊壁快速持续性等增强是与卵巢巧克力囊肿的主要鉴别点。

（三）病例 3

1. 病史概要　女性，34 岁，"体检发现右附件囊性占位 3 个月余"。患者无不适主诉。妇科检查：左侧附件区可触及一大小约 8cm×6cm 包块，活动度可，无明显压痛。实验室检查：CA125 52.2U/mL。

2. 常规超声　见图 5-2-5。

3. 超声造影　见图 5-2-6 和 ER5-2-3。

4. 超声造影诊断要点　子宫内膜异位囊肿超声造影可以清晰显示子宫内膜囊肿的结构特征，囊壁及囊内分隔多呈均匀增强，厚薄一致，囊壁光滑，囊内无实性成分。

5. 鉴别诊断

（1）单纯性囊肿、黄体囊肿：超声造影也主要表现为囊内无增强，但子宫内膜异位囊肿一般囊壁较单纯囊肿厚、毛糙，内透声较差，与子宫或周围组织粘连。而黄体囊肿经过一段时间的随访，通常会消失。

（2）囊腺瘤：一般囊壁较薄，边界清晰与周围无粘连，内部间隔较清晰，内壁乳头状或斑状稍高回声较固定，实质区可探测到血流信号。作为囊实混合性的肿块，囊腺瘤内的实性成分常有增强，可以依据其分隔及囊壁实性凸起内有无造影剂的灌注判断病灶内的血供状况。

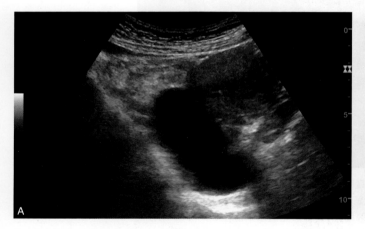

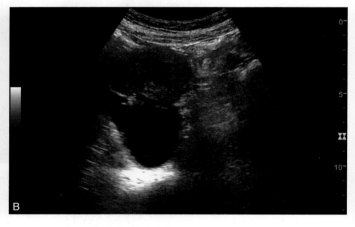

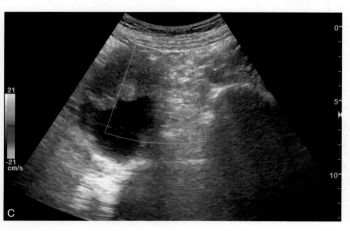

图 5-2-5　子宫内膜异位囊肿常规超声图

A、B. 子宫内膜异位囊肿纵切面和横切面，右侧附件区可见一个无回声区，大小约 77mm×62mm×40mm，形态规则，边界清楚，内见分隔回声；C. 彩色多普勒血流成像病灶内未见血流信号。

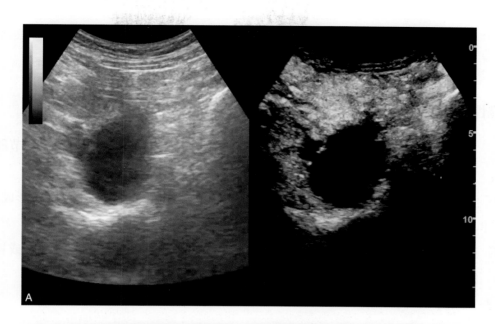

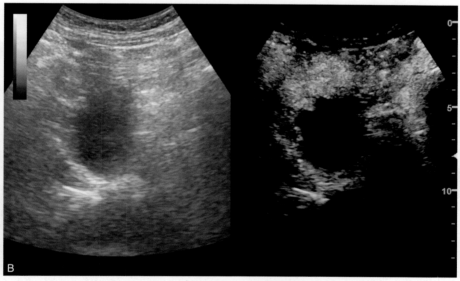

图 5-2-6　子宫内膜异位囊肿超声造影图
A. 增强早期（18s）；B. 增强晚期（55s）

ER5-2-3　子宫内膜异位囊肿超声造影视频
经肘静脉注射造影剂后，右侧附件区病灶囊壁与分隔均匀等增强，内壁光整，囊内呈无增强。

第三节　卵巢良性肿瘤

一、卵巢成熟囊性畸胎瘤

（一）病例 1

1. 病史概要　女性，32 岁，体检发现卵巢包块 1 个月余，平素月经规律，无腹部不适。

2. 常规超声　见图 5-3-1。

3. 超声造影　见图 5-3-2 和 ER5-3-1。

4. 病灶磁共振　见图 5-3-3。

5. 超声造影诊断要点

（1）开始增强时间晚于子宫肌层。

（2）囊壁灌注呈缓慢、不连续、节段性增强，内壁略毛糙。

（3）囊内脂肪组织、毛发等所形成的强回声及类实性成分均无增强。

（4）成熟畸胎瘤伴甲状腺成分或神经胶质成分时，实性区可呈低增强。

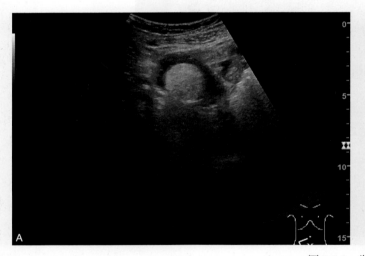
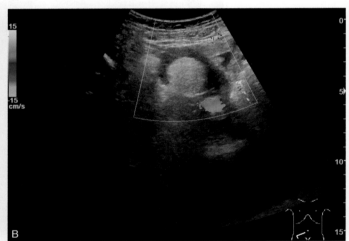

图 5-3-1　常规声像图

A. 右附件区可见一个肿块图像，形态规则，边界清楚，内部为液性无回声，并可见强回声团块，"呈面团征"；B. CDFI，肿块内未见明显血流信号。

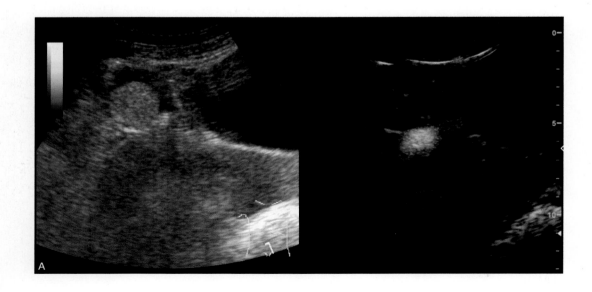

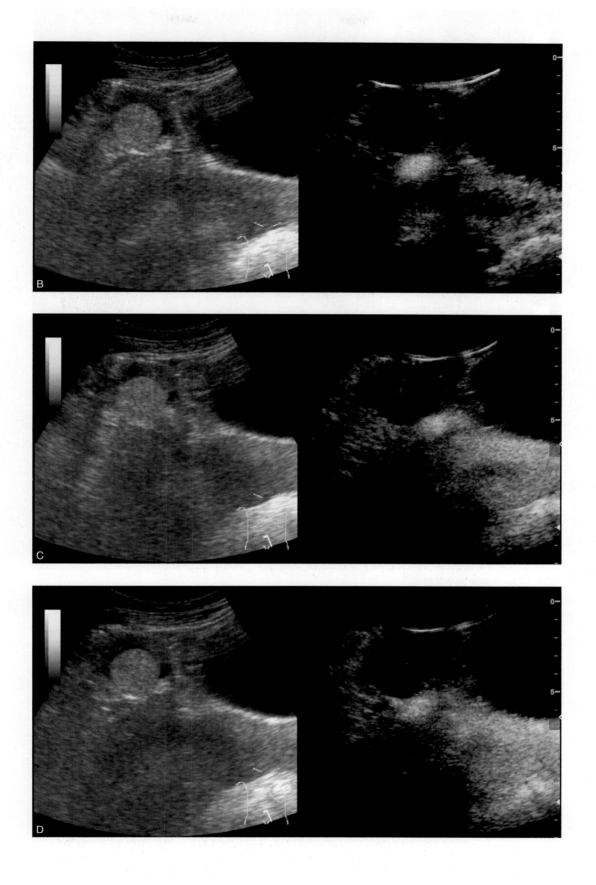

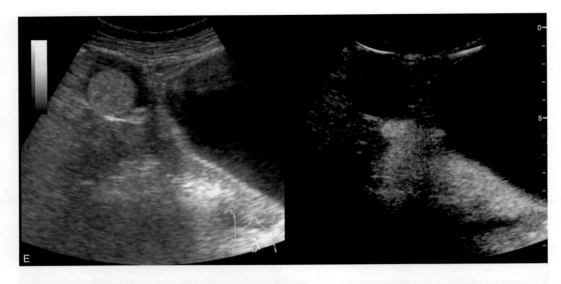

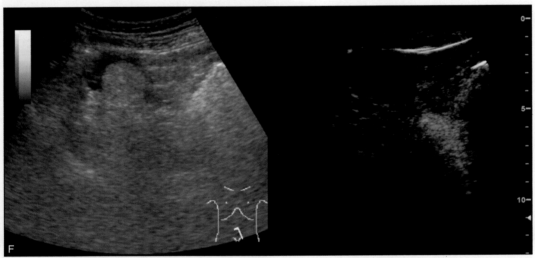

图 5-3-2　卵巢成熟囊性畸胎瘤超声造影图像

A. 子宫肌层开始增强；B. 病灶边缘晚于子宫肌壁开始增强；C. 病灶增强达峰值，呈稍低增强；D. 病灶开始减退；E、F. 增强晚期呈低增强。

ER5-3-1　卵巢成熟囊性畸胎瘤超声造影视频

11s 子宫肌层开始增强，14s 病灶囊壁晚于子宫肌层开始增强，增强模式为囊壁呈中等稍低增强，囊内呈无增强，增强形态为不均匀增强，21s 囊壁增强达峰值，增强强度弱于子宫肌层，30s 囊壁增强开始减退，造影晚期囊壁呈低增强。

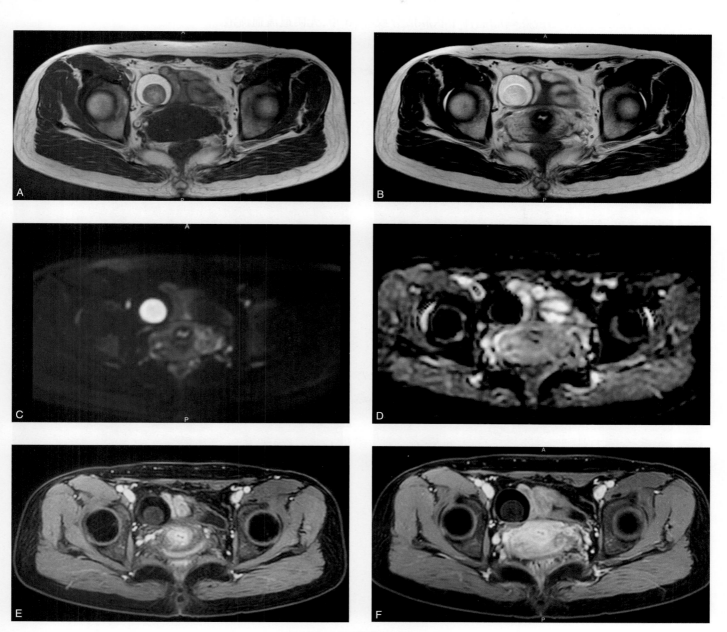

图 5-3-3　磁共振图像

A. 右侧附件区可见一类圆形囊实性病灶,边界清楚,囊壁光整,呈高信号,可见壁结节影;T_1WI 呈等、稍高信号;B. T_2WI 呈高信号;C. DWI 壁结节呈高信号;D. ADC 呈低信号;E、F. 增强后囊壁及壁结节呈轻度强化,其中壁结节强化不均匀。

6. 鉴别诊断 典型成熟畸胎瘤具有特异性征象：①脂液分层征；②面团征；③瀑布征或垂柳征；④星花征；⑤壁立结节征；⑥多囊征等，当病变有以上征象时常不需超声造影检查即可诊断；当囊内为均匀的液态脂肪时，易误诊为单纯囊肿、子宫内膜异位囊肿，三者超声造影均为内部无增强；当成熟畸胎瘤伴甲状腺成分或神经胶质成分时，病灶内可出现实性区，超声造影实性区呈稍低增强，需要与交界性浆液性囊腺瘤微乳头亚型鉴别。

（二）病例2

1. 病史概要 女性，56岁，左腰痛2个月余，绝经6年，无阴道流血流液。

2. 常规超声 见图5-3-4。

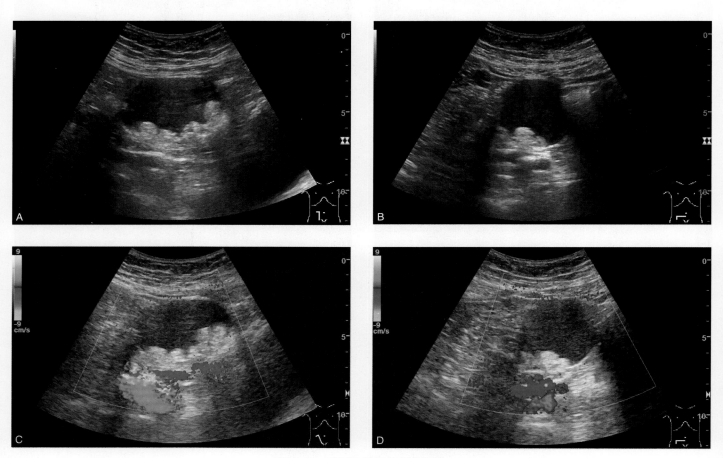

图5-3-4 病例2常规超声声像图

A、B. 右侧附件区可见一个肿块图像，形态规则，边界清楚，内部为以囊性为主的囊实混合性回声，实性回声呈乳头状分布于囊壁，囊性回声透声差，其内可见沉积性弱回声，分布不均质，后方回声增强；C、D. CDFI 肿块内部未见明显血流信号，肿块周边可见点状血流信号。

3. 超声造影 见图 5-3-5、ER5-3-2 和 ER5-3-3。

4. 病灶 CT 见图 5-3-6。

5. 超声造影诊断要点

（1）开始增强时间晚于子宫肌层。

（2）囊壁灌注呈缓慢、不连续、节段性增强，内壁略

毛糙。

（3）囊内脂肪组织、毛发等所形成的强回声及类实性成分均无增强。

（4）成熟畸胎瘤伴甲状腺成分或神经胶质成分时，实性区可呈低增强。

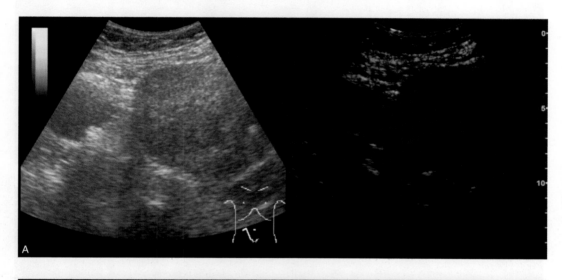

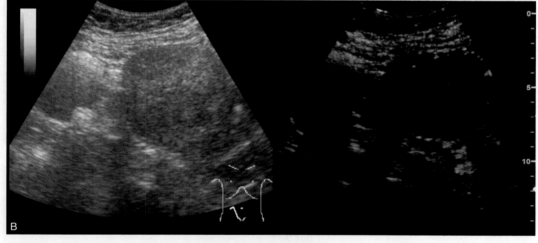

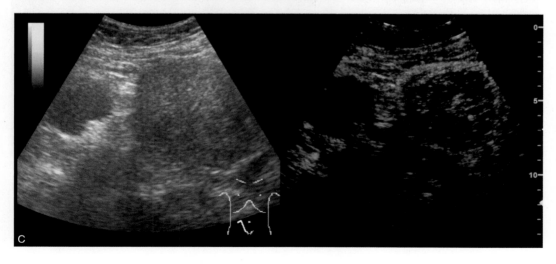

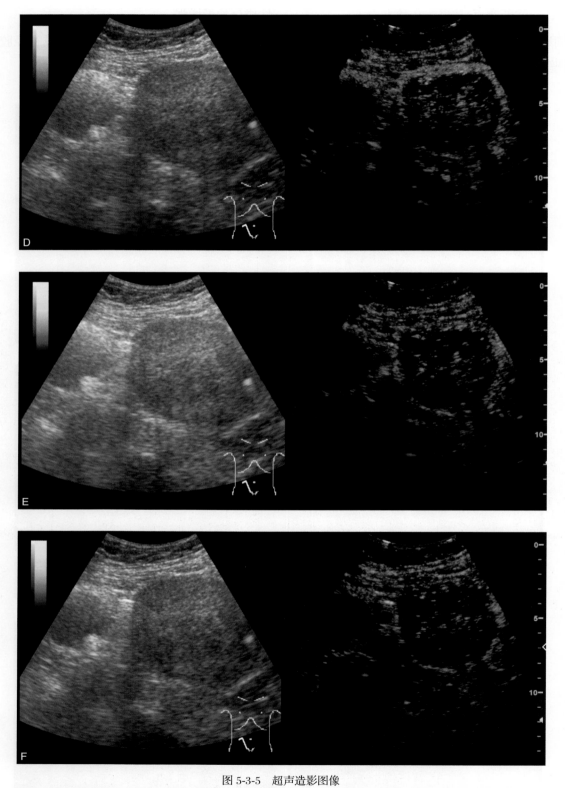

图 5-3-5 超声造影图像

A. 子宫肌壁开始增强；B. 病灶边缘晚于子宫肌壁开始增强；C. 病灶增强达峰，呈稍低增强；D. 病灶增强开始减退；E、F. 增强晚期呈低增强。

ER5-3-2　卵巢成熟囊性畸胎瘤超声造影视频

ER5-3-3　卵巢成熟囊性畸胎瘤超声造影视频

15s 子宫肌壁开始增强,18s 病灶边缘晚于子宫肌壁开始增强,病灶边缘及局部实性部分增强模式为中等稍低增强,增强形态为不均匀增强,34s 增强达峰值,40s 晚于子宫肌壁开始减退,呈低增强,在整个造影过程中病灶内部大部分始终呈无增强。

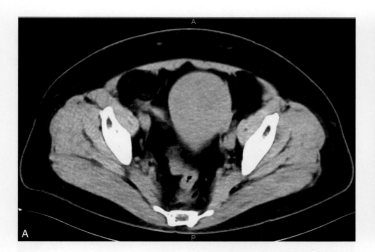

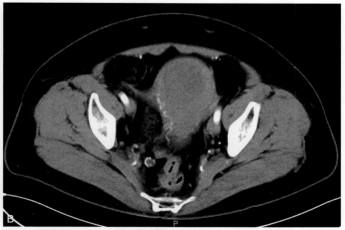

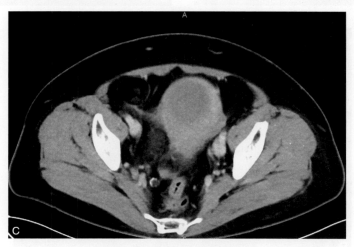

图 5-3-6　CT 图像

A. 平扫病灶呈低密度,病灶大部分呈脂肪密度,内见结节状稍高密度影;B、C. 增强后边缘轻度强化。

6. 鉴别诊断 同卵巢成熟囊性畸胎瘤病例 1。

二、卵巢囊腺瘤

（一）病例 1：浆液性囊腺瘤

1. 病史概要 女性，44 岁，体检发现盆腔包块 3 天，子宫切除 6 年，无腹部不适。

2. 常规超声 见图 5-3-7。

3. 超声造影 见图 5-3-8 和 ER5-3-4。

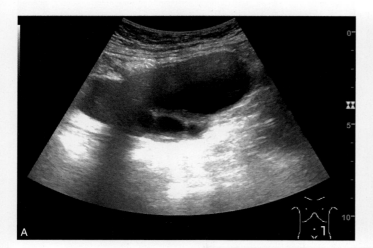
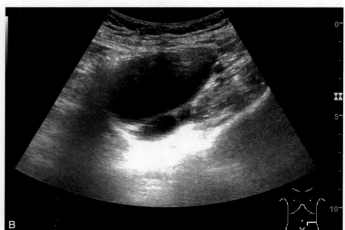
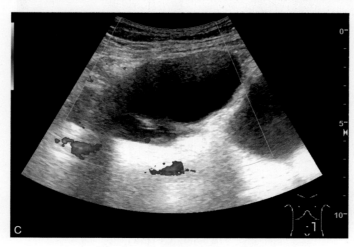

图 5-3-7 病例 1 常规超声声像图

A、B. 盆腔内偏左侧可见一个囊性回声区，形态规则，边界清楚，内部为液性无回声，可见分隔，分隔厚薄不均，最厚处约 6mm，后方回声增强；C. CDFI，囊性回声区周边可见细点状血流信号，内部未见明显血流信号。

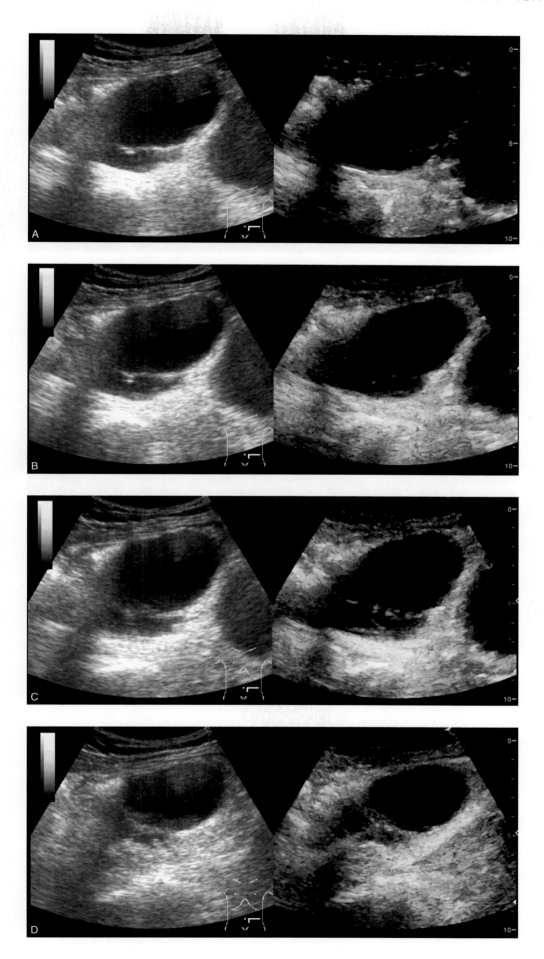

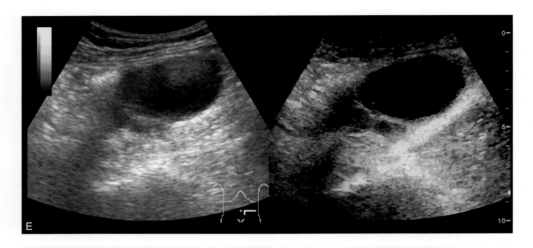

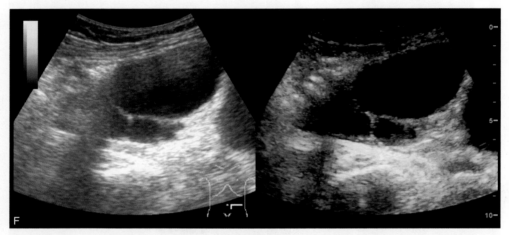

图 5-3-8　浆液性囊腺瘤超声造影图像

A. 病灶周边开始增强；B. 病灶分隔开始增强；C. 病灶增强达峰值，囊壁及分隔呈稍高增强；D. 病灶增强开始减退；E、F. 增强晚期囊壁及分隔呈等增强。

ER5-3-4　浆液性囊腺瘤超声造影视频

16s 病灶周边开始增强，25s 病灶内分隔开始增强，增强模式为稍高增强（与周围组织对比），增强形态为不均匀增强，病灶其余部分未见造影剂灌注，29s 病灶周边及分隔增强达峰值，36s 病灶周边及分隔增强开始减退，至造影晚期病灶增强进一步减退，呈不均匀等增强，在整个造影过程中，病灶内其余部分始终未见造影剂灌注，呈无增强。

4. 病灶 CT　见图 5-3-9。

5. 超声造影诊断要点

（1）开始增强时间晚于子宫肌层。

（2）肿块包膜最先灌注，囊壁呈环状、半环状均匀性增强，内部清晰光整，厚薄一致。

（3）有分隔时，分隔与囊壁同步或缓慢增强，分隔完整，厚薄均匀。

（4）囊壁有乳头状凸起或小结节时，与囊壁及分隔基本同步增强、强度接近。

6. 鉴别诊断　单纯浆液性囊腺瘤需与非赘生性囊肿鉴别，二者超声造影均表现为囊壁环状强化，可随访复查对比其大小，非赘生性囊肿可缩小或消失，囊腺瘤大小不变或增大；当囊内透声差时还需与巧克力囊肿鉴别，巧克力囊肿常伴有痛经史。

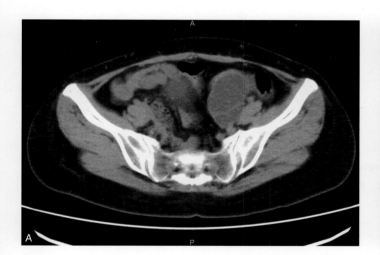
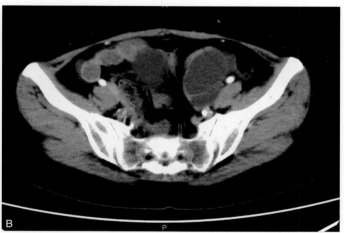
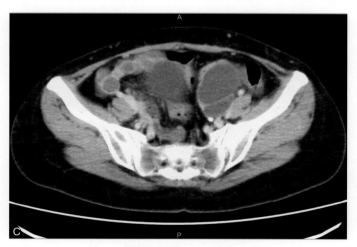

图 5-3-9　CT 图像
A. 左附件区多个囊液灶，边界清；B、C. 增强 CT 显示囊壁轻度强化。

（二）病例 2：浆液性囊腺瘤

1. 病史概要　女性，56 岁，阴道不规则流血 1 个月，发现盆腔包块 1 个月，绝经 12 年，无腹部不适。

2. 常规超声　见图 5-3-10。

3. 超声造影　见图 5-3-11 和 ER5-3-5。

4. 病灶磁共振　见图 5-3-12。

5. 超声造影诊断要点

（1）开始增强时间晚于子宫肌层。

（2）肿块包膜最先灌注，囊壁呈环状、半环状均匀性增强，内部清晰光整，厚薄一致。

（3）有分隔时，分隔与囊壁同步或缓慢增强，分隔完整，厚薄均匀。

（4）囊壁有乳头状凸起或小结节时，与囊壁及分隔基本同步增强、强度接近。

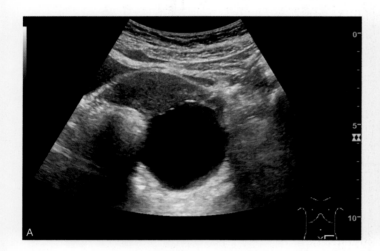
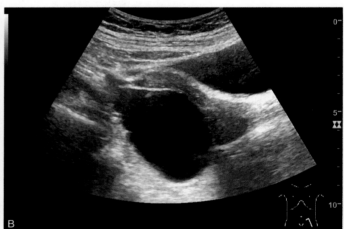
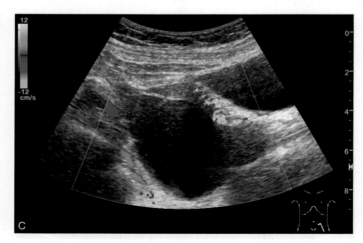

图 5-3-10　常规声像图

A、B. 子宫左后方可见一个囊性回声区，形态规则，边界清楚，壁稍厚，局部可见 1~2 个小乳头向腔内凸起，内部透声尚可，后壁回声增强；C. CDFI，囊性回声区未及明显血流信号。

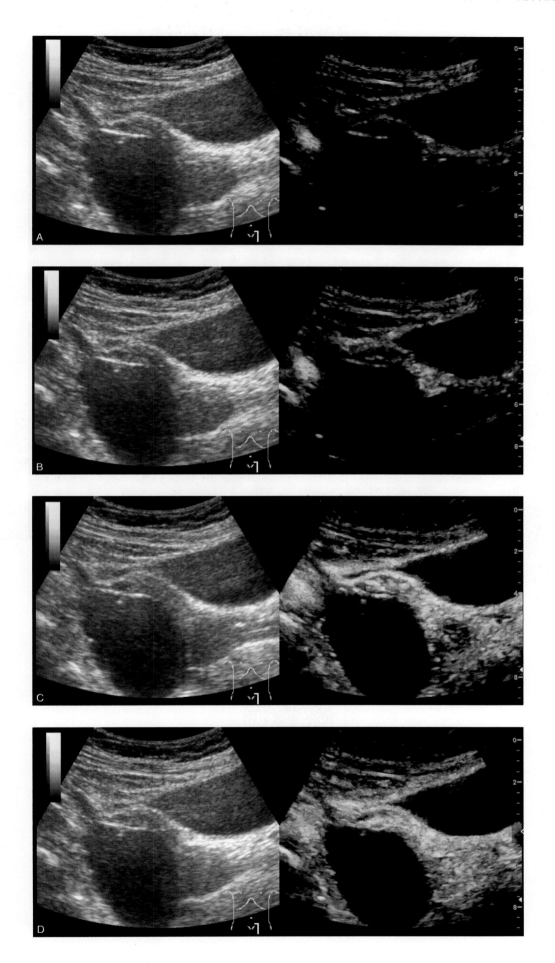

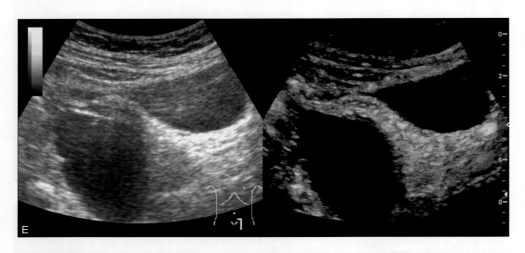

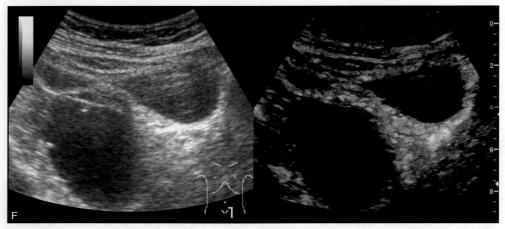

图 5-3-11　浆液性囊腺瘤超声造影图像

A. 子宫肌壁开始增强；B. 病灶开始增强；C. 病灶增强达峰；D. 病灶增强开始减退；E、F. 增强晚期。

ER5-3-5　浆液性囊腺瘤超声造影视频

15s 子宫肌壁开始增强，17s 病灶囊壁开始增强，呈环状中等稍低增强，囊壁上小乳头状凸起物呈等增强，25s 病灶增强达峰值呈稍低增强，33s 病灶增强开始减退，增强晚期呈低增强，整个造影过程中病灶内部始终可见大片状无增强区。

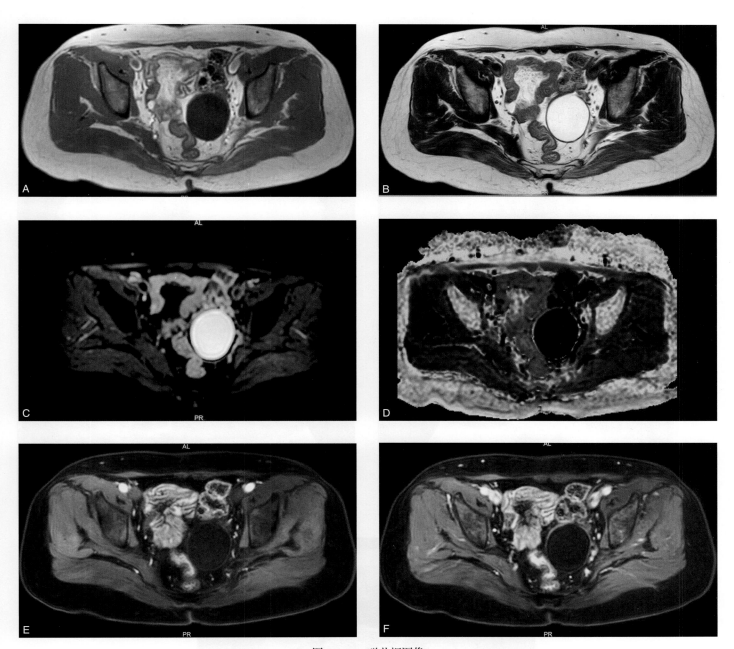

图 5-3-12 磁共振图像

A. T$_1$WI 呈低信号；B. T$_2$WI 呈高信号；C. DWI 呈高信号；D. ADC 呈低信号；E、F. 增强后囊壁呈轻度强化。

6. 鉴别诊断 单纯浆液性囊腺瘤需与非赘生性囊肿鉴别，二者超声造影均表现为囊壁环状强化，可随访复查对比其大小，非赘生性囊肿可缩小或消失，囊腺瘤大小不变或增大；当囊内透声差时还需与巧克力囊肿鉴别，巧克力囊肿常伴有痛经史；当囊内含有不规则分隔时还需与炎性肿块鉴别，炎性肿块多伴有下腹疼痛、体温升高的临床症状。

（三）病例 3：黏液性囊腺瘤

1. 病史概要 女性，34 岁，发现卵巢包块 1 年余，平素月经规律，自觉腹围增大，无其他腹部不适。

2. 常规超声 见图 5-3-13。

3. 超声造影 见图 5-3-14、ER5-3-6 和 ER5-3-7。

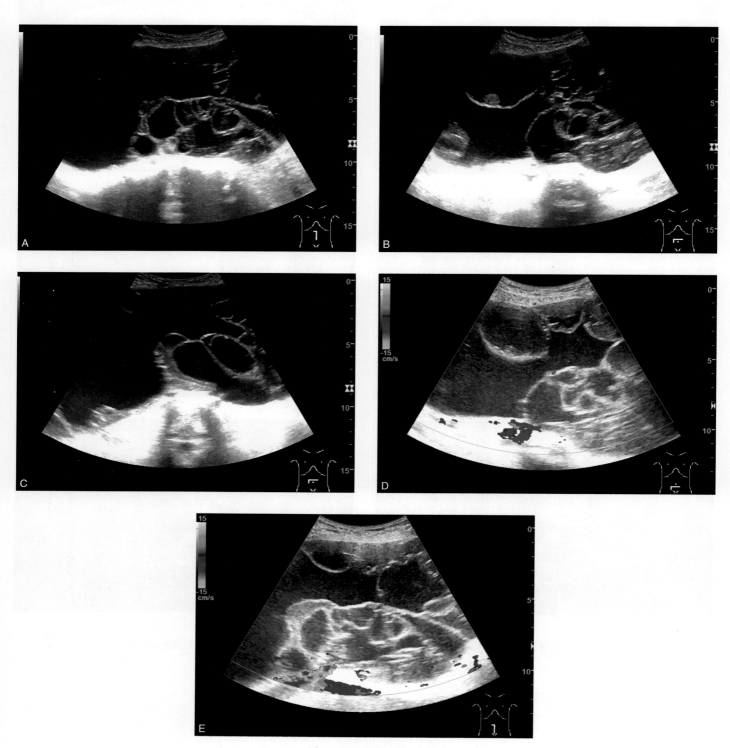

图 5-3-13 常规声像图

A~C. 下腹部至盆腔内子宫右上方可见一个巨大肿块图像,形态规则,边界清楚,内部为以囊性为主的囊实混合性回声,分布不均质,囊内可见多条厚薄不均分隔,分隔最厚处约 11mm,囊内呈多房样改变,部分囊腔内透声差,可见细点状弱回声及沉积性弱回声,实性回声呈乳头样附着于囊壁,大小不等,后方回声增强;D、E. CDFI 肿块周边及分隔上可见细点状血流信号。

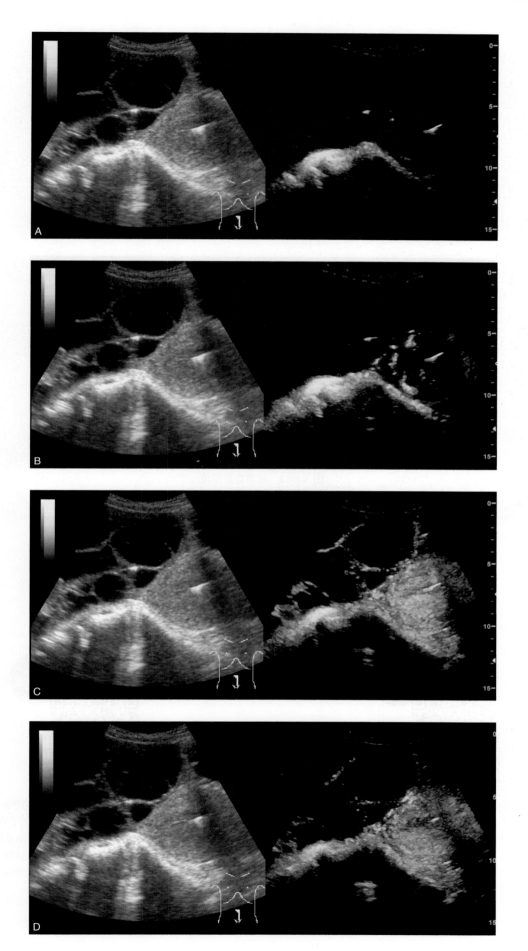

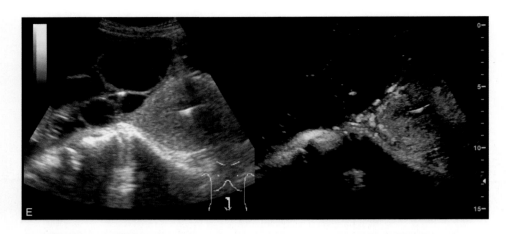

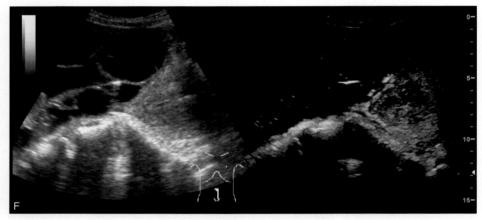

图 5-3-14　超声造影图像

A. 子宫肌壁开始增强；B. 病灶晚于子宫肌壁开始增强；C. 病灶增强达峰，呈中等增强；D. 病灶增强开始减退；E、F. 增强晚期呈低增强。

ER5-3-6　黏液性囊腺瘤超声造影视频

ER5-3-7　黏液性囊腺瘤超声造影视频

7s 子宫肌壁开始增强，9s 病灶周边及分隔晚于子宫肌壁开始增强，增强模式为中等增强，增强形态为不均匀增强，18s 病灶周边及分隔增强达峰值，30s 病灶周边及分隔增强开始减退，呈稍低增强，至造影晚期病灶周边及分隔增强进一步减退，呈不均匀低增强，整个造影过程中，病灶内其余部分始终无增强。

4. 病灶 CT　见图 5-3-15。

5. 超声造影诊断要点

（1）开始增强时间晚于子宫肌层。

（2）肿块包膜最先灌注，囊壁呈环状、半环状均匀性

增强，内部清晰光整，厚薄一致。

（3）有分隔时，分隔与囊壁同步或缓慢增强，分隔完整，厚薄均匀。

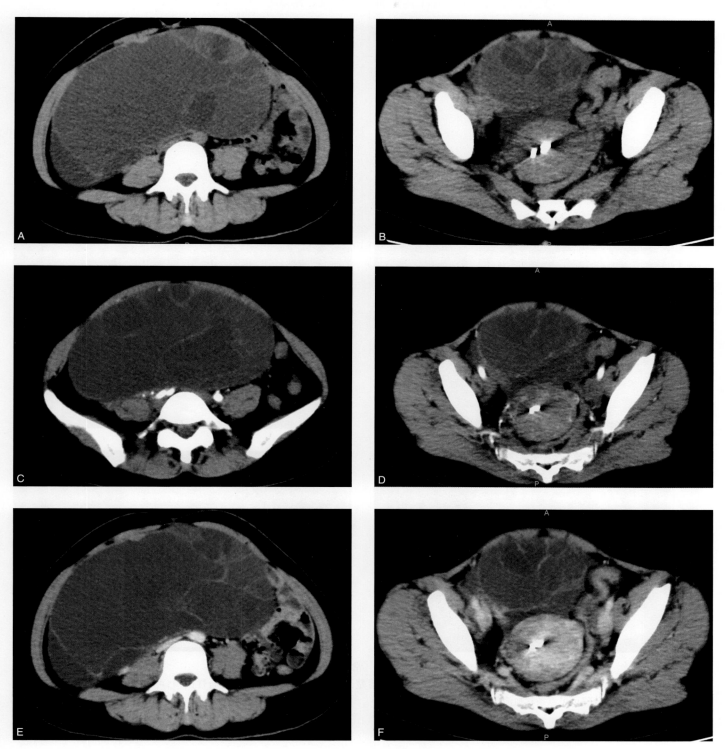

图 5-3-15　CT 图像

A、B. CT 盆腔内见一椭圆形囊性肿块，平扫病灶呈多房囊性，其内可见多发纤细分隔影，局部囊壁及分隔增厚呈结节状，多平面重组显示肿块边界尚清，推压邻近肠管移位；C~F. CT 增强动脉期、静脉期，囊壁、分隔及附壁结节明显强化。

（4）囊壁有乳头状凸起或小结节时，与囊壁及分隔基本同步增强、强度接近。

6. **鉴别诊断**　部分黏液性囊腺瘤不伴分隔且囊液透声差，需与巧克力囊肿鉴别，巧克力囊肿常伴有痛经史，囊内回声可随月经周期变化；另单房性黏液性囊腺瘤与浆液性囊腺瘤在声像图上无法鉴别。

（四）病例 4：黏液性囊腺瘤

1. **病史概要**　女性，20岁，发现盆腔包块8天，平素月经规律，无腹部不适。

2. **常规超声**　见图 5-3-16。

3. **超声造影**　见图 5-3-17 和 ER5-3-8。

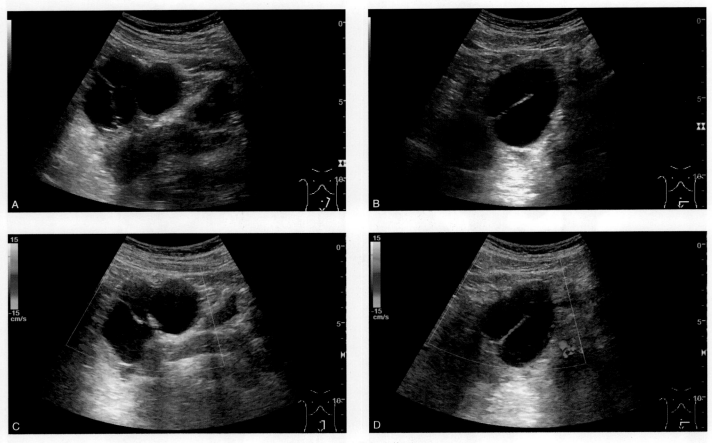

图 5-3-16　常规声像图

A、B. 左侧附件区可见一个囊性回声区，形态规则，壁薄光滑，边界清楚，内部以囊性为主的囊实混合性回声，可见条状分隔，后壁回声增强；C、D. CDFI，其边缘及分隔可见点条状血流信号。

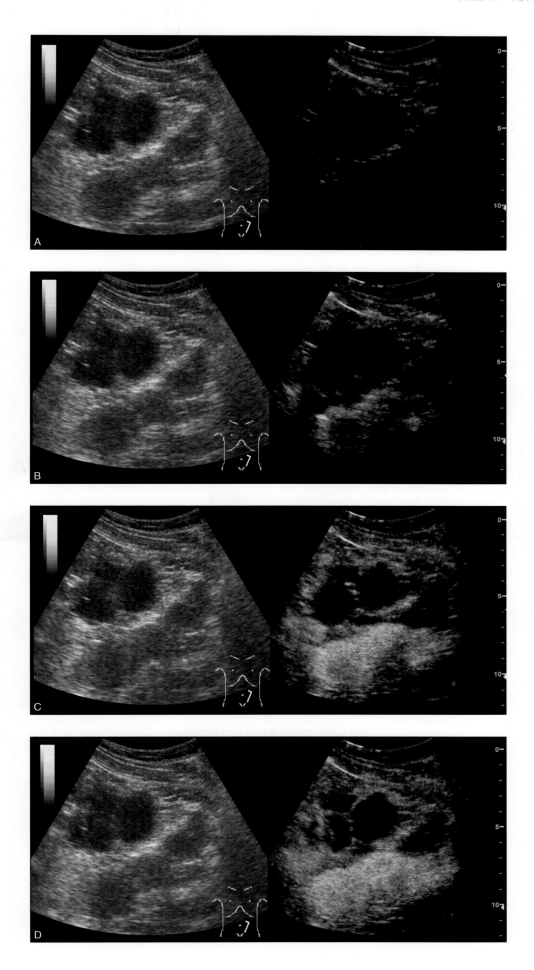

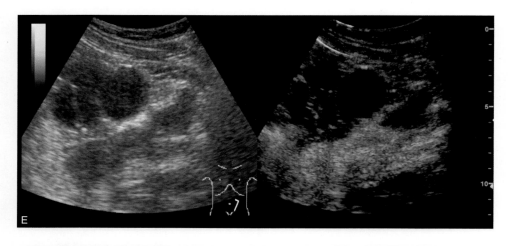

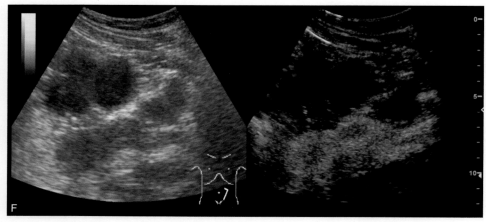

图 5-3-17　超声造影图像

A. 子宫肌壁开始增强；B. 病灶晚于子宫肌壁开始增强；C. 病灶增强达峰，呈稍低增强；D. 病灶增强开始减退；E、F. 增强晚期呈低增强。

ER5-3-8　黏液性囊腺瘤超声造影视频

10s 子宫肌壁开始增强，14s 病灶囊壁及分隔晚于子宫开始增强，病灶增强模式为稍低增强，增强形态不均匀增强，19s 病灶囊壁及分隔增强达峰值，26s 病灶增强开始减退，呈稍低增强，造影晚期囊壁及分隔呈低增强，整个造影过程中病灶内部始终可见片状无增强区。

4. 病灶磁共振　见图 5-3-18。

5. 超声造影诊断要点

（1）开始增强时间晚于子宫肌层。

（2）肿块包膜最先灌注，囊壁呈环状、半环状均匀性增强，内部清晰光整，厚薄一致。

（3）有分隔时，分隔与囊壁同步或缓慢增强，分隔完整，厚薄均匀。

（4）囊壁有乳头状凸起或小结节时，与囊壁及分隔基本同步增强、强度接近。

6. 鉴别诊断　肿块较小且透声差时需与巧克力囊肿鉴别，巧克力囊肿常伴有痛经史；另外还需与输卵管积液鉴别，二者超声造影均表现为囊壁及分隔强化，输卵管积液常呈管条状、腊肠样。

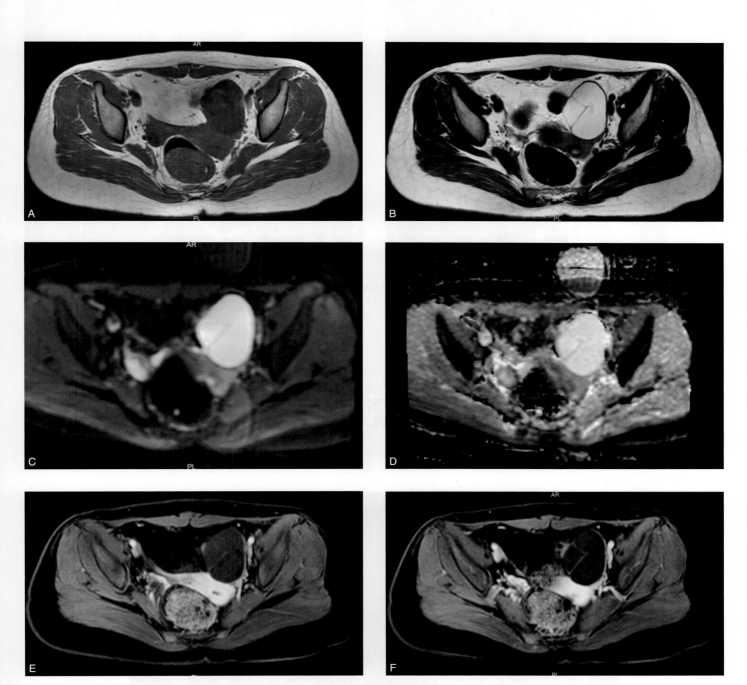

图 5-3-18　磁共振图像

A. T₁WI 呈低信号；B. T₂WI 呈高信号，见多发分隔；C. DWI 呈高信号；D. ADC 呈高信号；E、F. 增强后囊壁均匀强化，囊内无明显强化。

（五）病例 5：交界性浆液性囊腺瘤（微乳头型）

1. 病史概要 女性，36 岁，卵巢交界性浆液性囊腺

瘤术后 10 年，下腹胀半年，平素月经规律。

2. 常规超声 见图 5-3-19。

3. 超声造影 见图 5-3-20、ER5-3-9 和 ER5-3-10。

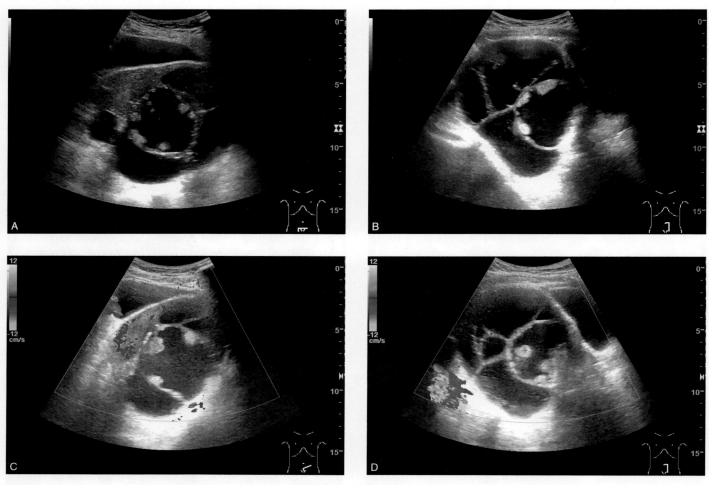

图 5-3-19 常规声像图

A、B. 子宫左后方及左上方可见一个囊性回声区，形态规则，边界不清楚，局部与子宫分界不清，内部为以囊性为主的囊实混合性回声，实性部分呈条状分隔及乳头状凸起，分布不均，后方回声增强；C、D. CDFI，其边缘及实性部分可见点条状血流信号。

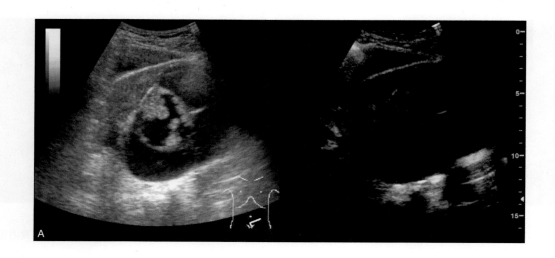

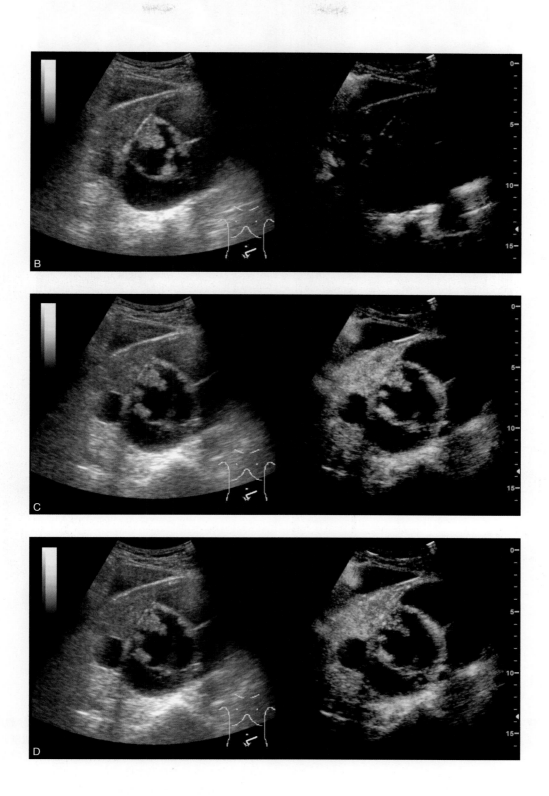

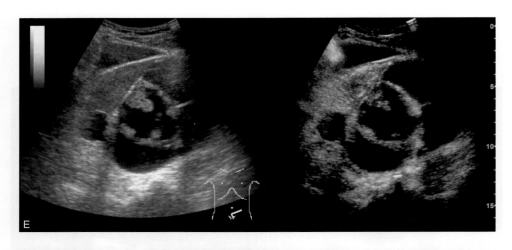

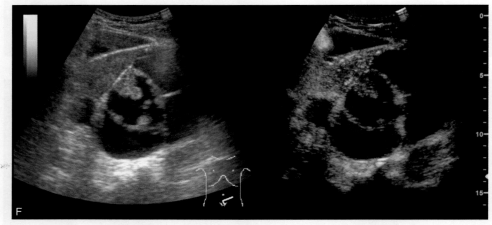

图 5-3-20　超声造影图像

A. 子宫肌壁开始增强；B. 病灶晚于子宫肌壁开始增强；C. 病灶增强达峰，呈中等增强；D. 病灶增强开始减退；E、F. 增强晚期呈稍低增强。

ER5-3-9　交界性浆液性囊腺瘤（微乳头型）超声造影视频

ER5-3-10　交界性浆液性囊腺瘤（微乳头型）超声造影视频

11s 子宫肌壁开始增强，12s 病灶囊壁晚于子宫肌壁开始增强，随后分隔及乳头状凸起逐渐增强，病灶增强模式为中等增强，增强形态不均匀增强，32s 病灶囊壁及实性部分增强达峰值，38s 病灶增强开始减退，造影晚期囊壁及分隔呈稍低增强，整个造影过程中病灶内部始终可见片状无增强区。

4. 病灶 CT（图 5-3-21）

5. 超声造影诊断要点

（1）开始增强时间晚于子宫肌层。

（2）肿块包膜最先灌注，囊壁呈环状、半环状均匀性增强，内部清晰光整，厚薄一致。

（3）有分隔时，分隔与囊壁同步或缓慢增强，分隔完整，厚薄均匀。

（4）囊壁有乳头状凸起或小结节时，与囊壁及分隔基本同步增强、强度接近。

6. 鉴别诊断 当瘤内实性乳头状结构较多、较大时，需警惕恶变可能。

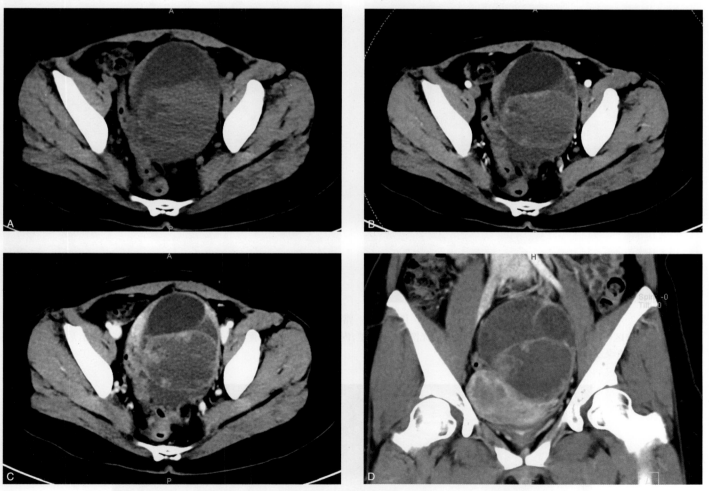

图 5-3-21 CT 图像

A. 盆腔内囊实混合性肿块，边界尚清，平扫密度欠均，其内见条片状分隔影，局部囊壁呈结节样凸向腔内；B~D. CT 增强实性成分及分隔明显强化。

（六）病例 6：交界性黏液性囊腺瘤

1. **病史概要**　女性，52 岁，右下腹疼痛近 1 年，绝经 4 年。

2. **常规超声**　见图 5-3-22。

3. **超声造影**　见图 5-3-23、ER5-3-11 和 ER5-3-12。

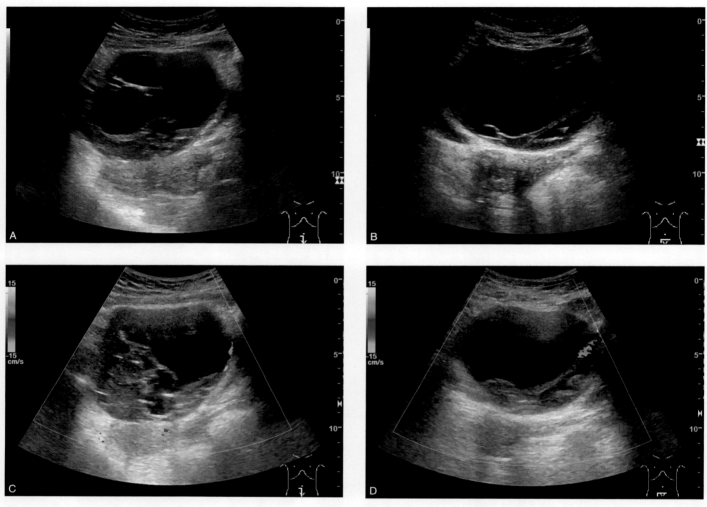

图 5-3-22　常规声像图

A、B. 左侧附件区可见一个囊性回声区，形态规则，壁薄光滑，边界清楚，内部以囊性为主的囊实混合性回声，内部可见条状分隔，后壁回声增强；C、D. CDFI，其边缘及分隔可见点条状血流信号。

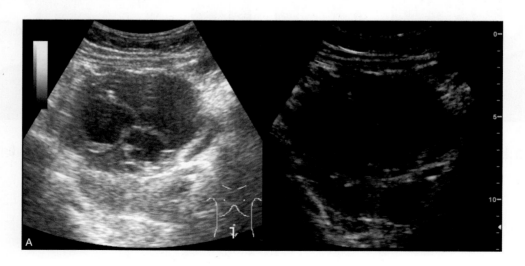

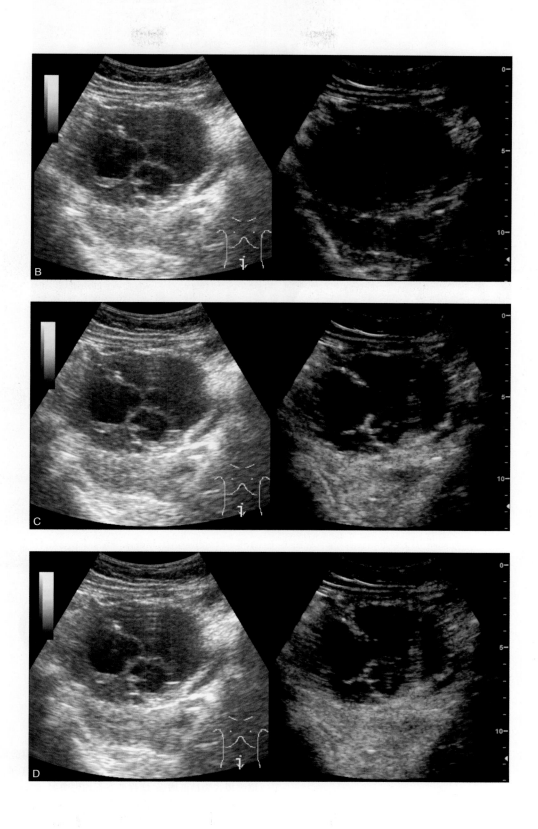

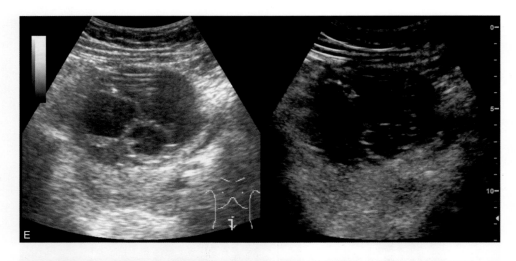

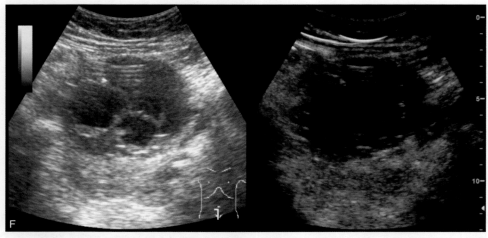

图 5-3-23 超声造影图像

A. 子宫肌壁开始增强；B. 病灶晚于子宫肌壁开始增强；C. 病灶增强达峰，呈稍低增强；D. 病灶增强开始减退；E、F. 增强晚期呈低增强。

ER5-3-11 交界性黏液性囊腺瘤超声造影视频

ER5-3-12 交界性黏液性囊腺瘤超声造影视频

16s 子宫肌壁开始增强，17s 病灶囊壁及分隔晚于子宫开始增强，病灶增强模式为稍低增强，增强形态不均匀增强，27s 病灶囊壁及分隔增强达峰值，34s 病灶增强开始减退，呈稍低增强，造影晚期囊壁及分隔呈低增强，整个造影过程中病灶内部始终可见片状无增强区。

4. 病灶磁共振　见图 5-3-24。

5. 超声造影诊断要点

（1）开始增强时间晚于子宫肌层。

（2）肿块包膜最先灌注，囊壁呈环状、半环状均匀性增强，内部清晰光整，厚薄一致。

（3）有分隔时，分隔与囊壁同步或缓慢增强，分隔完整，厚薄均匀。

（4）囊壁有乳头状凸起或小结节时，与囊壁及分隔基本同步增强、强度接近。

6. 鉴别诊断　部分良性黏液性囊腺瘤与交界性黏液性囊腺瘤鉴别困难；囊内分隔较多且厚薄不均时，需警惕恶变可能。

三、性索 - 间质细胞来源卵巢良性肿瘤

（一）病例 1：卵泡膜纤维瘤

1. 病史概要　女性，31 岁，发现盆腔包块 20 天，平素月经规律，无腹部不适。

2. 常规超声　见图 5-3-25。

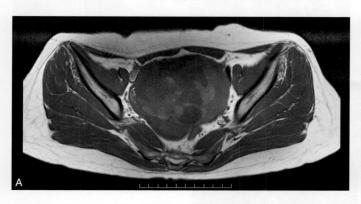
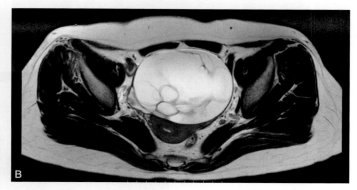
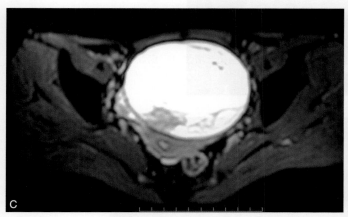
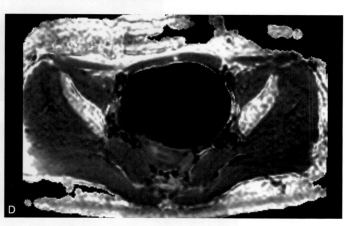
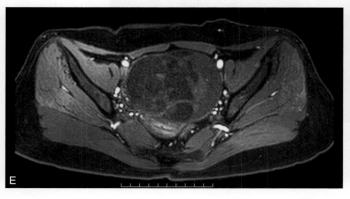
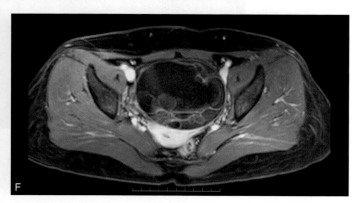

图 5-3-24　磁共振图像

A. T₁WI 呈等、低信号；B. T₂WI 呈高信号，见多发分隔；C. DWI 呈高信号；D. ADC 呈稍高信号；E、F. 增强后囊壁均匀强化，囊内无明显强化。

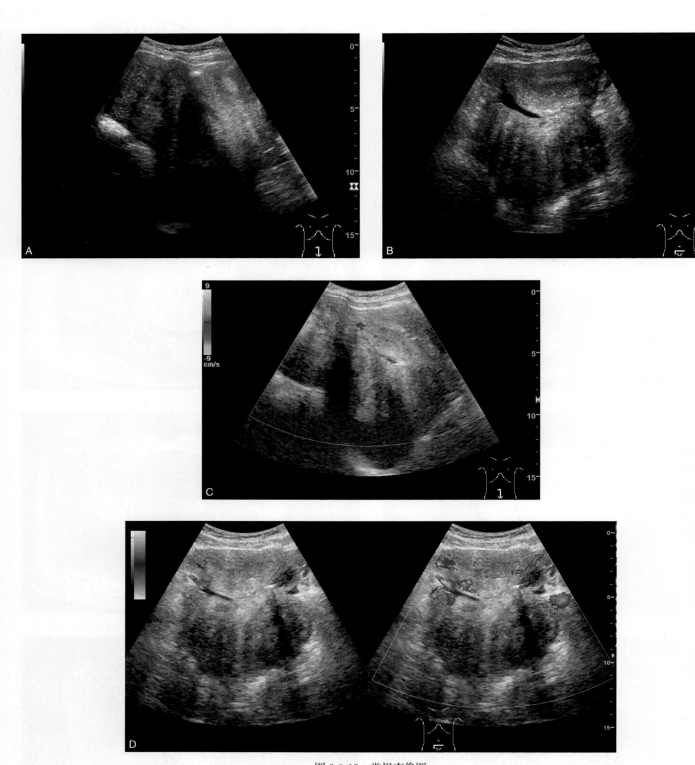

图 5-3-25　常规声像图

A、B. 盆腔内子宫后方及上方可见一个肿块图像,形态不规则,边界不清楚,内部为低回声,分布不均质,后方回声无变化;C、D. CDFI,肿块内可见少许点状血流信号。

3. **超声造影**　见图 5-3-26、ER5-3-13 和 ER5-3-14。

4. **病灶 CT**　见图 5-3-27。

5. **超声造影诊断要点**

（1）开始增强时间接近或晚于子宫肌层。

（2）肿块包膜呈环状、半环状增强，多呈周围向中央的向心性增强，肿块内造影剂呈中低强度增强。

（3）消退早于子宫肌层，消退后呈持续低增强。

6. **鉴别诊断**　卵泡膜纤维瘤来源于性索间质，常表现为实性回声，需与子宫浆膜下肌瘤、阔韧带肌瘤鉴别，超声造影卵泡膜纤维瘤常与子宫肌壁同步或稍晚于子宫肌壁增强，浆膜下肌瘤增强时常可见由子宫发出的供血血管进入瘤体蒂部。当肿块发生坏死囊性变时表现为囊实混合性回声，需与卵巢恶性肿瘤鉴别，恶性肿瘤开始增强时间早于子宫肌壁，增强后呈高增强，卵泡膜纤维瘤常与子宫肌壁同步或稍晚于子宫肌壁增强，增强后呈中 - 低增强。

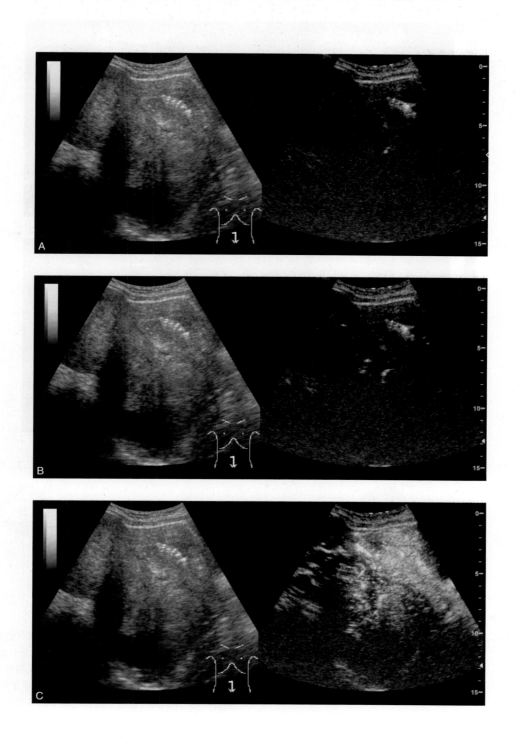

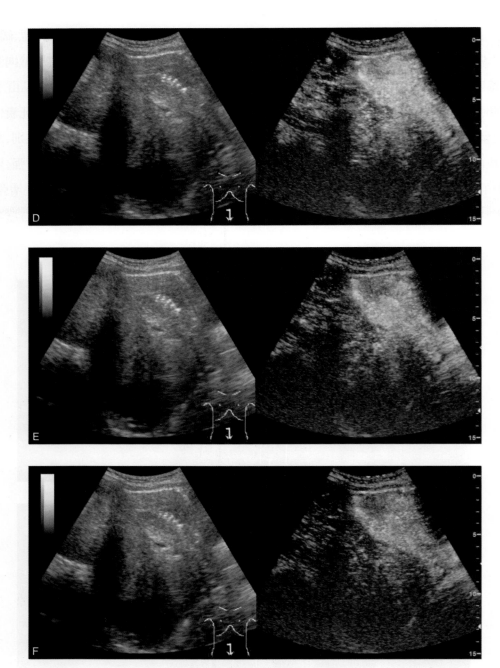

图 5-3-26　卵泡膜纤维瘤超声造影图像

A. 病灶稍早于子宫肌壁开始增强；B. 子宫肌壁开始增强；C. 病灶增强达峰，呈中等增强；D. 病灶增强开始减退；E、F. 增强晚期呈低增强。

ER5-3-13　卵泡膜纤维瘤超声造影视频

ER5-3-14　卵泡膜纤维瘤超声造影视频

9s 子宫肌壁开始增强，7s 病灶早于子宫肌壁开始增强，病灶增强模式为中等增强，增强形态为不均匀增强，可见树枝状血管自肿块周边进入肿块内，18s 病灶增强达峰值，27s 病灶早于肌壁开始减退，造影晚期呈不均匀低增强，在整个造影过程中始终可见小片状低 - 无增强区。

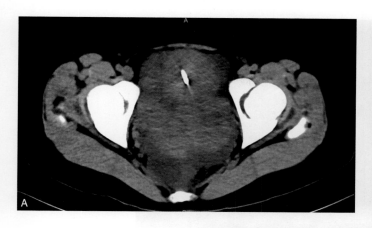
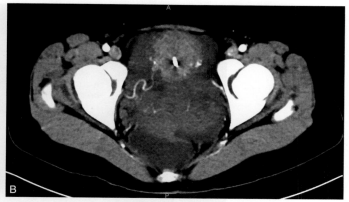
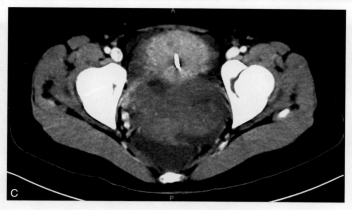

图 5-3-27　CT 图像

A. CT 平扫盆腔内不规则软组织密度肿块,边界欠清,密度不均匀;B、C. CT 增强动脉期、静脉期,增强后中度不均匀强化,病灶由右侧卵巢动脉及子宫动脉卵巢分支供血。

（二）病例 2：卵泡膜纤维瘤

1. 病史概要　女性,40 岁,检查发现盆腔包块半年,平素月经规律,无腹部不适。

2. 常规超声　见图 5-3-28。

3. 超声造影　见图 5-3-29 和 ER5-3-15。

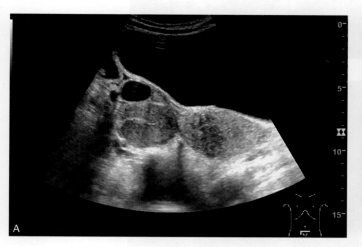
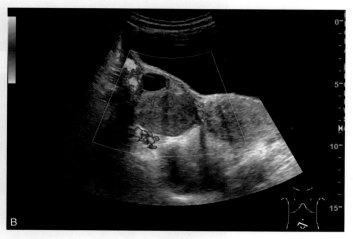

图 5-3-28　常规声像图

A. 盆腔内右侧附件区可见一个肿块图像,形态规则,边界清楚,内部为实性为主的囊实混合性回声,分布不均质,后方回声无变化;B. CDFI,实性部分可见条状血流信号。

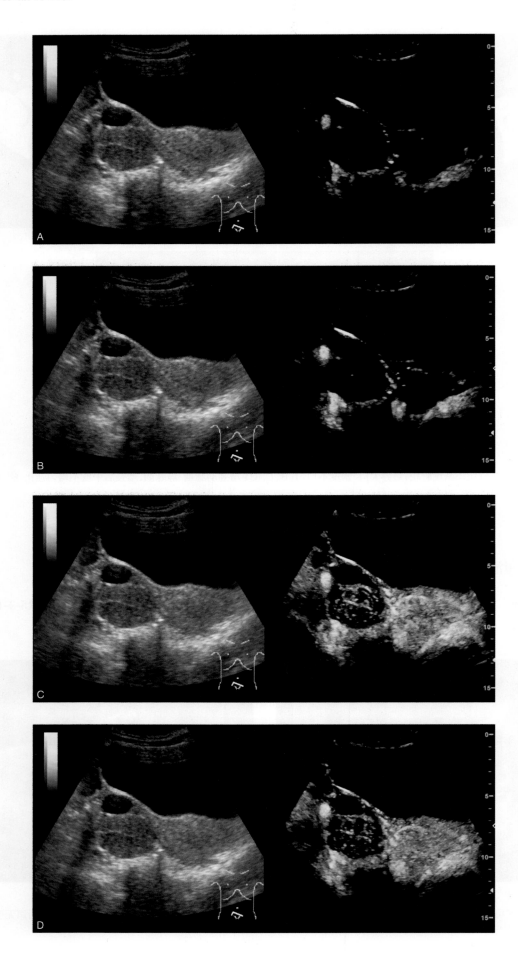

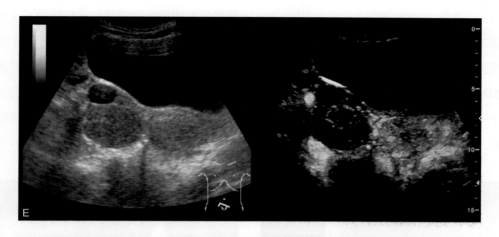

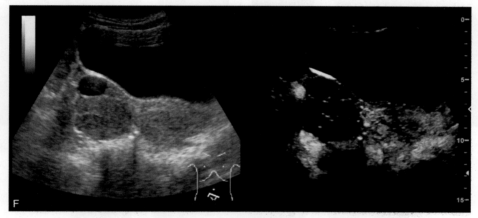

图 5-3-29 超声造影图像

A. 子宫肌壁开始增强；B. 病灶晚于子宫肌壁开始增强；C. 病灶增强达峰，呈稍低增强；D. 病灶增强开始减退；E、F. 增强晚期呈低增强。

ER5-3-15 卵泡膜纤维瘤超声造影视频

9s 子宫肌层开始增强，11s 肿块实性部分晚于子宫开始增强，病灶实性部分增强模式为不均匀稍低细网格样增强，25s 病灶实性部分增强达峰值，29s 病灶实性部分增强开始减退，呈不均匀低增强，整个造影过程中囊性部分始终无增强。

4. 病灶 CT　见图 5-3-30。

5. 超声造影诊断要点

（1）开始增强时间接近或晚于子宫肌层。

（2）肿块包膜呈环状、半环状增强，多呈周围向中央的向心性增强，肿块内造影剂呈中低强度增强。

（3）消退早于子宫肌层，消退后呈持续低增强。

6. 鉴别诊断　卵泡膜纤维瘤来源于性索间质，常表现为实性回声，需与子宫浆膜下肌瘤、阔韧带肌瘤鉴别，超声造影卵泡膜纤维瘤常与子宫肌壁同步或稍晚于子宫肌壁增强，浆膜下肌瘤增强时常可见由子宫发出的供血血管进入瘤体蒂部。当肿块发生坏死囊性变时表现为囊实混合性回声，需与卵巢恶性肿瘤鉴别，恶性肿瘤开始增强时间早于子宫肌壁，增强后呈高增强，卵泡膜纤维瘤常与子宫肌壁同步或稍晚于子宫肌壁增强，增强后呈中 - 低增强。

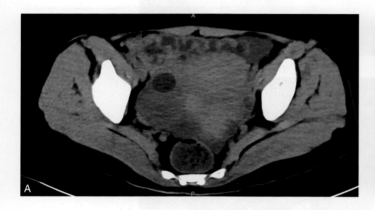
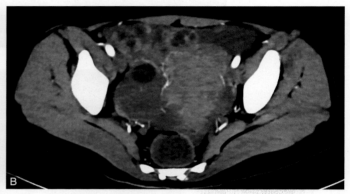
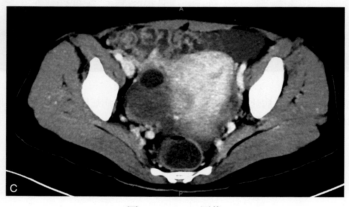

图 5-3-30　CT 图像

A. CT 平扫右侧附件区见类椭圆形囊液密度灶，其前部见更低密度囊液结节，边缘尚清；B、C. CT 增强动脉期、静脉期，增强后增强边缘轻度强化。

第四节 卵巢恶性肿瘤

一、卵巢囊腺癌

（一）病例1：浆液性腺癌

1. 病史概要 女性，47岁，发现卵巢肿瘤1周，有

腹痛、腹胀、下腹不适，食纳减少，自觉腹围增大，体重减少4kg，平素月经规律。

2. 常规超声 见图5-4-1。

3. 超声造影 见图5-4-2和ER5-4-1。

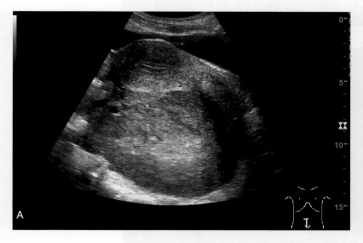

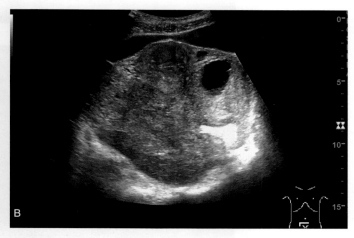

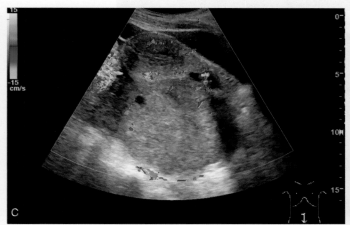

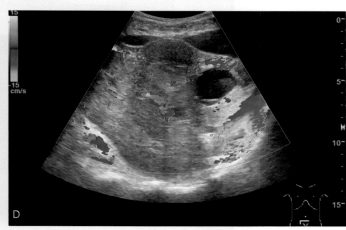

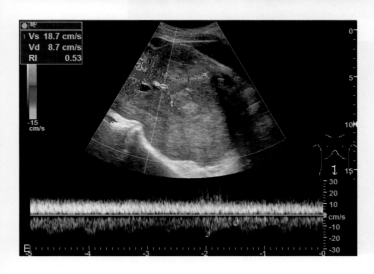

图5-4-1 常规声像图

A、B. 盆腔内子宫后方可见一个肿块图像，似由几个融合而成，其两侧前方紧贴双侧输卵管走行区域，形态不规则，边界不清楚，与子宫及直肠壁分界不清，局部似包绕直肠，该处直肠壁增厚，最厚处约9mm，肿块内部为中等稍低回声，局部可见片状液性无回声，分布不均质，后方回声无变化；C~E. CDFI，肿块内可见丰富的血流信号。

155

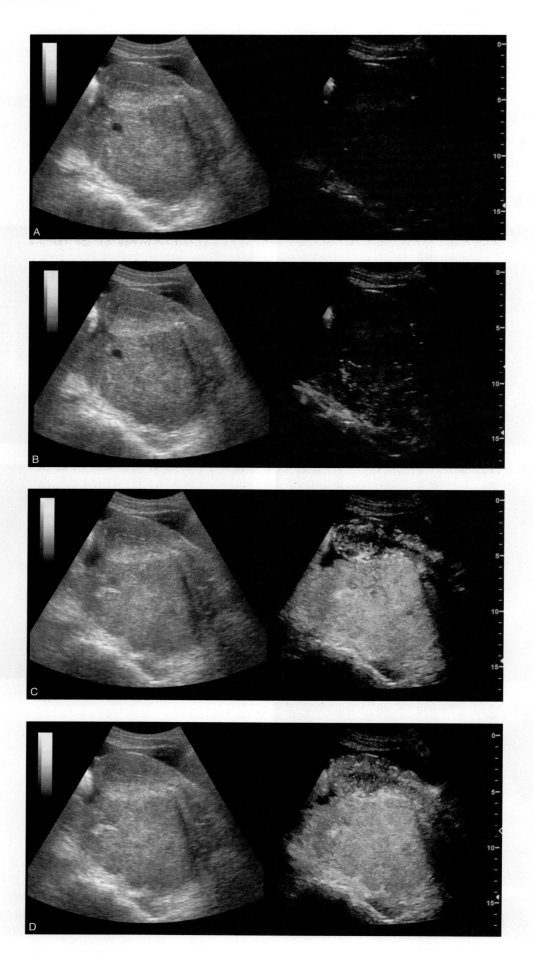

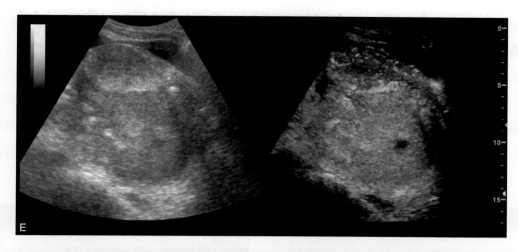

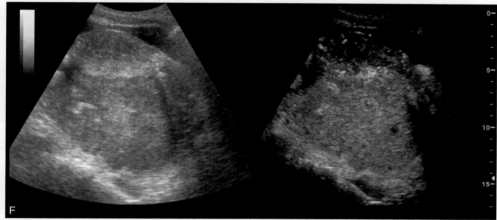

图 5-4-2　超声造影图像

A. 病灶早于子宫肌壁开始增强；B. 子宫肌壁开始增强；C. 病灶增强达峰,呈高增强；D. 病灶增强开始减退；E、F. 增强晚期呈稍高增强。

ER5-4-1　浆液性腺癌超声造影视频

9s 病灶早于子宫肌壁开始增强,11s 子宫肌壁开始增强,病灶增强模式为高增强,增强形态为不均匀增强,22s 病灶分隔及实性部分增强达峰值,可见粗大的滋养血管,33s 病灶开始减退,至造影晚期病灶减退呈不均匀稍高增强。

4. 病灶磁共振 见图 5-4-3。

5. 超声造影诊断要点

（1）开始增强时间早于宫体肌壁。

（2）增强早期瘤体囊壁、分隔及实性部分呈快速高增强，峰值强度高。

（3）完全消退较晚，呈持续性增强。

6. 鉴别诊断 卵巢浆液性囊腺癌是最常见的卵巢恶性肿瘤，内部回声可为囊性、囊实性、实性，常伴有腹膜、网膜增厚及腹水，需与盆腔炎性病变和结核性病变鉴别，恶性肿瘤超声造影增强时间早于子宫肌壁，呈快速高增强，完全消退较晚，呈持续性增强，部分肿块超声造影鉴别困难，需结合临床病史、查体、实验室检查或其他影像学检查。

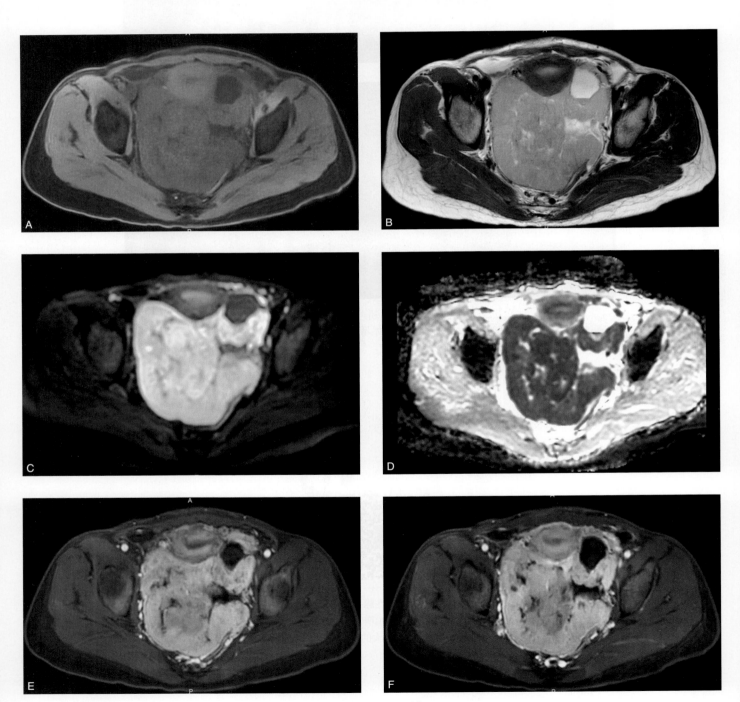

图 5-4-3 磁共振图像

A. 盆腔内不规则肿块，病变由多个肿块融合而成，T$_1$WI 呈等、低信号；B. T$_2$WI 呈稍高信号；C. DWI 呈高信号；D. ADC 呈低信号；E、F. 增强后病变呈明显不均匀强化。

（二）病例 2：浆液性腺癌

1. 病史概要　女性，69 岁，腹痛 20 余天，发现盆腔包块 2 周，绝经 19 年，无阴道流血、流液。

2. 常规超声　见图 5-4-4。

3. 超声造影　见图 5-4-5 和 ER5-4-2。

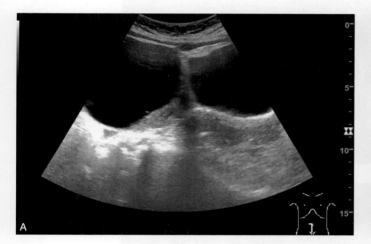
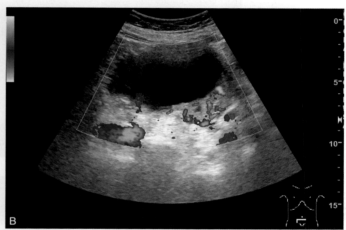
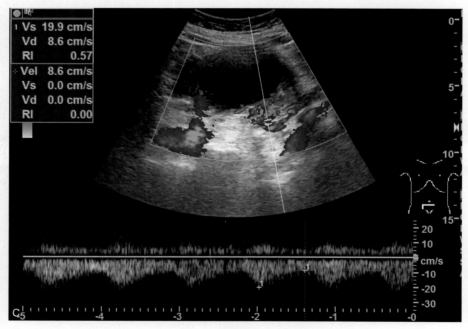

图 5-4-4　常规声像图

A. 下腹部至盆腔内可见一个肿块图像，上缘达脐水平，形态尚规则，边界清楚，内部为以囊性为主的囊实混合性回声，分布不均质，实性回声呈团块状分布于囊壁，后方回声增强；B、C. CDFI，肿块实性部分内可见稍丰富的血流信号，阻力指数较低。

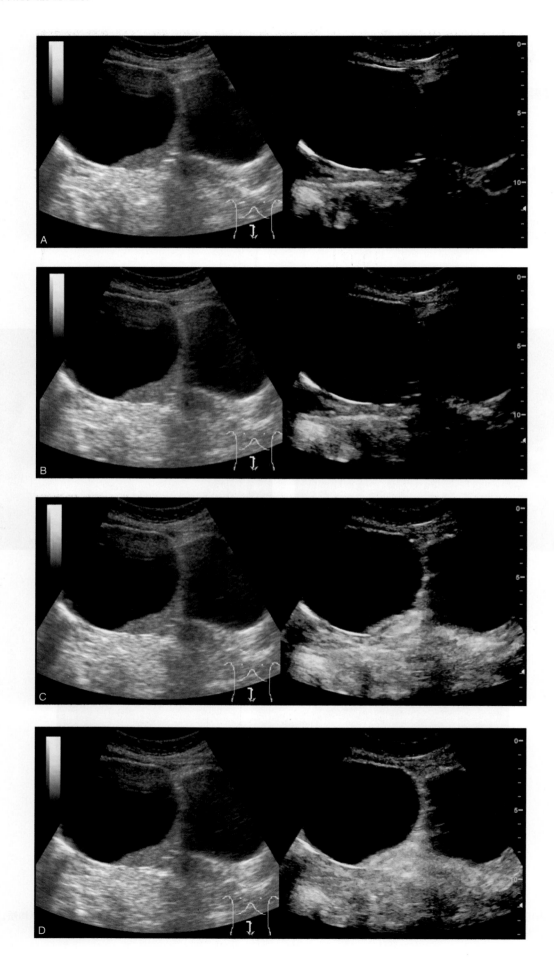

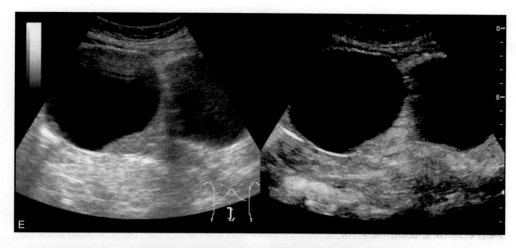

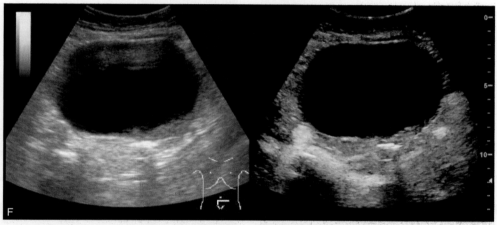

图 5-4-5 超声造影图像

A. 子宫肌壁开始增强；B. 病灶稍晚于子宫肌壁开始增强；C. 病灶增强达峰，呈高增强；D. 病灶增强开始减退；E、F. 增强晚期呈等增强。

ER5-4-2 浆液性腺癌超声造影视频

11s 子宫肌壁开始增强，12s 病灶稍晚于子宫肌壁开始增强，病灶周边及实性部分增强模式为高增强，增强形态为不均匀增强，18s 病灶周边及实性部分增强达峰值，30s 病灶周边及实性部分增强开始减退，至造影晚期病灶增强进一步减退，呈不均匀等增强，在整个造影过程中病灶内始终可见大片状无增强区。

4. 病灶磁共振　见图 5-4-6。

5. 超声造影诊断要点

（1）开始增强时间早于宫体肌壁。

（2）增强早期瘤体囊壁、分隔及实性部分呈快速高

增强，峰值强度高。

（3）完全消退较晚，呈持续性增强。

6. 鉴别诊断　同卵巢囊腺癌病例 1。

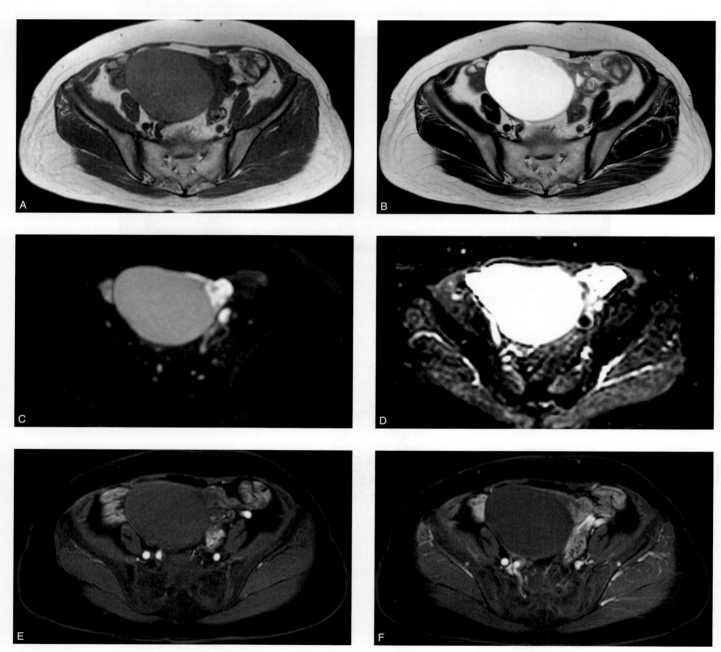

图 5-4-6　磁共振图像

A. 盆腔子宫前方见一不规则囊实性肿块，T_1WI 呈等信号；B. T_2WI 呈高信号；C. DWI 实性部分呈高信号；D. ADC 呈稍低信号；E、F. 增强后实性成分呈不均匀强化。

（三）病例 3：浆黏液性癌

1. 病史概要　女性，51 岁，发现盆腔包块半个月，绝经

3 年，无明显诱因出现阴道流血，量少，伴下腹部酸胀不适。

2. 常规超声　见图 5-4-7。

3. 超声造影　见图 5-4-8、ER5-4-3 和 ER5-4-4。

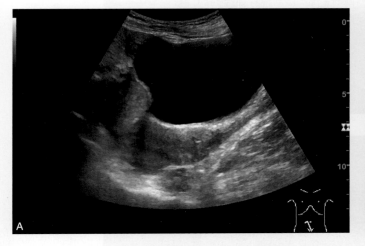
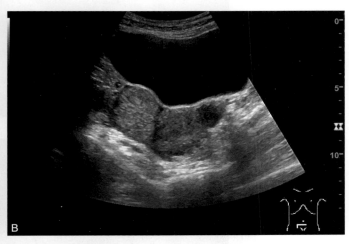
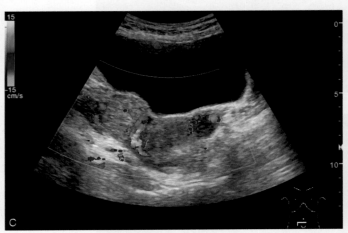
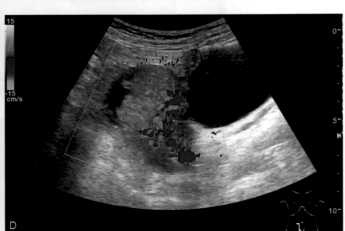
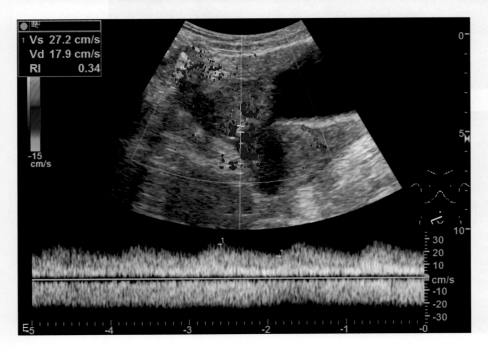

图 5-4-7　常规声像图

A、B. 盆腔内右侧附件区可见一个肿块图像，形态规则，边界清楚，内部为中等回声，局部可见小片状无回声，分布不均质，后方回声无变化；C~E. CDFI 肿块内可见丰富的血流信号，呈低阻血流。

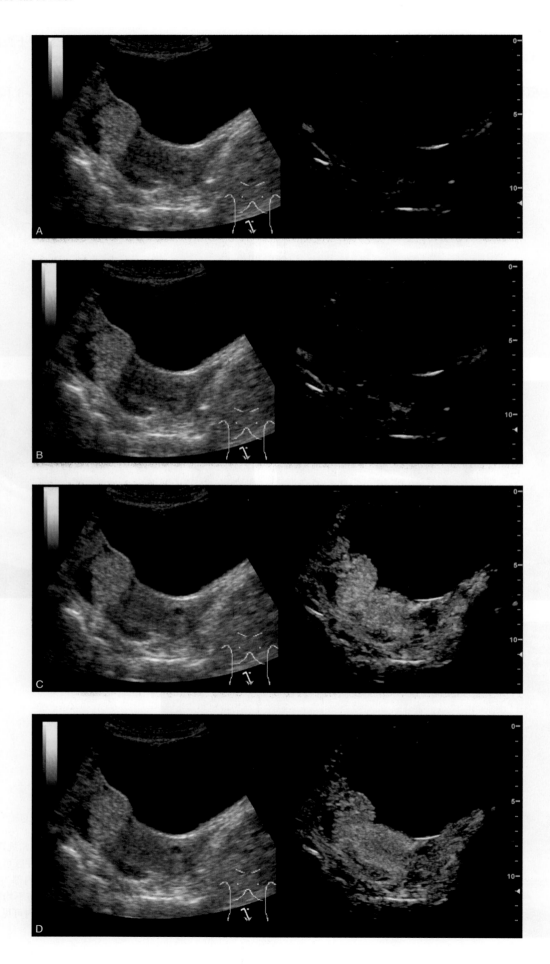

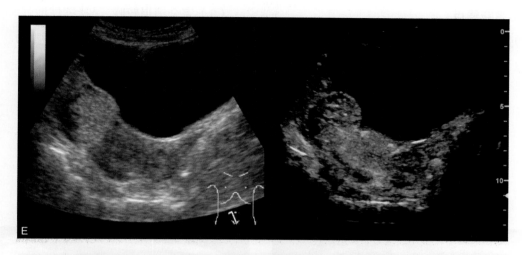

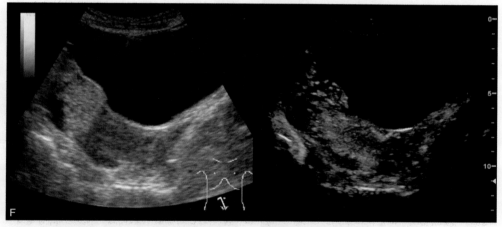

图 5-4-8　超声造影图像

A. 子宫肌壁开始增强；B. 病灶稍晚于子宫肌壁开始增强；C. 病灶增强达峰，呈高增强；D. 病灶增强开始减退；E、F. 增强晚期呈稍高增强。

ER5-4-3　浆黏液性癌超声造影视频

ER5-4-4　浆黏液性癌超声造影视频

12s 子宫肌壁开始增强，13s 病灶稍晚于子宫肌壁开始增强，病灶增强模式为高增强，增强形态为不均匀增强，可见树枝状血管进入病灶内，25s 病灶增强达峰值，增强后病灶形态规整，边界清楚，35s 病灶增强开始减退，呈不均匀稍高增强。在整个造影过程中病灶内囊性回声区始终无增强。

4. 病灶磁共振 见图 5-4-9。

5. 超声造影诊断要点

（1）开始增强时间早于宫体肌壁。

（2）增强早期瘤体囊壁、分隔及实性部分呈快速高

增强,峰值强度高。

（3）完全消退较晚,呈持续性增强。

6. 鉴别诊断 同卵巢囊腺癌病例1。

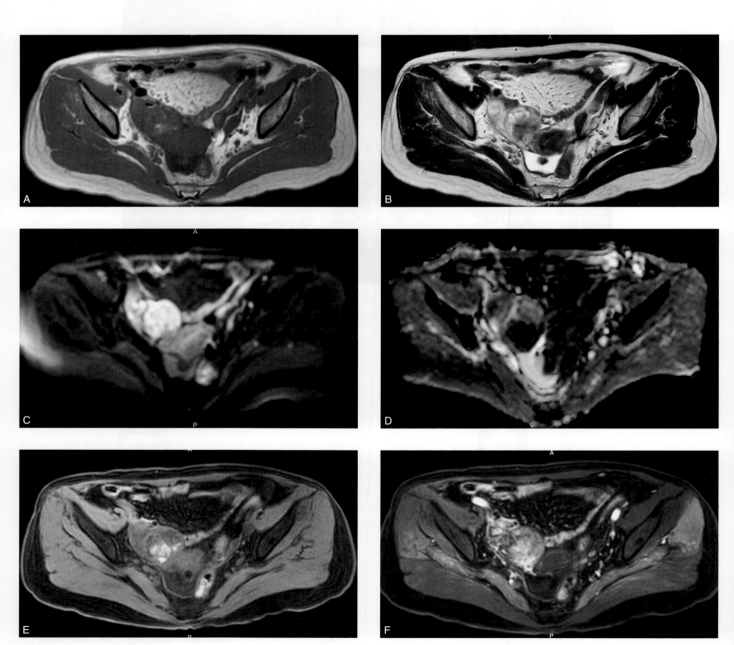

图 5-4-9 磁共振图像

A. 右侧阔韧带增厚并不规则囊实混合性肿块,似由两个病灶相互融合,范围约 5.3cm×4.1cm×4.6cm,囊壁局部较厚,T_1WI 呈低信号,局部夹杂高信号;B. T_2WI 周边呈高信号,中央夹杂低信号;C. DWI 呈高信号;D. ADC 呈稍低信号;E、F. 增强后实性成分呈不均匀强化。

二、子宫内膜样腺癌

1. 病史概要 女性,43 岁,腹胀 10 余天,伴恶心、腹泻,体重下降 4kg,平素月经规律。

2. 常规超声 见图 5-4-10。

3. 超声造影 见图 5-4-11、ER5-4-5 和 ER5-4-6。

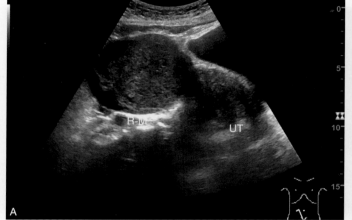
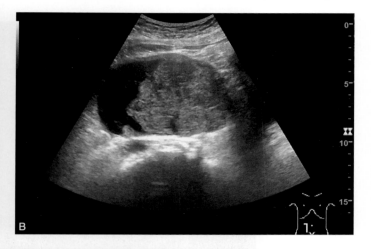
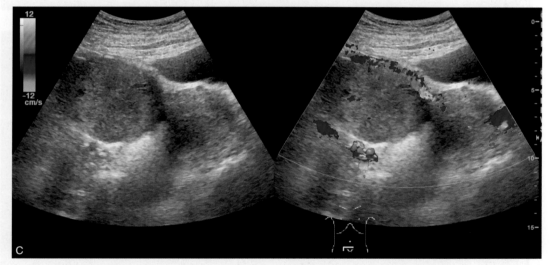
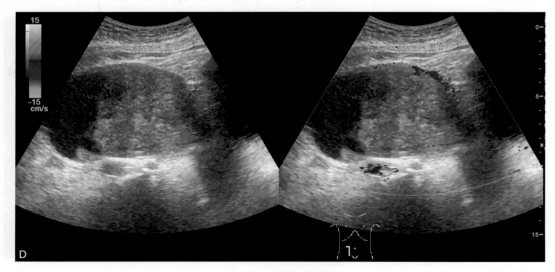

图 5-4-10 常规声像图

A、B. 右侧附件区(R-M)可见一个肿块图像,形态欠规则,边界局部欠清楚,内部为囊实混合回声,分布不均质,后方回声增强,UT. 子宫;C、D. 肿块内可见少许点状血流信号。

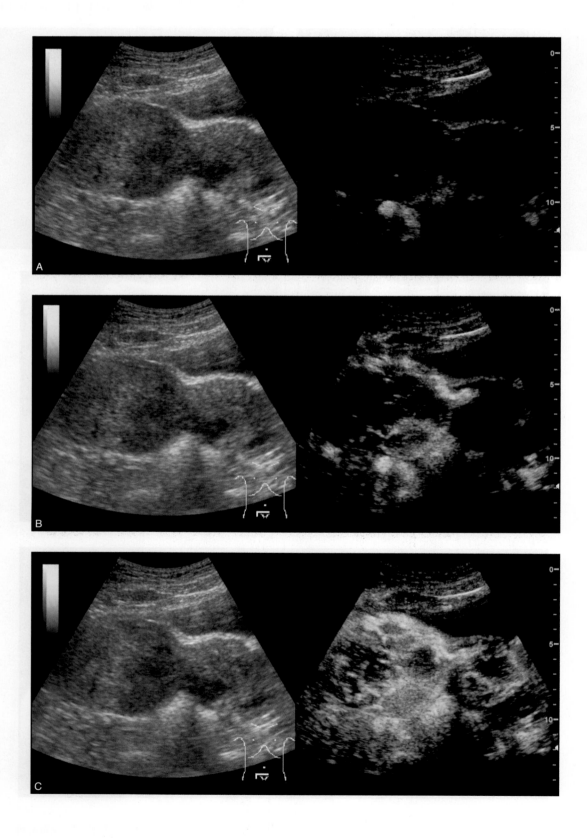

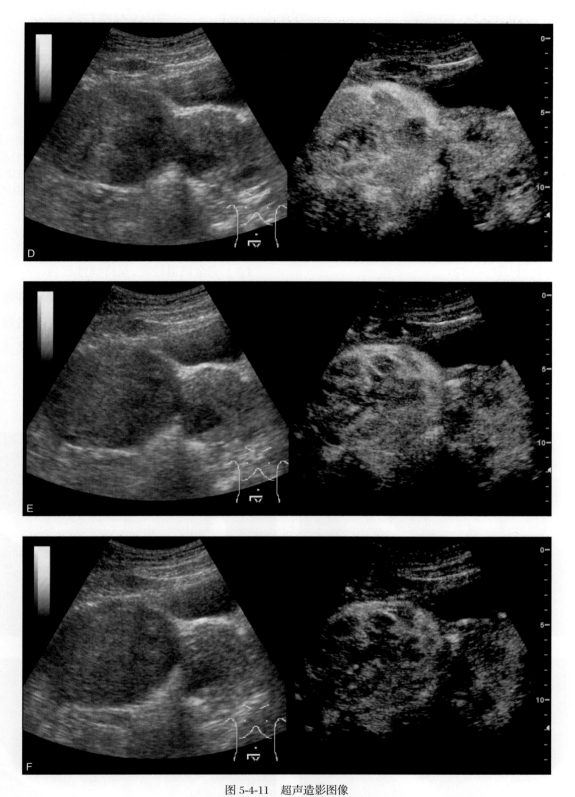

图 5-4-11 超声造影图像

A. 病灶早于子宫肌壁开始增强；B. 子宫肌壁开始增强；C. 病灶增强达峰，呈不均匀高增强；D. 病灶增强开始减退；E、F. 增强晚期呈稍高增强。

ER5-4-5　子宫内膜样腺癌超声造影视频

ER5-4-6　子宫内膜样腺癌超声造影视频

造影后 7s 病灶早于宫体肌壁开始增强，10s 子宫肌壁开始增强，病灶增强模式为高增强，增强形态为不均匀增强，可见树枝状血管自周边进入肿块，16s 病灶增强达峰值，26s 病灶增强开始减退，造影晚期呈不均匀低增强，在整个造影过程中始终可见片状无增强区。

4. 病灶 CT　见图 5-4-12。

5. 超声造影诊断要点

（1）开始增强时间早于宫体肌壁。

（2）增强早期瘤体囊壁、分隔及实性部分呈快速高增强，峰值强度高。

（3）完全消退较晚，呈持续性增强。

6. 鉴别诊断　具备卵巢恶性肿瘤常规超声表现及超声造影表现，与卵巢囊腺癌、透明细胞癌鉴别困难，需结合临床病史查体、实验室检查或其他影像学检查。

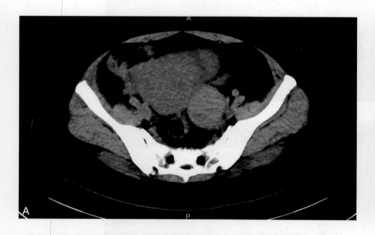

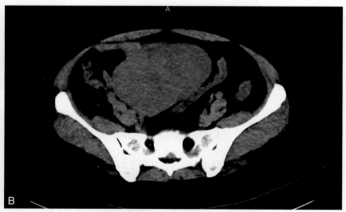

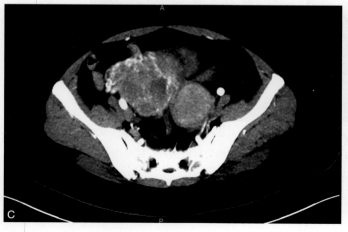

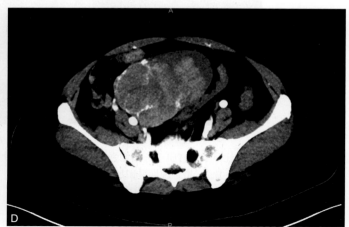

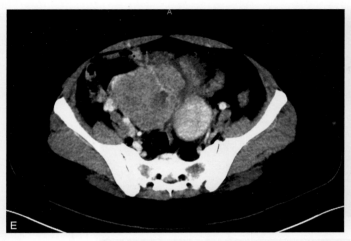
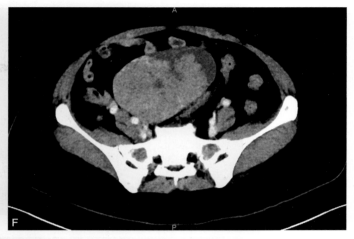

图 5-4-12　CT 图像

A、B. CT 平扫右侧附件区见一椭圆形软组织肿块，边界尚清，密度不均；C~F. CT 增强动脉期、静脉期，增强后明显不均匀强化。

三、透明细胞癌

1. 病史概要　女性，56 岁，体检发现卵巢肿瘤 10 年余，尿频尿急 4 个月，绝经 8 年，既往月经规律，无腹部不适。

2. 常规超声　见图 5-4-13。

3. 超声造影　见图 5-4-14、ER5-4-7 和 ER5-4-8。

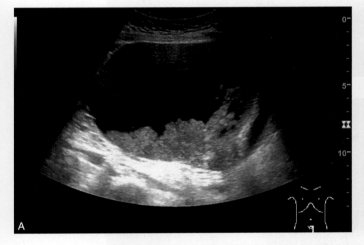
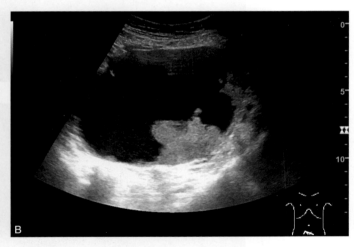
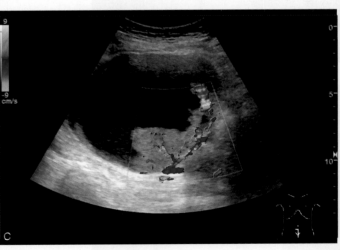
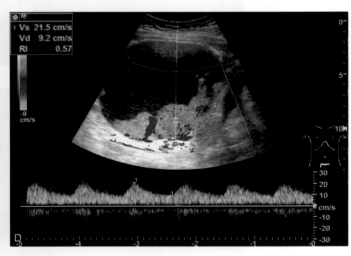

图 5-4-13　常规声像图

A、B. 盆腔内紧贴子宫底可见一个肿块图像，形态规则，边界清楚，内部为囊实混合性回声，实性部分可见结节样及乳头状中等稍低回声，分布不均质，后方回声增强；C、D. CDFI，实性部分可见稍丰富的血流信号，阻力指数稍低。

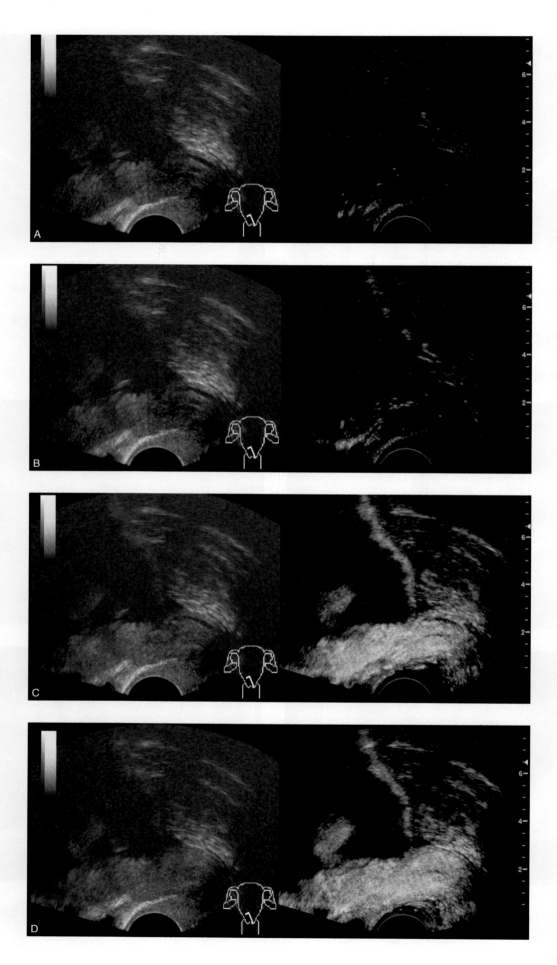

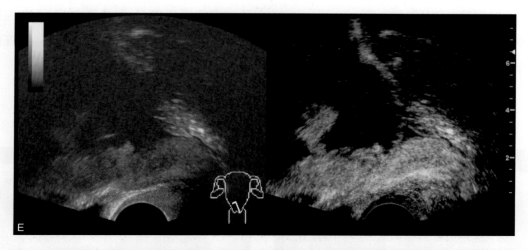

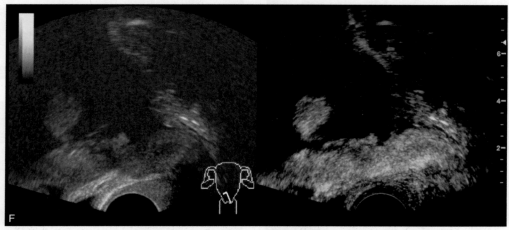

图 5-4-14　超声造影图像

A. 病灶早于子宫肌壁开始增强；B. 子宫肌壁开始增强；C. 病灶增强达峰，呈不均匀高增强；D. 病灶增强开始减退；E、F. 增强晚期呈不均匀等增强。

ER5-4-7　透明细胞癌超声造影视频

ER5-4-8　透明细胞癌超声造影视频

注射造影剂后 9s 病灶稍早于子宫肌壁开始增强，10s 子宫肌壁开始增强，病灶囊壁及实性部分增强模式为高增强，增强形态为不均匀增强，18s 病灶增强达峰值，26s 病灶开始减退，呈等增强，至造影晚期病灶减退呈不均匀等增强，在整个造影过程中病灶内始终可见大片状无增强区域。

4. 病灶磁共振　见图5-4-15。

5. 超声造影诊断要点

（1）开始增强时间早于宫体肌壁。

（2）增强早期瘤体囊壁、分隔及实性部分呈快速高增强,峰值强度高。

（3）完全消退较晚,呈持续性增强。

6. 鉴别诊断　具备卵巢恶性肿瘤常规超声表现及超声造影表现,与卵巢囊腺癌、子宫内膜样腺癌鉴别困难,需结合临床病史查体、实验室检查或其他影像学检查。

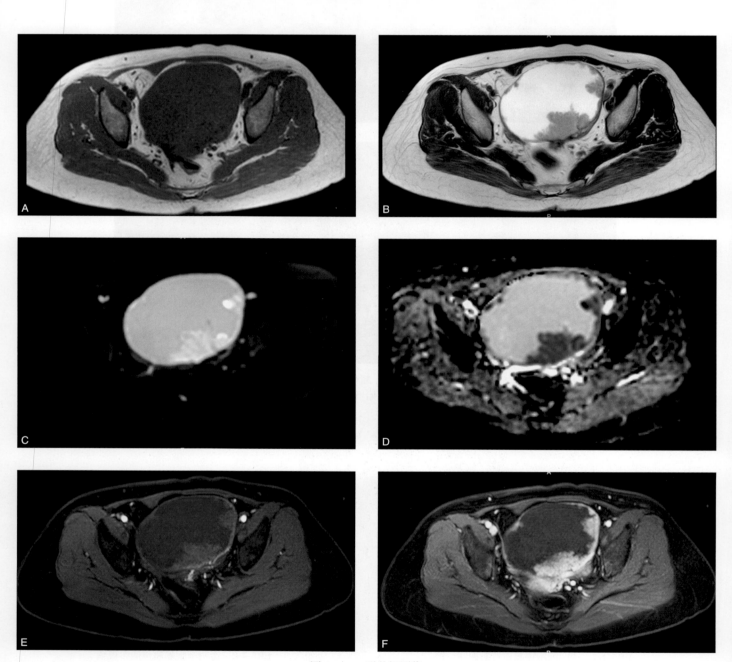

图5-4-15　磁共振图像

A. T$_1$WI呈低信号;B. T$_2$WI囊实性肿块,以高信号为主;C. DWI实性成分呈高信号;D. ADC实性成分呈低信号;E、F. 增强后实性成分呈明显强化。

四、成年型颗粒细胞瘤

（一）病例1

1. 病史概要　女性，44岁，经期延长5年，腹泻盆腔包块4年，平素月经不规律，月经淋漓不尽，无腹部不适。

2. 常规超声　见图5-4-16。

3. 超声造影　见图5-4-17和ER5-4-9。

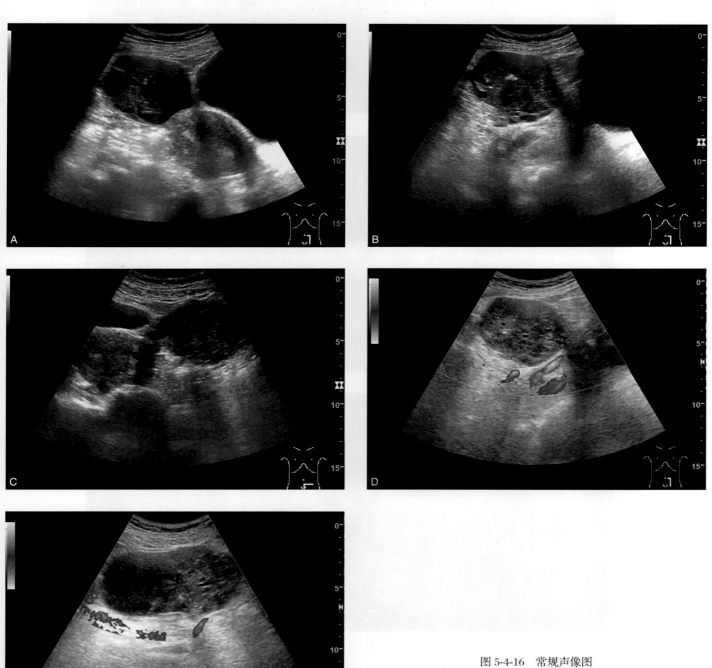

图5-4-16　常规声像图

A~C. 下腹部至盆腔内子宫上方可见一个肿块图像，大小与形态欠规则，边界清楚，内部为囊实混合性回声，实质部分可见斑点状强回声，分布不均质，后方回声无变化；D、E. CDFI，实质部分可见稍丰富的血流信号。

175

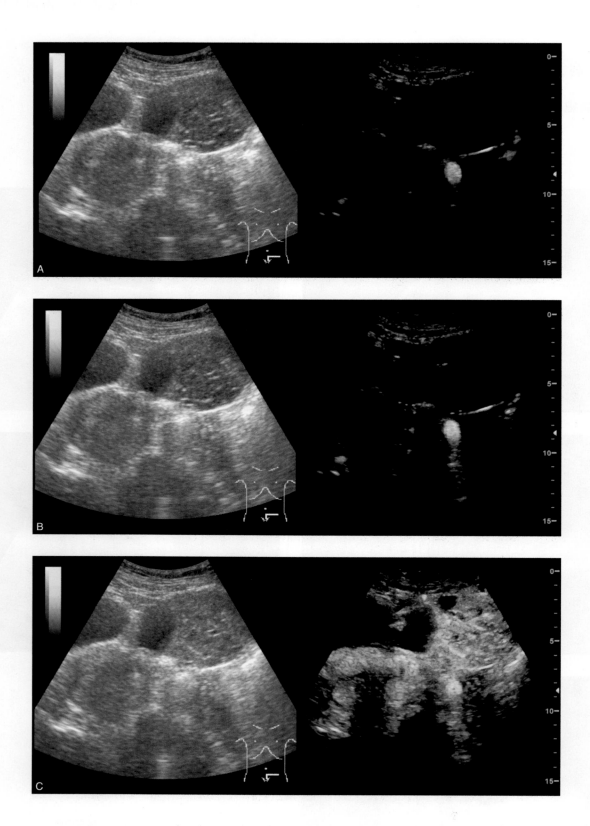

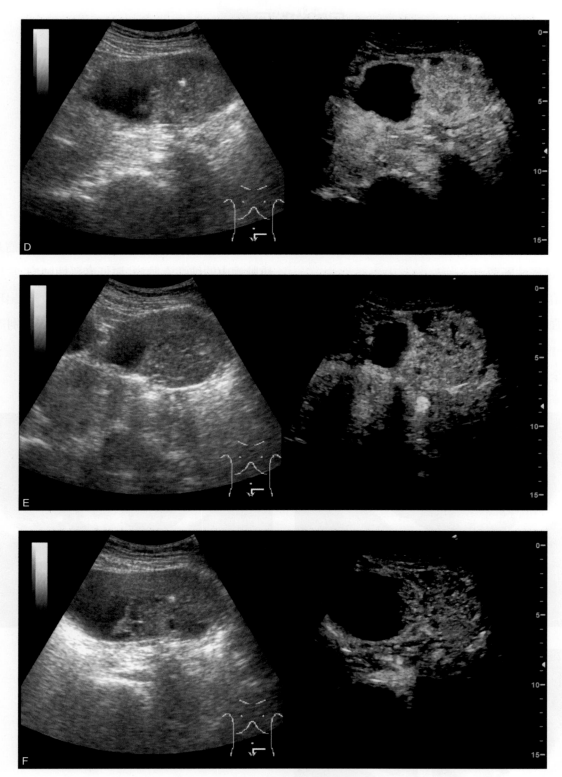

图 5-4-17　成年型颗粒细胞瘤超声造影图像

A. 子宫肌壁开始增强；B. 病灶稍晚于子宫肌壁开始增强；C. 病灶增强达峰，呈不均匀高增强；D. 病灶增强开始减退；E、F. 增强晚期呈不均匀等增强。

ER5-4-9 成年型颗粒细胞瘤超声造影视频

注射造影剂后 10s 子宫肌壁开始增强,11s 病灶实性部分稍晚于子宫肌壁开始增强,可见分支状血管分布于肿块实质部分内,病灶增强模式为高增强,增强形态为边缘、分隔及实性部分不均匀条片状增强,内部并可见片状无增强区,18s 病灶增强达峰值,30s 病灶开始消退,呈中等增强,增强晚期病灶实性部分呈不均匀中等增强,内部始终可见片状无增强区。

4. 病灶 CT 见图 5-4-18。

5. 超声造影诊断要点

（1）开始增强时间早于宫体肌壁。

（2）增强早期瘤体囊壁、分隔及实性部分呈快速高增强,峰值强度高。

（3）完全消退较晚,呈持续性增强。

6. 鉴别诊断 卵巢成年型颗粒细胞瘤是性索 - 间质肿瘤中的纯性索肿瘤,属低度恶性肿瘤,常呈实性回声伴多发小囊性回声区,肿瘤可分泌雌激素,出现绝经后阴道流血症状,与卵巢上皮源性恶性肿瘤鉴别需结合临床病史查体、实验室检查或其他影像学检查。

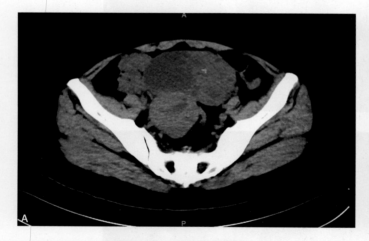

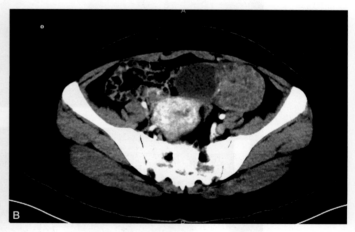

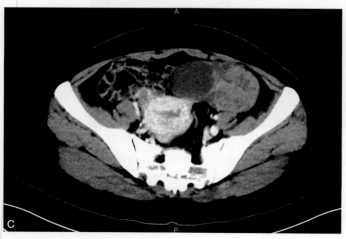

图 5-4-18 CT 图像

A. CT 平扫左侧附件区见一囊实性占位,平扫囊性部分呈稍低密度,实性部分呈不均匀等密度,中心多发点状钙化灶;B、C. CT 增强动脉期、静脉期,实性部分中度不均匀强化,囊性部分无强化。

（二）病例2

1. 病史概要　女性,55岁,绝经后阴道不规则流血2个月,发现盆腔包块2周,绝经2年,既往月经不规律,无腹部不适。

2. 常规超声　见图5-4-19。

3. 超声造影　见图5-4-20和ER5-4-10。

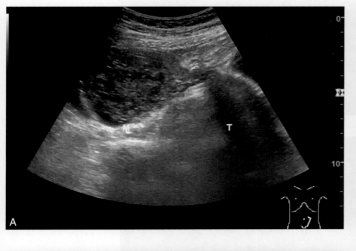

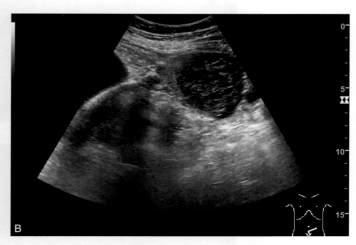

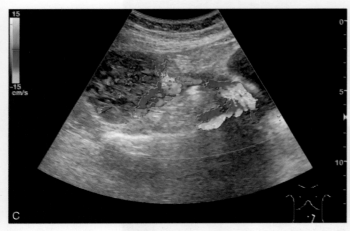

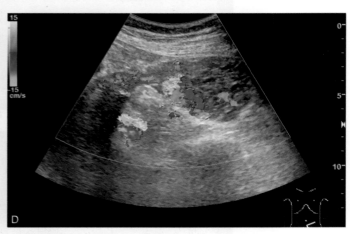

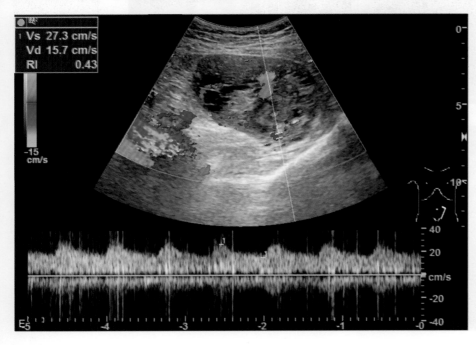

图5-4-19　常规声像图

A、B. 盆腔内偏左侧可见一个肿块图像,形态规则,边界清楚,内部为以实性为主的混合性回声,分布不均质,后方回声无变化;C～E. CFDI,实性部分可见丰富的血流信号,呈低阻血流。

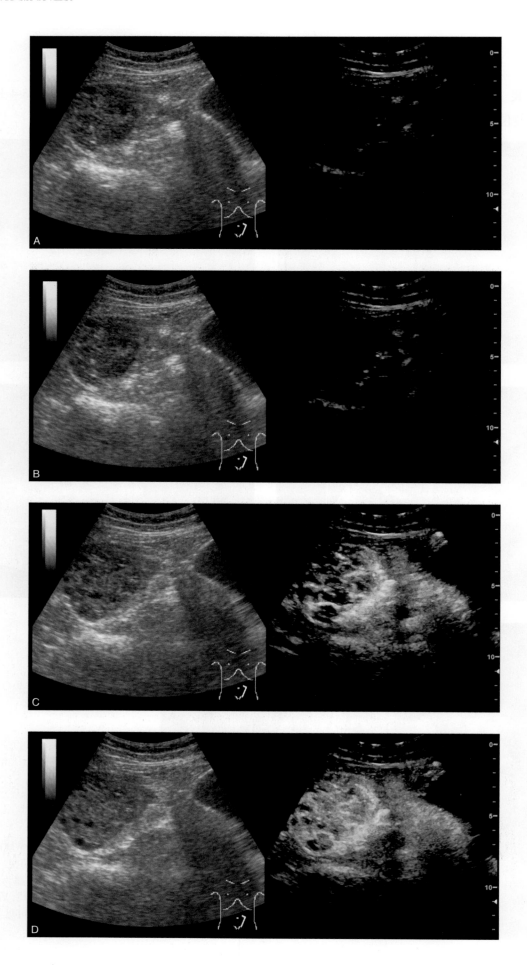

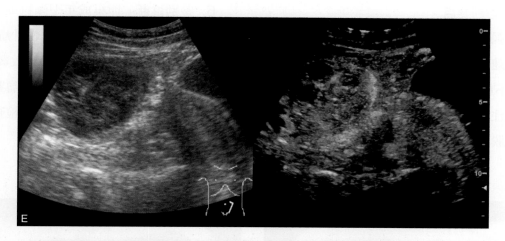

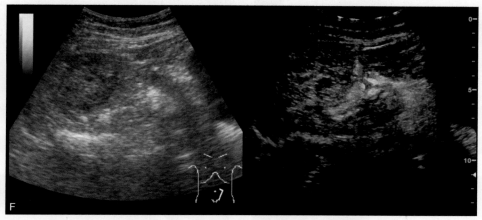

图 5-4-20 成年型颗粒细胞瘤超声造影图像

A. 病灶早于子宫肌壁开始增强；B. 子宫肌壁开始增强；C. 病灶增强达峰，呈不均匀高增强；
D. 病灶增强开始减退；E、F. 增强晚期呈不均匀稍高增强。

ER5-4-10 成年型颗粒细胞瘤超声造影视频

注射造影剂后 9s 病灶实质部分早于子宫肌壁开始增强，11s 子宫肌壁开始增强，病灶增强模式
为高增强，增强形态为不均匀增强，可见树枝状血管自肿块一侧进入病灶，20s 病灶达峰值，此时
病灶边界清楚，29s 病灶开始减退，至增强晚期减退为不均匀稍高增强，整个造影过程中病灶内
始终可见多个不规则无增强区。

4. 病灶磁共振 见图5-4-21。

5. 超声造影诊断要点

（1）开始增强时间早。

（2）瘤体快速高增强，瘤体内可见粗大血管进入，数量多，形态扭曲不规则，走向紊乱，造影剂多以粗大血管为中心向周围灌注扩散，呈不均匀性增强。

（3）瘤体包膜不清。

（4）消退较晚并呈持续性增强。

6. 鉴别诊断 卵巢成年型颗粒细胞瘤是性索-间质肿瘤中的纯性索肿瘤，属低度恶性肿瘤，常呈实性回声伴多发小囊性回声区，肿瘤可分泌雌激素，出现绝经后阴道流血症状，与卵巢上皮源性恶性肿瘤鉴别需结合临床病史、查体、实验室检查或其他影像学检查。

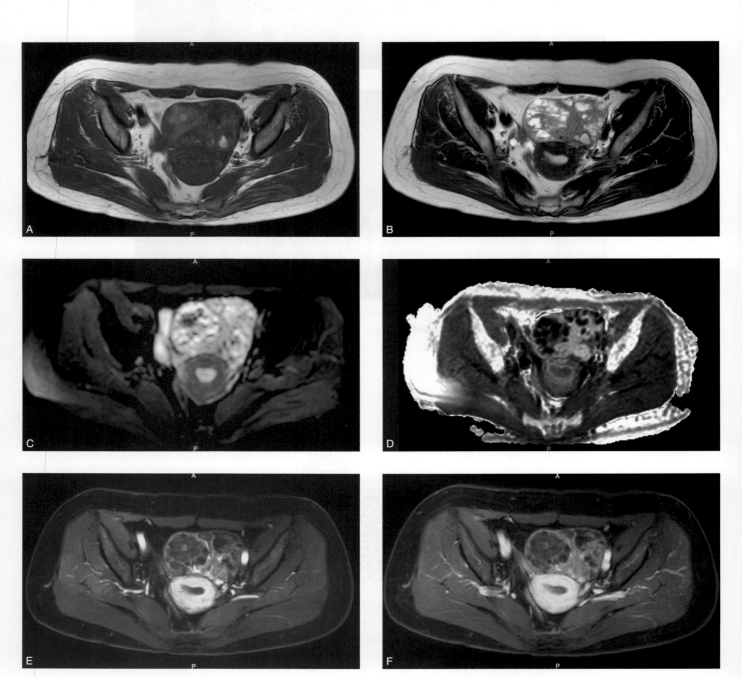

图5-4-21 磁共振图像

A. 盆腔内可见一混杂信号肿块，边界清晰，T₁WI可见结节状高信号灶；B. T₂WI多发高、低信号结节；C. DWI呈不均匀高信号；D. ADC呈高低不均匀信号；E、F. 增强后不均匀强化。

（三）病例3

1. **病史概要**　女性，31岁，盆腔疼痛半个月余。

2. **常规超声**　见图5-4-22。

3. **超声造影**　见图5-4-23和ER5-4-11。

4. **其他检查**　MRI示，盆腔偏左侧混合回声病灶内软组织T_1WI呈不均匀低信号；T_2WI呈高信号，整体呈混杂信号；DWI实性成分及囊壁呈高信号；ADC实性成分及囊壁呈不均匀低信号。增强MRI示盆腔偏左侧混合回声病灶实性成分及囊壁明显强化。卵巢来源恶性肿瘤多考虑。

手术病理示，卵巢颗粒细胞瘤，中低分化。

5. **超声造影诊断要点**

（1）颗粒细胞瘤早期可见肿瘤供血动脉首先增强，随后瘤体呈快速增强。

（2）颗粒细胞瘤呈实性或囊实性包块，实性成分呈高增强，瘤体较大时实性成分内可见不规则无增强区，为液化坏死区，瘤体包膜完整。

（3）肿瘤周边很少见正常卵巢组织。

6. **鉴别诊断**　颗粒细胞瘤需与卵巢癌、纤维瘤、子宫肌瘤（浆膜下肌瘤、阔韧带肌瘤）等相鉴别。卵巢癌大部分呈多房囊实性包块，少部分实性包块与颗粒细胞瘤鉴别困难。纤维瘤多为乏血供肿瘤，瘤内仅有稀疏造影剂进入。乏血供子宫肌瘤与纤维瘤超声造影表现相似，富血供肌瘤与颗粒细胞瘤表现相似，均呈高增强，鉴别困难，需要结合其他表现，如肌瘤与双侧卵巢分界清，一般于双侧附件区可探及正常卵巢组织，而颗粒细胞瘤与同侧卵巢分界不清，或同侧卵巢不可见。

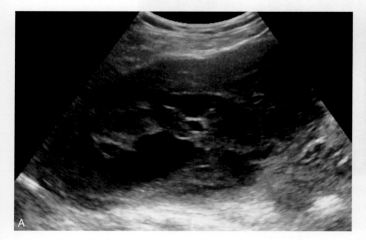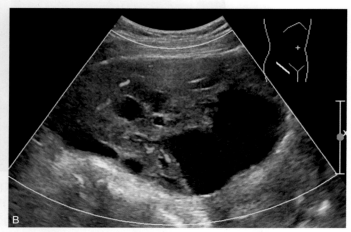

图5-4-22　成年型颗粒细胞瘤

A. 灰阶声像图，盆腔偏左侧混合回声病灶，形态不规则，边界尚清，内回声不均匀，可见不规则液性暗区；B. CDFI，病灶内探及点状血流信号。

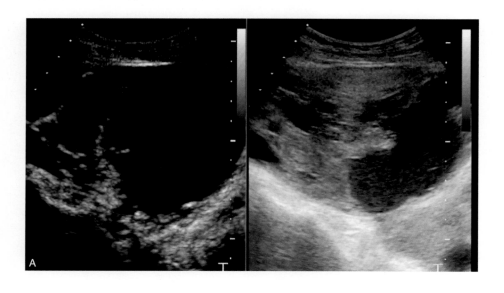

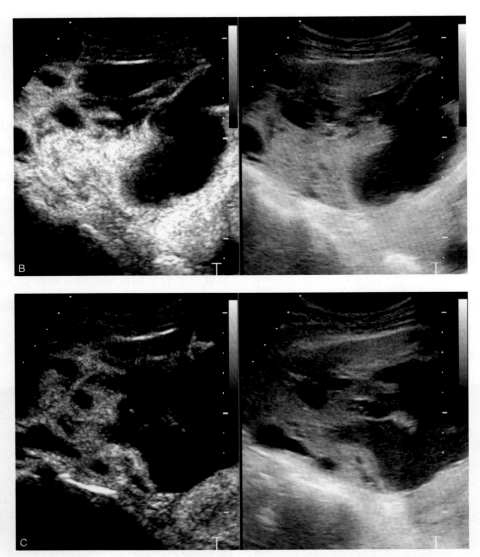

图 5-4-23 成年型颗粒细胞瘤超声造影图像

A. 增强早期超声造影图,盆腔偏左侧混合回声病灶可见肿瘤供血动脉首先增强,随后瘤体呈快速增强;B. 达峰时超声造影图,病灶呈不均匀高增强,可见液化坏死区呈无增强;C. 增强晚期超声造影图,病灶内造影剂消退较快。

ER5-4-11 成年型颗粒细胞瘤超声造影视频

颗粒细胞瘤超声造影,早期可见肿瘤供血动脉首先增强,随后瘤体呈快速增强,达峰时实性成分呈高增强,液化坏死区无增强。

五、无性细胞瘤

1. 病史概要 女性,29 岁,"卵巢无性细胞瘤"术后 11 个月,发现盆腔包块 1 个月余,平素月经规律,无腹部不适。

2. 常规超声 见图 5-4-24。

3. 超声造影 见图 5-4-25 和 ER5-4-12。

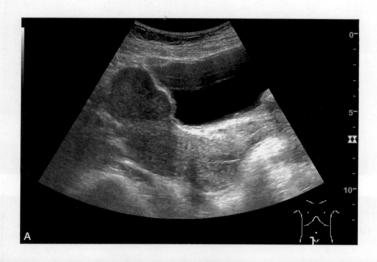

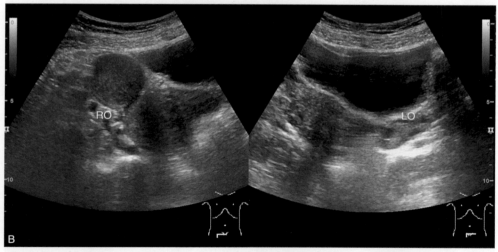

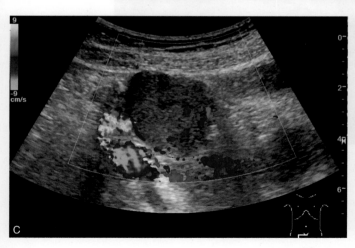
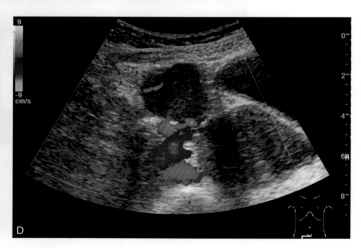

图 5-4-24 常规声像图

A、B. 盆腔内右侧附件区可见一个肿块图像,形态规则,边界尚清楚,内部为低回声,分布不均质,后方回声稍增强(RO: 右侧卵巢,LO: 左侧卵巢);C、D. CDFI,肿块周边及内部可见点条状血流信号。

185

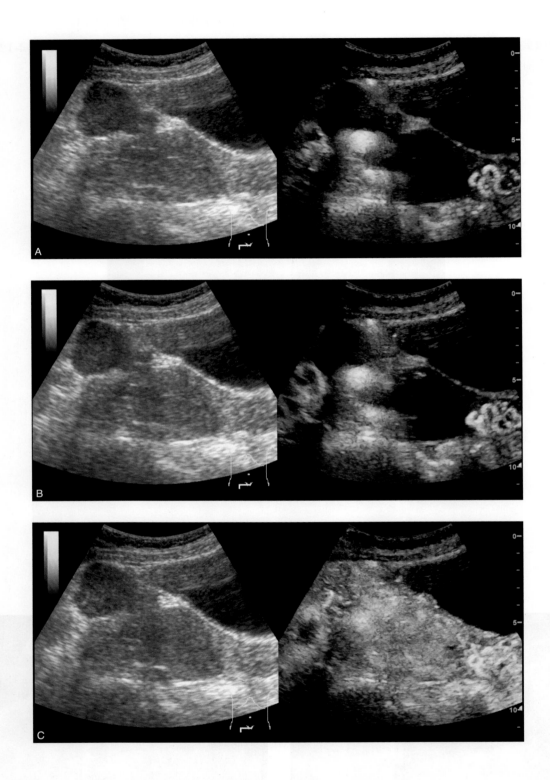

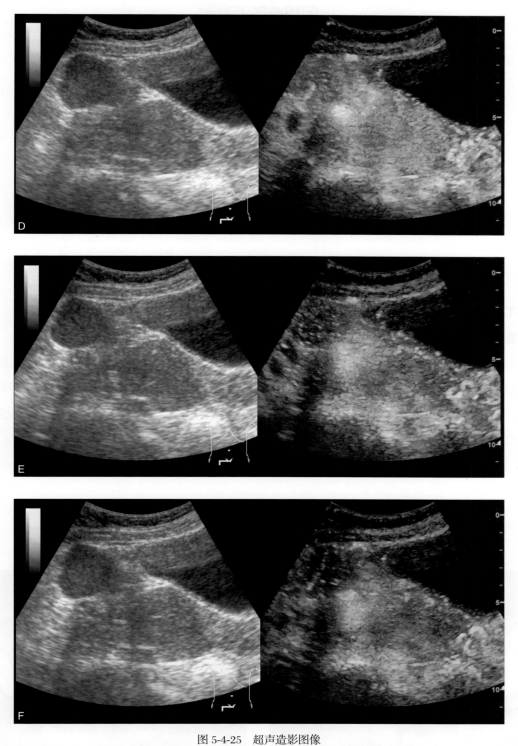

图 5-4-25　超声造影图像

A. 病灶早于子宫肌壁开始增强；B. 子宫肌壁开始增强；C. 病灶增强达峰，呈不均匀中等增强；D. 病灶增强开始减退；E、F. 增强晚期呈不均匀稍低增强。

ER5-4-12 无性细胞瘤超声造影视频

注射造影剂后10s病灶稍早于子宫肌壁开始增强,11s子宫肌壁开始增强,病灶增强模式为中等增强,增强形态呈不均匀向心性增强,20s病灶增强达峰值,25s病灶增强开始消退,呈中等稍低增强,增强晚期呈稍低增强。

4. 病灶 CT 见图 5-4-26。

5. 超声造影诊断要点

(1)开始增强时间早。

(2)瘤体快速高增强,瘤体内可见粗大血管进入,数量多,形态扭曲不规则,走向紊乱,造影剂多以粗大血管为中心向周围灌注扩散,呈不均匀性增强。

(3)瘤体包膜不清。

(4)消退较晚并呈持续性增强。

6. 鉴别诊断 卵巢无性细胞瘤是卵巢生殖细胞恶性肿瘤,具备恶性肿瘤超声造影特点,但超声难以提示病理类型,需结合临床病史、查体、实验室检查或其他影像学检查。

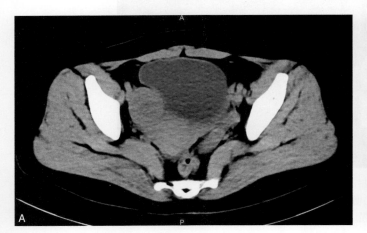
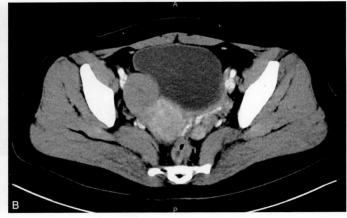

图 5-4-26 CT 图像

A. CT 平扫右侧附件区可见一肿块,等密度;B. CT 增强,肿块中度欠均匀强化,病灶推压邻近右输尿管。

六、未成熟畸胎瘤

1. 病史概要 女性,19 岁,腹胀 2 个月余,自觉腹围增大伴下腹部不适,平素月经规律。

2. 常规超声 见图 5-4-27。

3. 超声造影 见图 5-4-28 和 ER5-4-13。

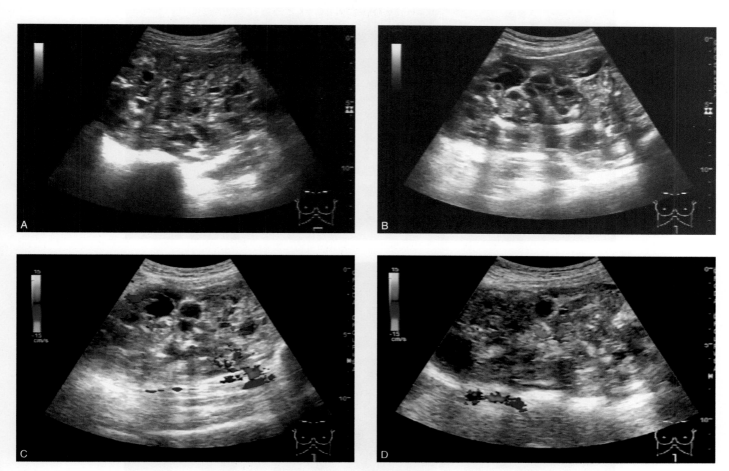

图 5-4-27 常规声像图

A、B. 中上腹至盆腔内子宫上方可见一个肿块图像,形态欠规则,边界尚清楚,内部为以实性为主的囊实混合性回声,囊性回声区大小不等,呈蜂窝样分布于实性回声内,分布不均质,实性回声内可见线样强回声斑,后方伴声影;C、D. CDFI,肿块实性部分内可见点条状血流信号。

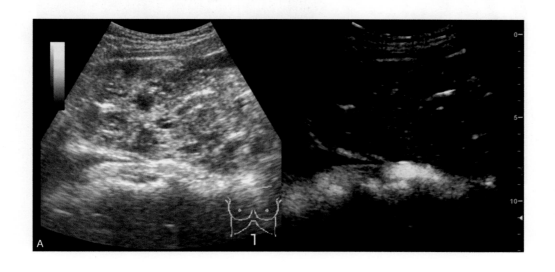

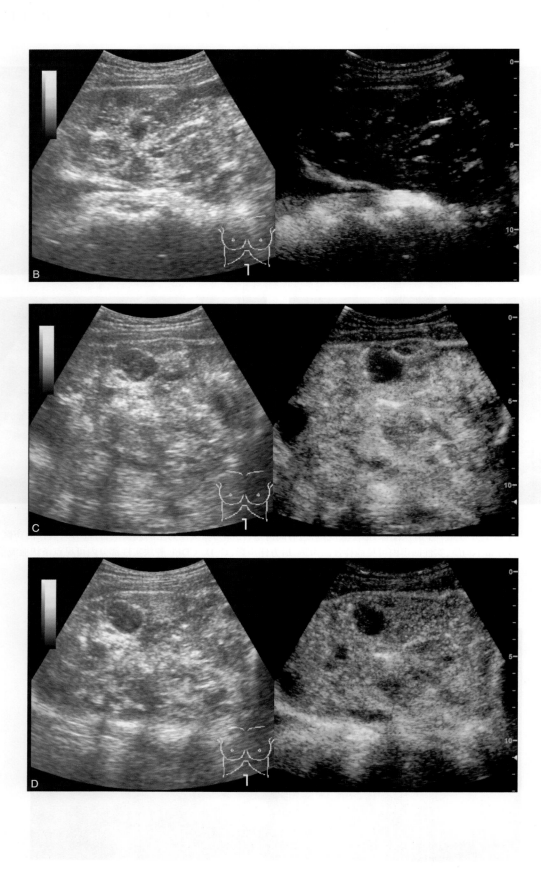

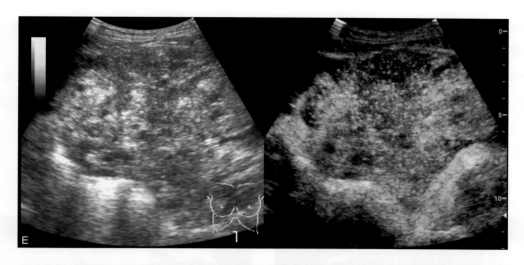

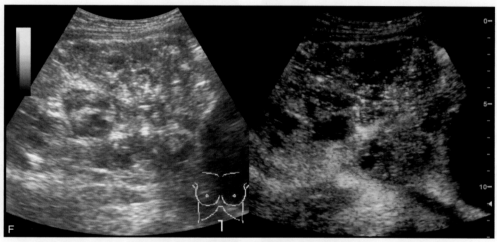

图 5-4-28 未成熟畸胎瘤超声造影图像

A. 病灶早于子宫肌壁开始增强；B. 子宫肌壁开始增强；C. 病灶增强达峰，呈不均匀高增强；D. 病灶增强开始减退；E、F. 增强晚期呈不均匀稍高增强。

ER5-4-13 未成熟畸胎瘤超声造影视频

注射造影剂后 6s 病灶周边先于子宫组织开始增强，9s 子宫肌壁开始增强，病灶增强模式为高增强，增强形态为向心性不均匀增强，病灶内部可见多条粗大的供血血管，呈树枝状分布，病灶局部可见不规则片状低 - 无增强区，20s 病灶增强达峰值，29s 病灶开始减退，呈稍高增强，增强晚期，病灶实质部分呈不均匀中等增强，内部始终可见不规则片状低 - 无增强区。

4. 病灶磁共振 见图 5-4-29。

5. 超声造影诊断要点

（1）开始增强时间早。

（2）瘤体快速高增强，瘤体内可见粗大血管进入，数量多，形态扭曲不规则，走向紊乱，造影剂多以粗大血管为中心向周围灌注扩散，呈不均匀性增强。

（3）瘤体包膜不清。

（4）消退较晚并呈持续性增强。

6. 鉴别诊断 卵巢未成熟畸胎瘤是恶性生殖细胞肿瘤，内部回声较杂乱，呈囊实性，伴多发斑片状强回声，具备恶性肿瘤超声造影增强表现，需结合临床病史、查体、实验室检查或其他影像学检查。

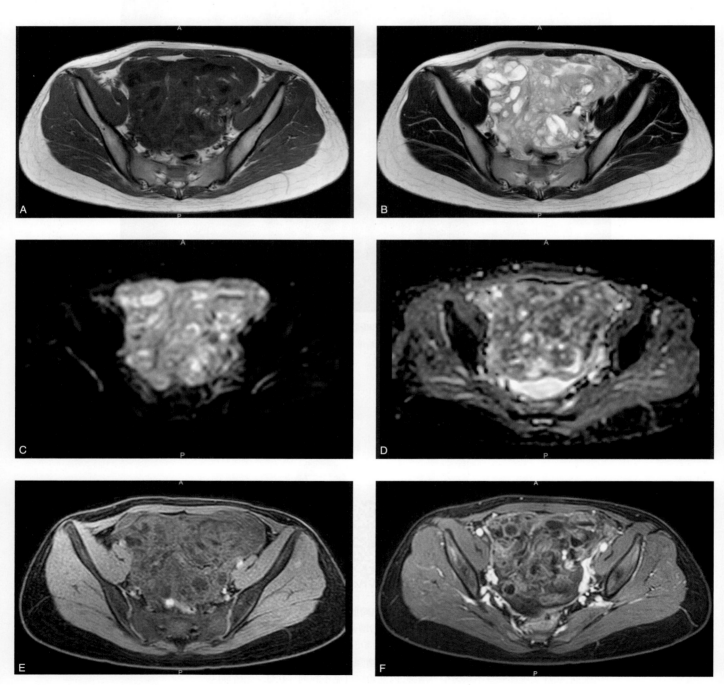

图 5-4-29 磁共振图像

A. 下腹不规则囊实混杂性软组织肿块，邻近组织受推压，病灶边界不清，T_1WI 呈等、低信号，部分囊性灶 T_1WI 呈高信号（出血可能）；病灶与左侧卵巢分界不清；B. T_2WI 示多发高、等信号结节；C. DWI 呈不均匀高信号；D. ADC 呈稍低信号；E、F. 增强后不均匀强化。

七、恶性间皮瘤

1. 病史概要　女性,74 岁,发现盆腔包块 1 个月余,

有发热、脸色苍白,绝经 20 余年,无腹部不适。

2. 常规超声　见图 5-4-30。

3. 超声造影　见图 5-4-31 和 ER5-4-14。

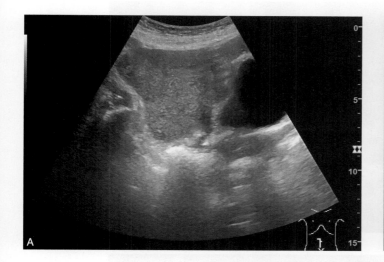
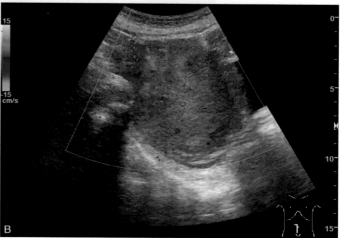
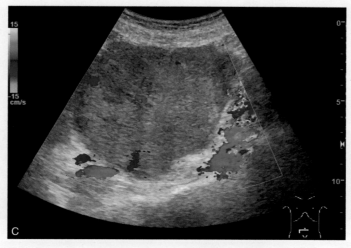

图 5-4-30　常规声像图

A. 盆腔偏右侧可见一个肿块图像,形态欠规则,边界欠清楚,内部为低回声,分布不均质,后方回声稍增强;B、C. CDFI,肿块内部可见少许点状血流信号。

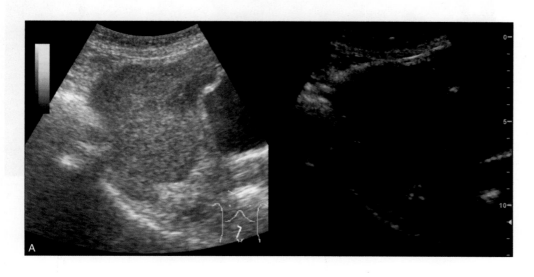

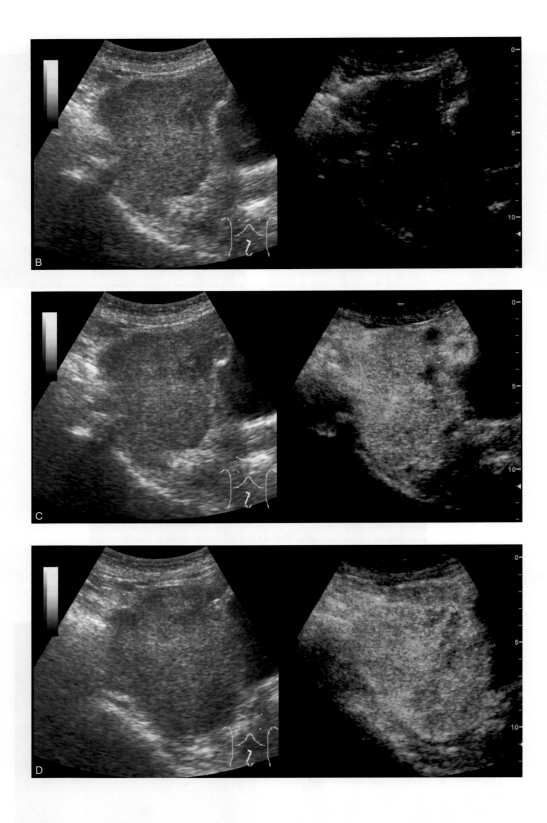

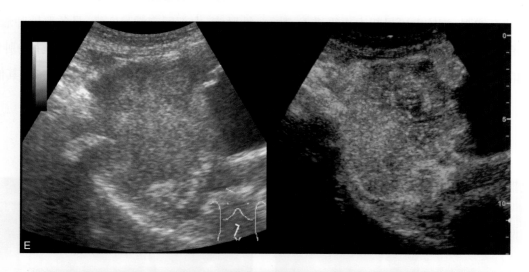

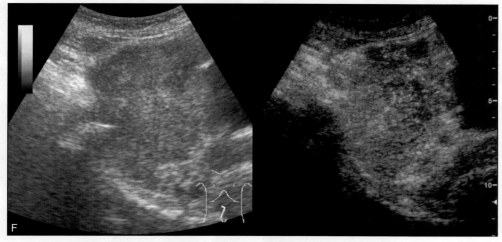

图 5-4-31　恶性间皮瘤超声造影图像

A. 病灶稍早于子宫肌壁开始增强；B. 子宫肌壁开始增强；C. 病灶增强达峰，呈不均匀高增强；D. 病灶增强开始减退；E、F. 增强晚期呈不均匀稍高增强。

ER5-4-14　恶性间皮瘤超声造影视频

注射造影剂后 10s 病灶稍早于子宫组织开始增强，12s 子宫肌壁开始增强，可见肿瘤血管从周边呈分支状进入肿块内，病灶增强模式为高增强，增强形态为不均匀增强，周边可见包膜样强化，内部可见不规则小片状低、无增强区，21s 病灶增强达峰值，28s 病灶增强开始消退，消退程度不等，呈稍高增强，增强晚期呈不均匀稍高增强，整个造影过程中内部始终可见不规则小片状低、无增强区。

4. 病灶磁共振 见图 5-4-32。

5. 超声造影诊断要点

（1）开始增强时间早。

（2）瘤体快速高增强，瘤体内可见粗大血管进入，数量多，形态扭曲不规则，走向紊乱，造影剂多以粗大血管为中心向周围灌注扩散，呈不均匀性增强。

（3）瘤体包膜不清。

（4）消退较晚并呈持续性增强。

6. 鉴别诊断 卵巢恶性间皮瘤为卵巢间皮来源恶性肿瘤，内部回声常呈实性，具备恶性肿瘤超声造影增强特点，部分肿块与淋巴瘤等实性为主的肿瘤超声鉴别困难，需结合临床病史、查体、实验室检查或其他影像学检查。

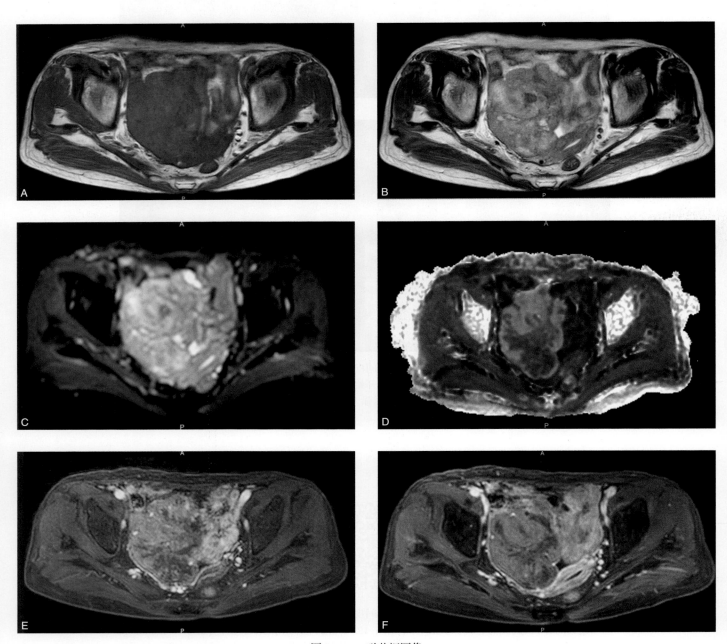

图 5-4-32 磁共振图像

A. 盆腔右侧见不规则的分叶状肿块，粘连盆壁及子宫，T₁WI 呈等、低信号；B. T₂WI 呈高、等信号；C. DWI 呈不均匀高信号；D. ADC 呈稍低信号；E、F. 增强后明显不均匀强化。

八、淋巴瘤

1. 病史概要　女性,17岁,腹痛1周,发现盆腔包块2天,伴腹胀、食纳差,平素月经规律。

2. 常规超声　见图5-4-33。

3. 超声造影　见图5-4-34、ER5-4-15和ER5-4-16。

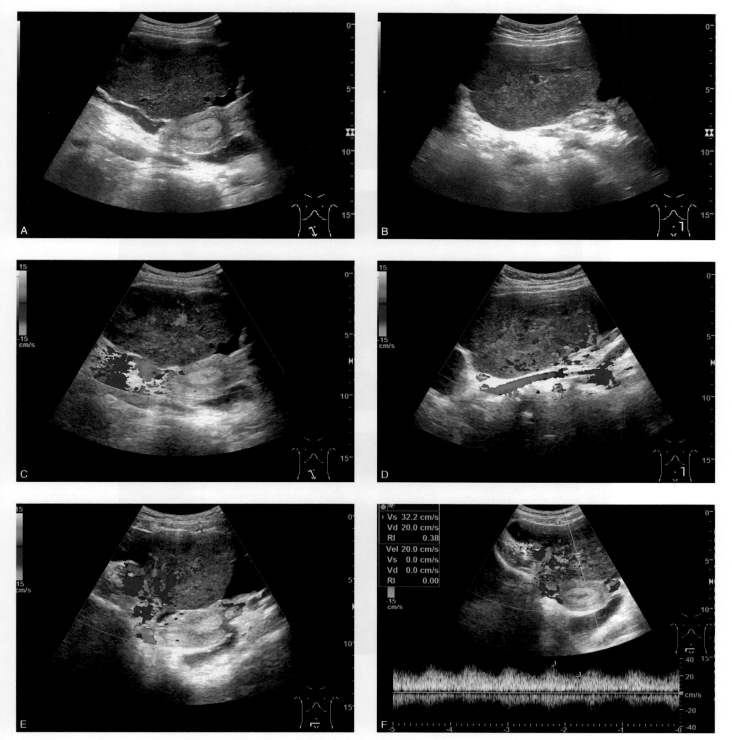

图5-4-33　常规声像图

A、B. 中下腹至盆腔内可见2个肿块图像,紧邻分布,形状规则,边界尚清楚,内部为低回声,分布不均质,后方回声稍增强;C~F. CDFI,肿块内可见丰富的血流信号,呈低阻血流。

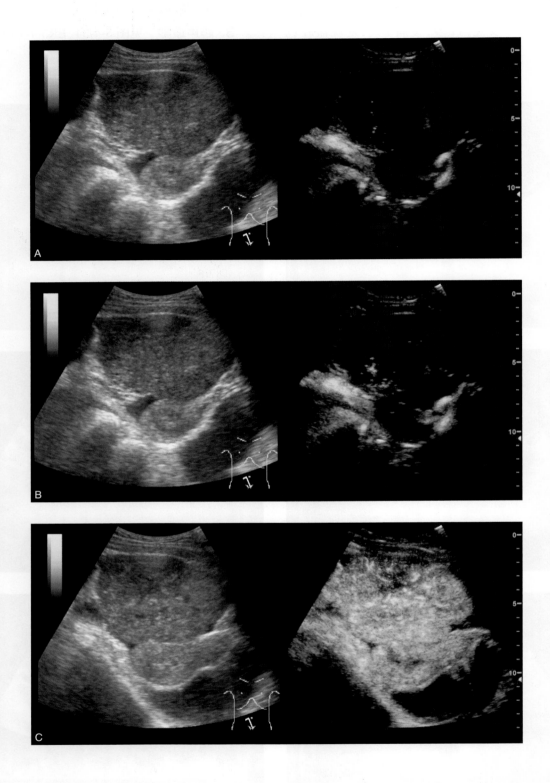

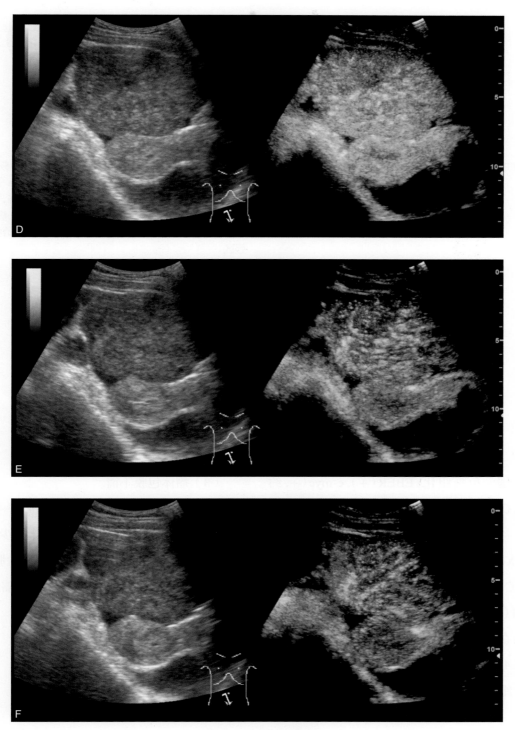

图 5-4-34　超声造影图像

A. 病灶稍早于子宫肌壁开始增强；B. 子宫肌壁开始增强；C. 病灶增强达峰，呈不均匀高增强；D. 病灶增强开始减退；E、F. 增强晚期呈不均匀稍高增强。

ER5-4-15　淋巴瘤超声造影视频

ER5-4-16　淋巴瘤超声造影视频

注射造影剂后 5s 病灶早于子宫肌壁开始增强，6s 子宫肌壁开始增强，病灶增强模式为高增强，增强形态为不均匀增强，可见树枝状血管自肿块一侧进入肿块内，14s 病灶增强达峰值，20s 病灶增强开始减退，造影晚期呈不均匀等增强，在整个造影过程中始终可见小片状无增强区。

4. 病灶病理　免疫组化：EBER（＋），c-myc（＋，约 60%），Syn（－），CgA（－），CD56（－），Ki67（＋，约 90%），LCA（＋），Vim（－），CD20（＋），CD3（T 细胞＋），CD45RO（T 细胞＋），PAX-5（＋），TdT（＋），CD99（－），CD34（－），MOP（散在＋），CK（－），CK7（－），TTF-1（－），CD117（－），CD5（－），CD21（－），CD23（－），CYCLIND1（－），CD10（＋），MUM（散在＋），Bcl-6（＋），Bcl-2（＋），CD2（－），CD7（－），SALL4（－）。小圆细胞肿瘤，为淋巴造血系统恶性肿瘤，B 细胞性非霍奇金淋巴瘤，符合 Burkitt 淋巴瘤。

5. 超声造影诊断要点

（1）开始增强时间早。

（2）瘤体快速高增强，瘤体内可见粗大血管进入，数量多，形态扭曲不规则，走向紊乱，造影剂多以粗大血管为中心向周围灌注扩散，呈不均匀性增强。

（3）瘤体包膜不清。

（4）消退较晚并呈持续性增强。

6. 鉴别诊断　卵巢淋巴瘤临床较少见，肿瘤常呈实性回声，较大者可伴坏死液化，具备恶性肿瘤超声造影增强特点，部分肿块超声造影鉴别困难，需结合临床病史、查体、实验室检查或其他影像学检查。

九、卵巢类癌

（一）病例 1

1. 病史概要　女性，66 岁，发现盆腔包块 1 周，伴腹胀、下腹部隐痛，绝经 18 年。

2. 常规超声　见图 5-4-35。

3. 超声造影　见图 5-4-36、ER5-4-17 和 ER5-4-18。

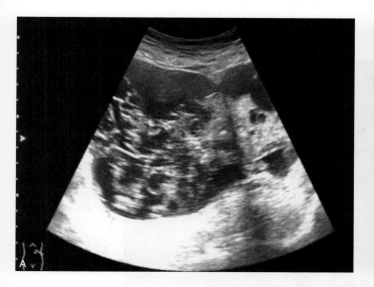

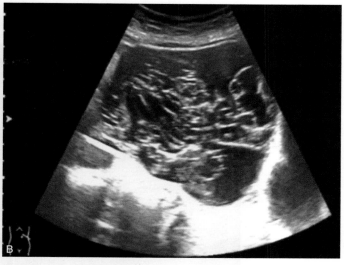

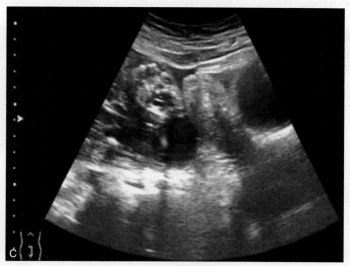

图 5-4-35 常规声像图

A~C. 下腹部盆腔偏内可见一个肿块,形态欠规则,边界欠清楚,内部为囊实混合性回声,分布不均质,后方回声稍增强。

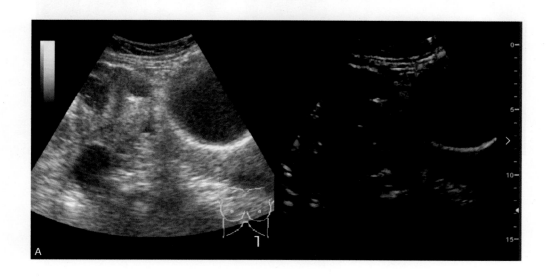

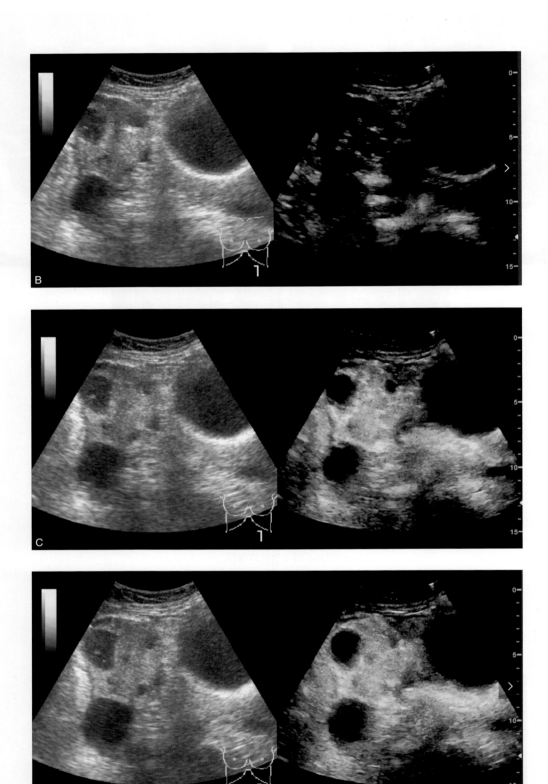

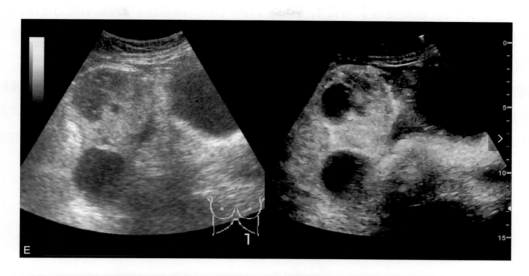

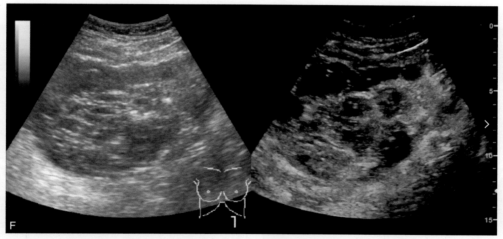

图 5-4-36 超声造影图像

A. 病灶稍早于子宫肌壁开始增强；B. 子宫肌壁开始增强；C. 病灶增强达峰，呈不均匀高增强；D. 病灶增强开始减退；E、F. 增强晚期呈不均匀稍高增强。

ER5-4-17 卵巢类癌超声造影视频

ER5-4-18 卵巢类癌超声造影视频

注射造影剂后 17s 病灶稍早于子宫组织开始增强，19s 子宫肌壁开始增强，可见肿瘤血管从周边呈向心性进入肿块内，病灶增强模式为高增强，增强形态为不均匀增强，内部可见不规则片状无增强区，31s 病灶增强达峰值，45s 病灶增强开始消退，消退程度不等，呈稍高增强，增强晚期呈不均匀稍高增强，整个造影过程中内部始终可见不规则片状低无增强区。

4. 病灶 CT　见图 5-4-37。盆腔右部见不规则的分叶状肿块,粘连盆壁及子宫,肿块呈混杂等长 T_1 等长 T_2 信号改变,扩散加权成像呈高信号,ADC 值最低约 $0.673 \times 10^{-3}\text{mm}^2/\text{s}$,增强扫描呈不均匀性强化。

5. 超声造影诊断要点

(1) 开始增强时间早。

(2) 瘤体快速高增强,瘤体内可见粗大血管进入,数量多,形态扭曲不规则,走向紊乱,造影剂多以粗大血管为中心向周围灌注扩散,呈不均匀性增强。

(3) 瘤体包膜不清。

(4) 消退较晚并呈持续性增强。

6. 鉴别诊断　卵巢类癌是低度恶性肿瘤,临床较少见,超声诊断较困难,具备恶性肿瘤超声造影增强表现,仍需结合临床病史、查体、实验室检查或其他影像学检查。

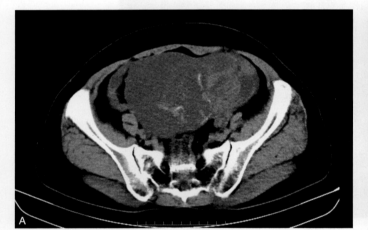
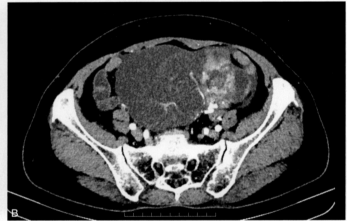
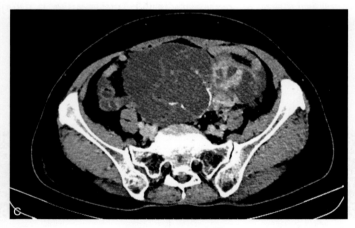

图 5-4-37　CT 图像

A. 子宫周围及上方分叶状囊实性肿块;B、C. 增强后实性部分中度强化。

（二）病例 2

1. 病史概要 45 岁,女性,体检发现盆腔包块半个 月余。CA125 67.93U/ml,CA19-9 38.42U/ml。

2. 超声图像 见图 5-4-38。

3. 超声造影 见图 5-4-39 和 ER5-4-19。

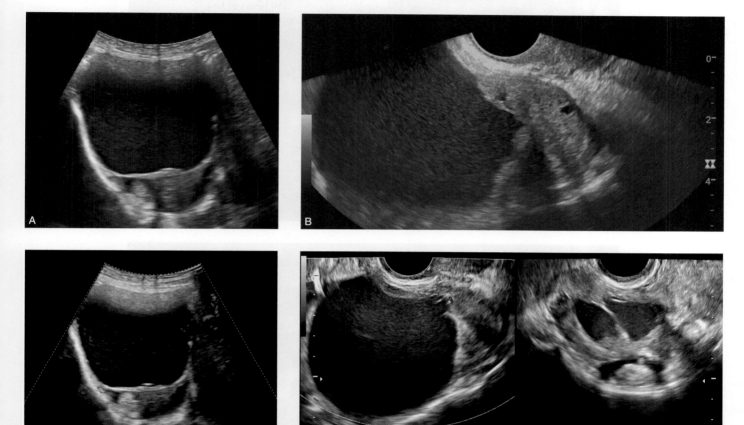

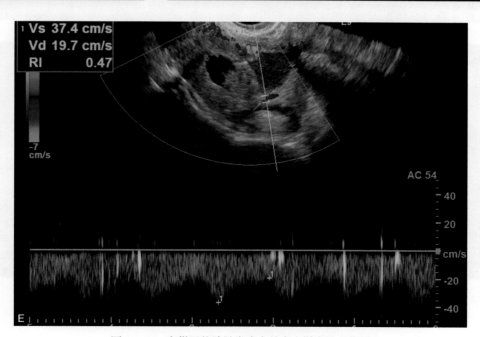

图 5-4-38 卵巢甲状腺肿类癌合并表皮样囊肿声像图

A、B. 经腹部、经阴道灰阶声像图,右卵巢显示不清,子宫右后方见混合回声包块,边界尚清,内以液性暗区为主(内见密集点状回声),内另见实性低回声及稍高回声;C、D. 经腹部、经阴道彩色多普勒血流成像,周边及内见短条状血流信号;E. 血流频谱图,测得 RI:0.44。

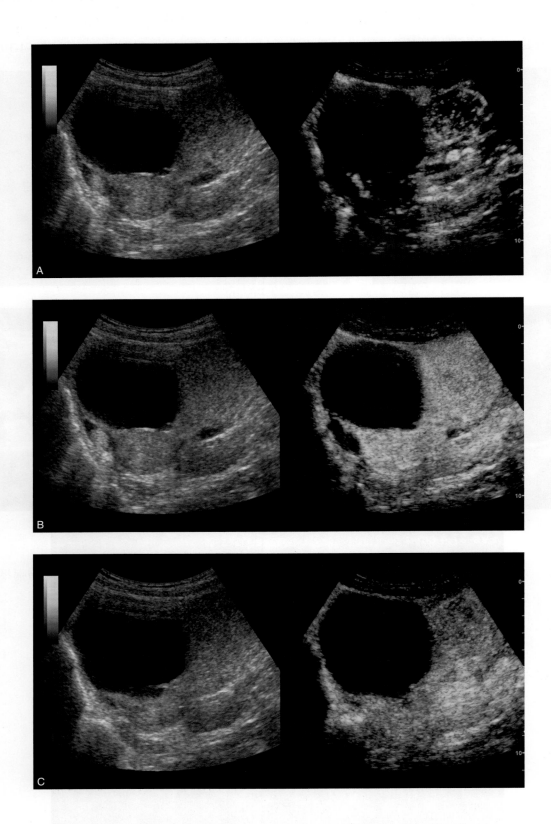

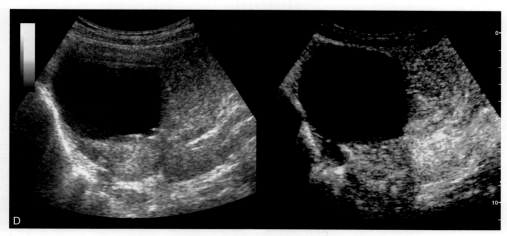

图 5-4-39 卵巢甲状腺肿类癌合并表皮样囊肿超声造影
A. 20s 图;B. 31s 图;C. 78s 图;D. 120s 图

ER5-4-19 卵巢甲状腺肿类癌合并表皮样囊肿超声造影视频

肿物内混合回声区(40mm×32mm×19mm,以等回声为主)及分隔(厚薄不均)20s 开始弥漫性增强,31s 达峰,78s 前消退明显快于肌层;增强程度低于肌层组织,120s 时仍可见增强。超声造影显示混合回声区血供丰富,增强呈慢进快出转慢出模式。部分腔内高回声团未见明显增强。

4. 磁共振图像 磁共振图像(外院)提示盆腔区子宫右上方团块状异常信号影,考虑右侧卵巢成熟性畸胎瘤(含脂肪)可能性大。

5. 病理 病理描述:(右)卵巢囊实性肿物,瘤细胞呈岛状、筛状或腺样排列,部分腔内见胶质样物,细胞呈圆形或卵圆形,核分裂象较少,局部可见少量表皮样囊壁及扩张卵泡结构;综合上述,符合(右)卵巢甲状腺肿类癌,合并表皮样囊肿,并见囊状卵泡。

6. 超声造影诊断要点

(1)造影早期囊实性混合回声包块的实性部分弥漫增强,囊壁、分隔线状增强,较慢达峰。高回声团无增强。

(2)增强程度低于肌层组织。

(3)造影早中期前消退明显快于肌层,120s 时可见低增强。

(4)造影增强呈慢进快出转慢出模式。

7. 鉴别诊断 应与单纯成熟畸胎瘤、未成熟畸胎瘤相鉴别。该病例卵巢甲状腺肿类癌合并表皮样囊肿,造影显示造影早期实性部分弥漫增强,囊壁、分隔线状增强,较慢达峰,高回声团无增强,造影增强呈慢进快出转慢出模式。单纯成熟畸胎瘤造影仅见囊壁及分隔线性增强,无弥漫增强区。未成熟畸胎瘤可见实性部分弥漫增强,囊壁和分隔线状增强,实性部分增强呈快进快出模式。未成熟肿瘤标志物升高更明显。

十、卵巢转移癌

(一)病例 1:胃肠道转移瘤

1. 病史概要 女性,46 岁,乙状结肠中分化腺癌术后 1 年,发现卵巢包块 5 天。

2. 常规超声 见图 5-4-40。

3. 超声造影 见图 5-4-41 和 ER5-4-20。

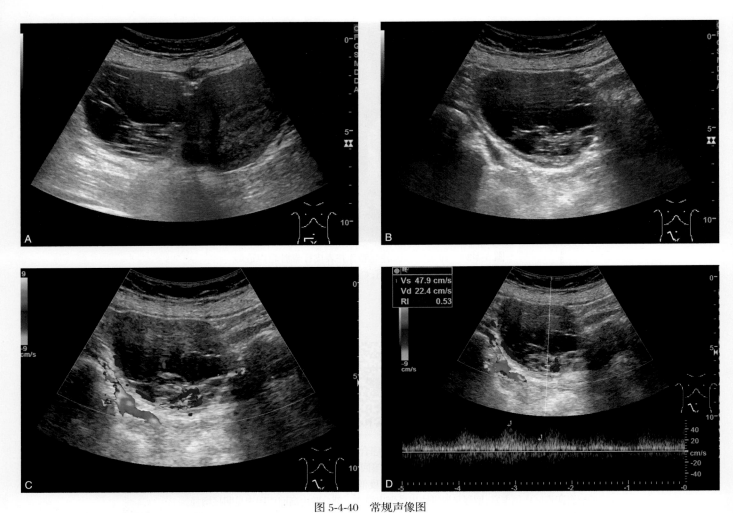

图 5-4-40　常规声像图

A、B. 盆腔内右侧附件区可见一个肿块图像,形状呈椭圆形,边界清楚,内部为以囊性为主的囊实混合性回声,囊内可见多条细线样分隔,局部呈多房样改变,实性回声呈团块样分布于囊壁,分布不均,后方回声增强;C、D. CDFI,肿块内实性成分可见细条状的血流信号。

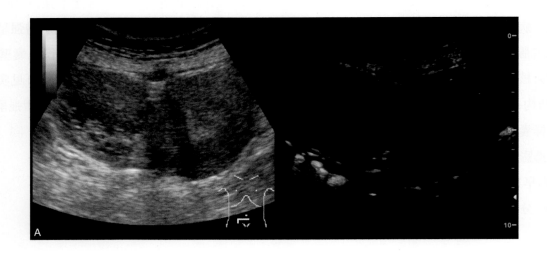

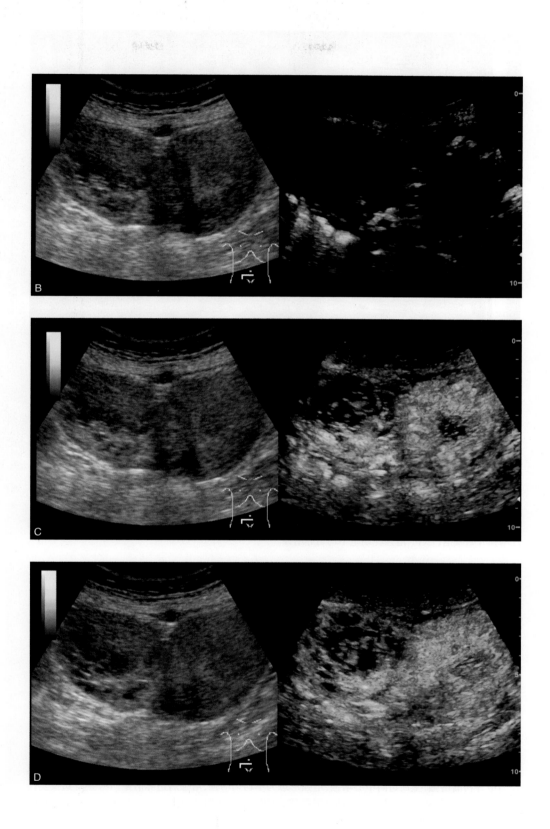

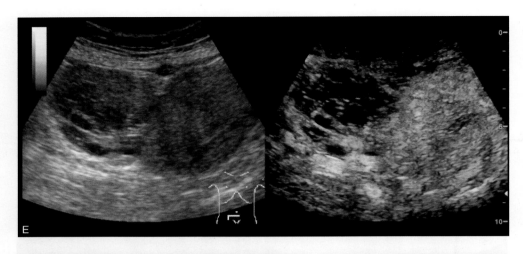

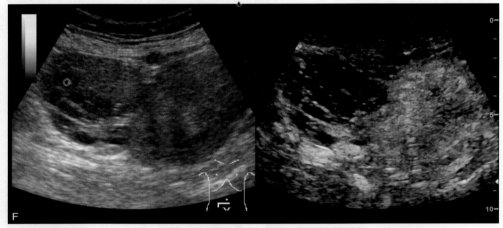

图 5-4-41　胃肠道转移瘤超声造影图像

A. 病灶稍早于子宫肌壁开始增强；B. 子宫肌壁开始增强；C. 病灶增强达峰，呈不均匀高增强；D. 病灶增强开始减退；E、F. 增强晚期呈不均匀等增强。

ER5-4-20　胃肠道转移瘤超声造影视频

注射造影剂后 11s，病灶早于子宫肌壁开始增强，12s 子宫肌壁开始增强，病灶周边及实性部分增强模式为中等稍高增强，呈周边向中心增强，增强形态为不均匀增强，增强后边界清楚，18s 病灶边及实性部分增强达峰值，30s 病灶边及实性部分增强开始减退，造影晚期呈不均匀等增强，在整个造影过程中始终可见片状无增强区。

4. 病灶磁共振　见图 5-4-42。

5. 超声造影诊断要点

（1）开始增强时间早。

（2）瘤体快速高增强，瘤体内可见粗大血管进入，数量多，形态扭曲不规则，走向紊乱，造影剂多以粗大血管为中心向周围灌注扩散，呈不均匀性增强。

（3）瘤体包膜不清。

（4）消退较晚并呈持续性增强。

6. 鉴别诊断　卵巢转移癌超声造影具有多样性，但基本具备卵巢恶性肿瘤增强特征，结合患者恶性肿瘤病史可诊断，当高度怀疑卵巢转移癌时，应进一步检查胃肠道、乳腺，寻找原发病灶。

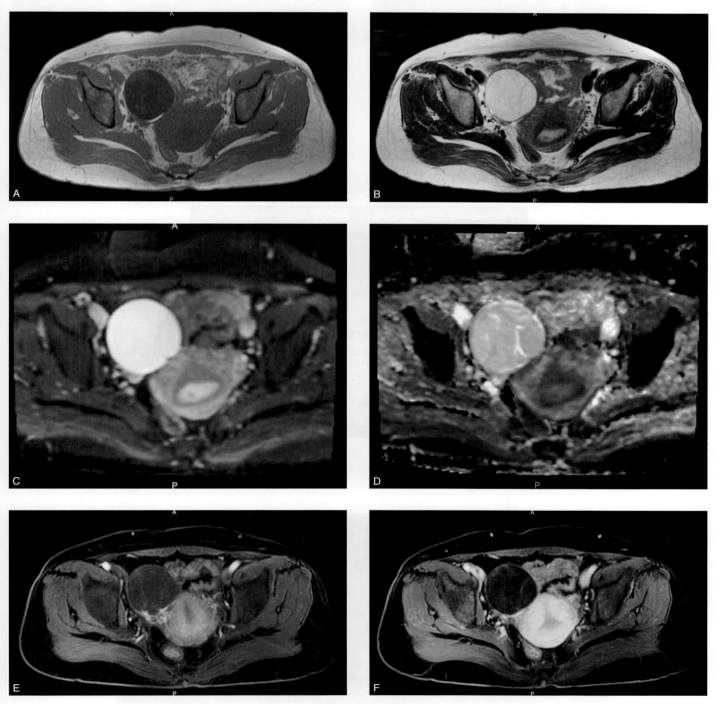

图 5-4-42　磁共振图像

A. 右侧附件区见一类圆形囊实性肿块，肿块以囊性为主，内见多发分隔，分隔厚薄不均，T_1WI 呈低信号；B. T_2WI 呈高信号；C. DWI 呈高信号；D. ADC 呈稍低信号；E、F. 增强后囊壁及分隔强化。

（二）病例2：胃肠道转移瘤

1. 病史概要 女性，48岁，触及下腹部包块1个月余，下腹痛10余天，平素月经规律。

2. 常规超声 见图5-4-43。

3. 超声造影 见图5-4-44和ER5-4-21。

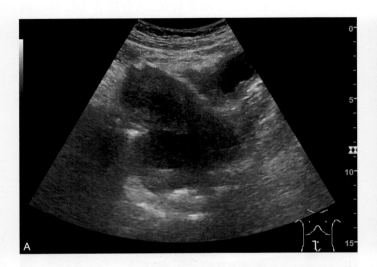
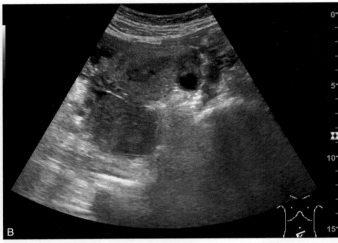
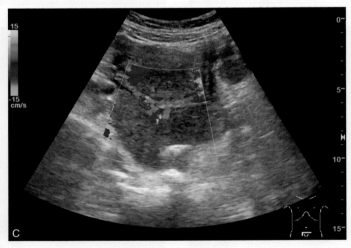

图5-4-43 常规声像图

A、B. 盆腔内子宫后方稍偏右可见一个肿块图像，形状呈不规则形，边界不清楚，内部为低回声，分布不均质，后方回声无变化；C. CDFI，肿块内可见较丰富的血流信号。

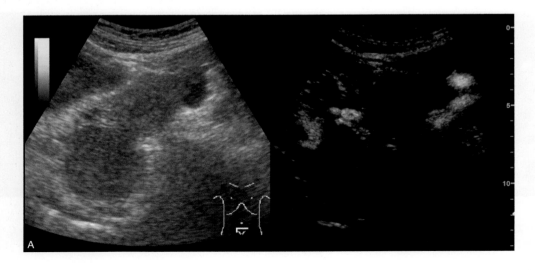

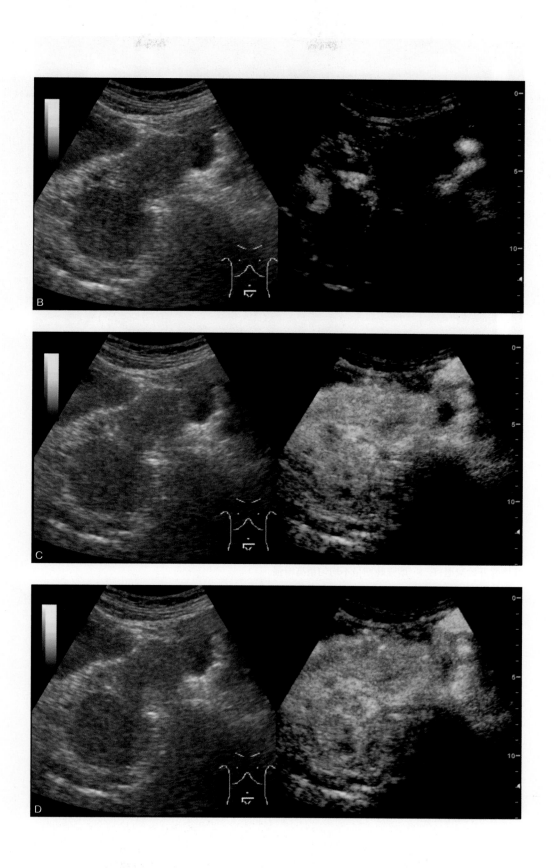

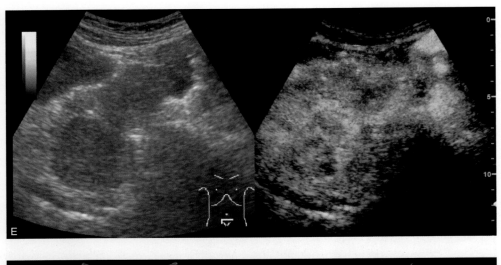

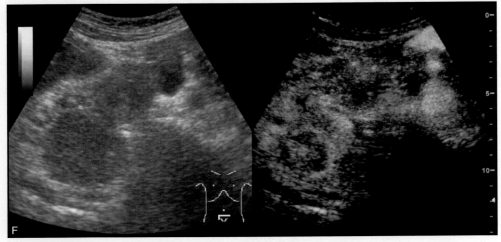

图 5-4-44　胃肠道转移瘤超声造影图像

A. 病灶稍早于子宫肌壁开始增强；B. 子宫肌壁开始增强；C. 病灶增强达峰，呈不均匀高增强；D. 病灶增强开始减退；E、F. 增强晚期呈不均匀稍高增强。

ER5-4-21　胃肠道转移瘤超声造影视频

注射造影剂后 10s 病灶早于子宫肌壁开始增强，11s 子宫肌壁开始增强，病灶增强模式为高增强，可见树枝状血管自肿块一侧进入肿块内，增强形态为不均匀增强，增强后边界清楚，20s 病灶边及实性部分增强达峰值，30s 病灶边及实性部分增强开始减退，造影晚期呈不均匀稍高增强，在整个造影过程中始终可见片状无增强区。

4. 病灶 CT　见图 5-4-45。

5. 超声造影诊断要点

（1）开始增强时间早。

（2）瘤体快速高增强,瘤体内可见粗大血管进入,数量多,形态扭曲不规则,走向紊乱,造影剂多以粗大血管为中心向周围灌注扩散,呈不均匀性增强。

（3）瘤体包膜不清。

（4）消退较晚并呈持续性增强。

6. 鉴别诊断　卵巢转移癌超声造影具有多样性,但基本具备卵巢恶性肿瘤增强特征,结合患者恶性肿瘤病史可诊断,当高度怀疑卵巢转移癌时,应进一步检查胃肠道、乳腺,寻找原发病灶。

（三）病例 3

1. 病史概要　女性,35 岁,胃癌术后 3 年,定期复查发现附件区占位 1 周。

2. 常规超声　见图 5-4-46。

3. 超声造影　见图 5-4-47 和 ER5-4-22。

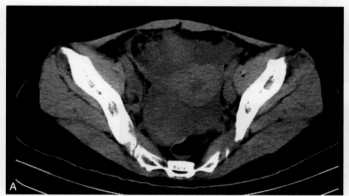
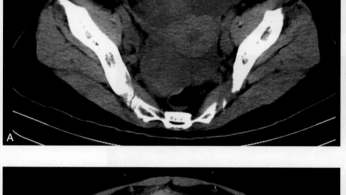
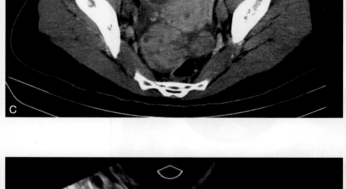

图 5-4-45　CT 图像
A. CT 平扫双侧附件区结节、肿块,大者位于右侧附件区,等密度;
B、C. CT 增强后不均匀强化。

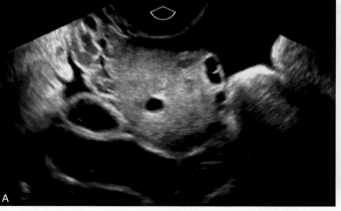
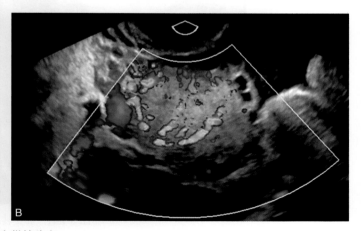

图 5-4-46　卵巢转移癌
A. 灰阶声像图,右侧附件区可见低回声病灶,内回声不均匀,边界尚清;B. CDFI,病灶内探及丰富血流信号。

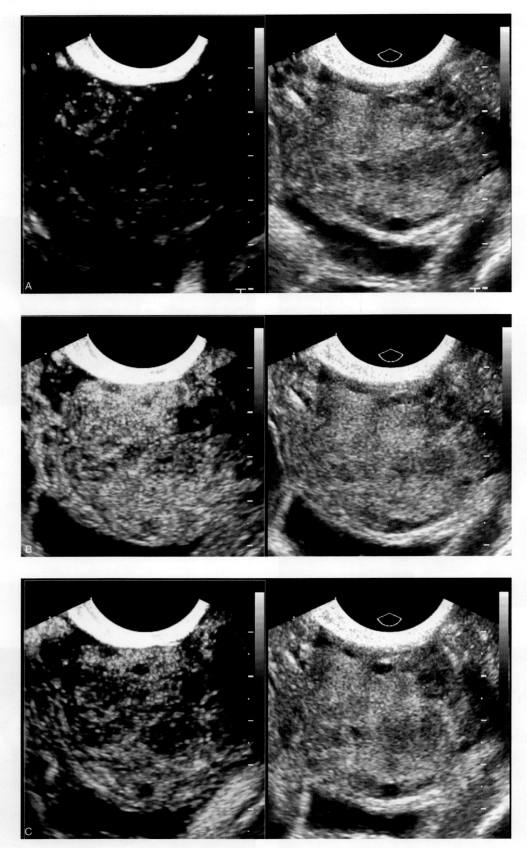

图 5-4-47　卵巢转移癌超声造影图像

A. 增强早期超声造影图,可见肿瘤供血动脉首先增强,随后瘤体呈快速增强;B. 达峰时超声造影图,
病灶呈不均匀高增强;C. 增强晚期超声造影图,病灶内造影剂消退较快。

ER5-4-22　卵巢转移癌超声造影

卵巢转移癌超声造影,早期可见病灶内供血动脉首先增强,随后瘤体呈快速增强,达峰时呈不均匀高增强。

4. 其他检查　MRI 示,右侧附件区病灶 T_1WI 图像呈不均匀低信号;T_2WI 图像呈不均匀高信号;DWI 图像呈不均匀高信号;ADC 图像呈不均匀低信号。增强 MRI 示,右侧附件区病灶增强呈不均匀强化。结合病史,转移癌多考虑。

穿刺病理示:(右侧附件区病灶)转移性低分化腺癌。

5. 超声造影诊断要点

(1)根据原发灶的不同,卵巢转移癌超声造影表现具有多样性,但基本具备卵巢恶性肿瘤的增强特征。

(2)来源于胃肠道转移癌早期可见肿瘤供血动脉首先增强,随后以供血动脉为中心向周围分支扩散,瘤体呈快速增强。

(3)肿瘤周边很少可见正常卵巢组织。

6. 鉴别诊断　卵巢转移癌与卵巢原发癌均具有卵巢恶性肿瘤的增强模式,均含实性成分,呈不均匀高增强,周边一般无正常卵巢组织,超声造影鉴别困难。需要结合患者既往病史。二者均需要与盆腔炎性包块相鉴别。卵巢原发癌和卵巢转移癌呈实性或者囊实性包块,盆腔炎性包块早期呈实性,呈化脓性改变时为囊实性包块,超声造影表现三者雷同。但盆腔炎性包块多位于输卵管,未累及卵巢时,包块周边可探及正常的卵巢组织。而卵巢癌和卵巢转移癌多无正常卵巢组织。同时需要结合患者症状、年龄等综合判断,如盆腔炎患者多有发热、盆腔疼痛等症状。

(四)病例 4

1. 病史概要　女性,66 岁,因"纳差、乏力、腹痛、消瘦 1 个月余"就诊。否认家族遗传病及恶性肿瘤病史;绝经前患有"子宫肌瘤",否认绝经后阴道出血排液史。

2. 常规超声　见图 5-4-48。

3. 超声造影　造影早期,子宫底部及体部肌层内低回声伴钙化结节呈不均匀低增强,晚期消退为极低增强(图 5-4-49A);子宫两侧附件区低回声实性团块与子宫肌壁同步开始增强,早期呈不均匀高增强,晚期缓慢同步消退,与子宫之间尚能识别有灌注分界(图 5-4-49B、C、ER5-4-23)。

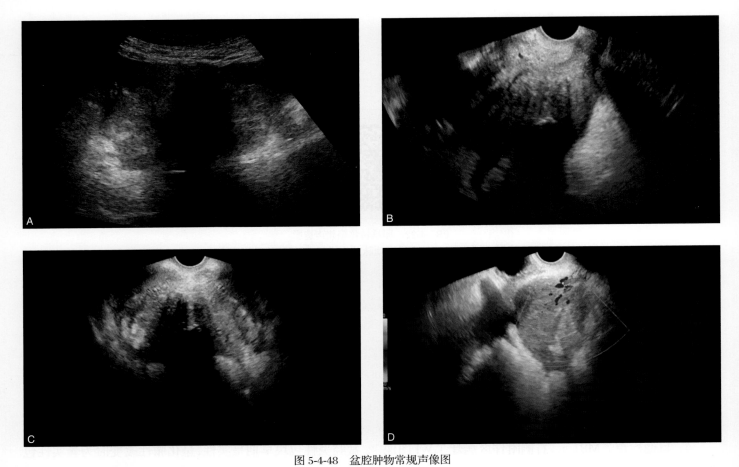

图 5-4-48　盆腔肿物常规声像图

A、B. 经腹部盆腔肿物横切面和纵切面声像图,经腹部超声显示盆腔内一 10cm×9cm×8cm 的巨大低回声实性肿物,肿物中部见多发粗大强回声钙化斑,后方伴宽大声影(经阴道超声显示后者为增大的子宫);C. 经阴道子宫及双侧附件区肿物横切面声像图,子宫底体部肌壁内见多发边界不清的低回声结节,其内有多发粗大钙化斑,后方伴声影,内未探及明显血流信号,子宫内膜无增厚,宫腔内未见占位性病变;子宫两侧附件区见不均匀低回声结节,与子宫分界不清;D. 经阴道彩色多普勒超声显示附件区肿物内探及少量血流信号。

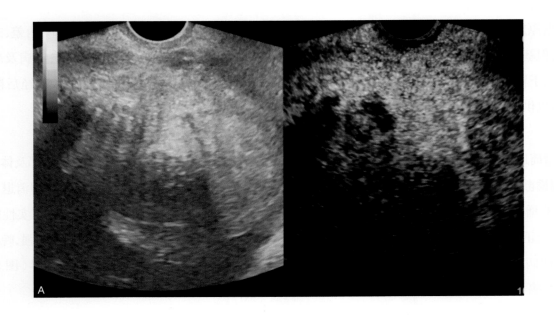

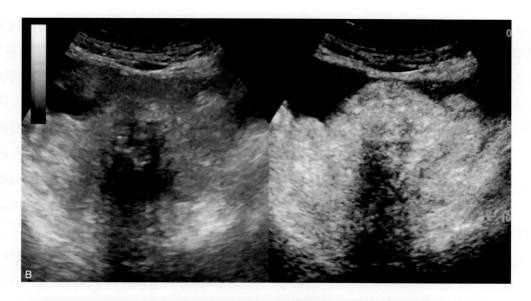

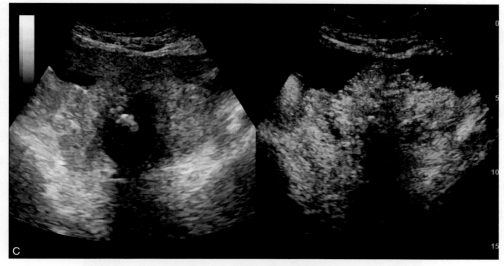

图 5-4-49　盆腔肿物超声造影图像

A. 经阴道超声造影（早期）子宫病灶图像；B. 经腹部超声造影（早期）子宫及双附件肿物横切面图像；C. 经腹部超声造影（晚期）子宫及双附件肿物横切面图像。

ER5-4-23　盆腔肿物经腹部超声造影视频

4. **盆腔 CT 图像**　见图 5-4-50。

5. **超声造影诊断及要点**

（1）子宫多发壁间肌瘤伴钙化：典型子宫肌瘤结节造影早期可呈低、等或高增强，晚期消退早于正常肌层呈低 - 极低增强，造影晚期使肌瘤结节轮廓更加清晰易识别，肌瘤结节外周假包膜造影后显示为均匀高增强环，该例肌瘤结节外周高增强环未显示与其钙化严重有关。

（2）双侧卵巢转移瘤：该患者声像图显示子宫两侧对称性低回声实性结节与子宫分界不清，超声造影后显示其与子宫尚有灌注分界，定位为卵巢来源病变，造影早期呈不均匀高增强，晚期消退缓慢，结合卵巢转移瘤 80% 为双侧、实性或囊实性、富血供的特点，超声造影考虑双附件区实性肿物为"卵巢转移瘤"，最终经穿刺组织病理学证实为"肠道来源的非霍奇金淋巴瘤"。

6. **鉴别诊断**　子宫肌瘤主要需与子宫腺肌症及腺肌瘤鉴别。子宫腺肌症是子宫内膜腺体及间质组织弥漫性或局限性侵入到子宫肌层内形成的，病理改变主要是病变部位组织增生、纤维化、经血潴留性腔隙形成，病灶内子宫动脉分支增粗，走行可正常或稍迂曲，造影早期呈

不均匀高增强，夹杂斑片状低增强区，造影晚期病灶消退快于正常肌层，显示增厚的子宫肌层内多发边界不清低增强区呈虫蚀样分布，病灶周围无子宫肌瘤结节假包膜形成的高增强环。子宫肌瘤假包膜造影后呈高增强环，依据血供不同肌瘤结节内可呈低、等或高增强，造影晚期假包膜血管内造影剂消退较慢仍为稍高增强环，肌瘤结节内部消退较快呈明显低增强，造影晚期肌瘤结节显示更加清晰，该例患者肌瘤结节钙化严重影响了假包膜高增强环的显示，未观察到此特征。

患者子宫两侧对称性低回声实性团块与子宫关系密切，超声造影后显示其与子宫尚有灌注分界，提示为卵巢来源病变，造影早期呈不均匀高增强，晚期消退缓慢，结合患者为老年女性，临床表现为腹痛、消瘦，双侧卵巢实性高灌注肿物特点，需首先排除卵巢转移瘤。该患者发病急、病情进展快，仅进行了超声及急诊盆腔 CT 平扫检查，盆腔 CT 亦未能提供有价值的来源与性质信息，诊断性肿瘤组织穿刺病理学诊断是追溯原发病最直接、有效的手段，该例最终经阴道穿刺取材组织病理学检查证实为"卵巢（肠道来源）非霍奇金淋巴瘤"，符合卵巢转移瘤多来自胃肠道的临床特点。

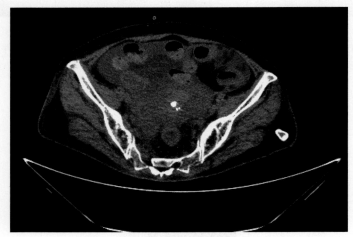

图 5-4-50　盆腔 CT 平扫图像
显示盆腔内一巨大实性肿物伴多发粗大钙化，不能明确病变来源及性质。

第五节　卵巢囊肿蒂扭转

（一）病例 1

1. 病史概要　女性，65 岁，右下腹痛 2 天，随体位改变疼痛有改变，糖类抗原 CA125 52.5U/ml，CA72-4 19.05U/ml。

2. 常规超声　见图 5-5-1。

3. 超声造影　见图 5-5-2 和 ER5-5-1。

4. 其他检查　CT 诊断为右中下腹及盆腔占位，考虑来源于右侧附件浆液性或黏液性囊腺瘤并破裂出血可能性大。术后病理证实为右附件区囊实性占位完全扭转，肿物扭转坏死呈紫黑色。

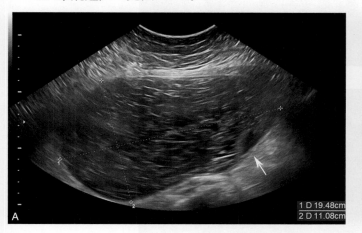
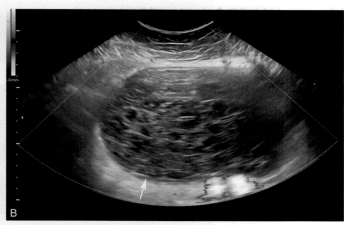
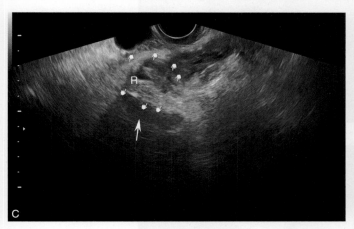
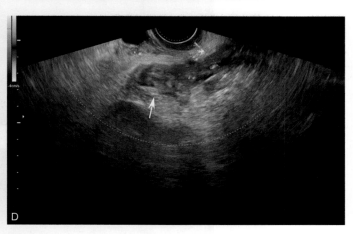
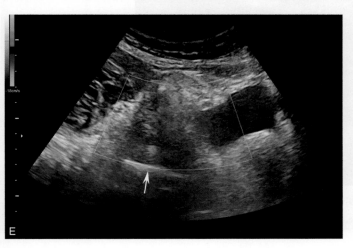

图 5-5-1　右附件区囊实性占位完全扭转

A. 右附件区囊实性占位，内呈蜂窝状（箭）；B. CDFI 囊壁及周边未见明显血流信号（箭）；C. 占位下方可见管状混合回声（箭）；D. CDFI，管状混合回声未见明显血流信号（箭）；E. 经腹部 CDFI，管状混合回声亦未见明显血流信号（箭）。

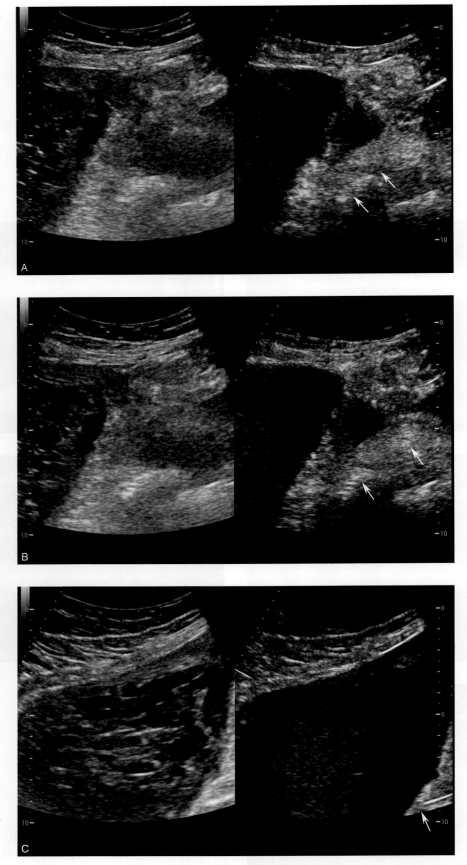

图 5-5-2 右附件区囊实性占位完全扭转造影
增强早期（A）及增强晚期（B、C），右侧附件区囊实性占位（粗箭）及其下方管状混合回声
（细箭）均未见造影剂灌注。

ER5-5-1　右附件区囊实性占位完全扭转造影视频

5. 超声造影诊断要点

（1）病灶区增强早期及增强晚期均无造影剂灌注。

（2）扭转蒂部增强早期及增强晚期均无造影剂灌注。

6. 鉴别诊断　卵巢及附件肿物完全扭转需与不完全扭转鉴别，主要鉴别点为部分扭转时，病灶实性部分或囊壁可见造影剂延迟灌注，扭转蒂部亦可见造影剂灌注，完全扭转则相反。

（二）病例 2

1. 病史概要　女性，临床诊断为卵巢囊肿。

2. 常规超声　见图 5-5-3。

3. 超声造影　见图 5-5-4、图 5-5-5 和 ER5-5-2。

4. 超声造影诊断要点

（1）右侧卵巢内呈放射状灌注，无回声区未见造影剂灌注。

（2）灌注强度呈中度增强。

（3）右侧附件区迂曲管状结构，造影后呈旋涡状显影。

（4）时间 - 强度曲线形态呈"速升速降"。

5. 病理结果　右侧卵巢囊肿蒂扭转。

6. 鉴别诊断　异位妊娠、黄体囊肿、阑尾周围脓肿，寻找蒂部，观察蒂部厚度、血流情况是诊断及鉴别要点。

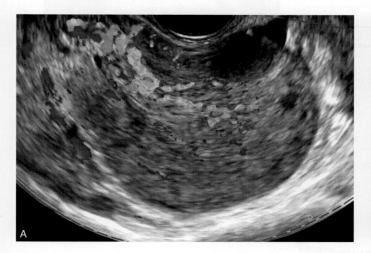

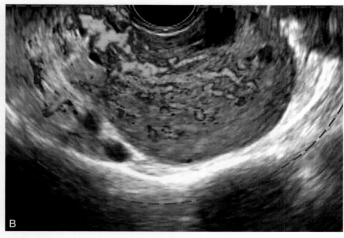

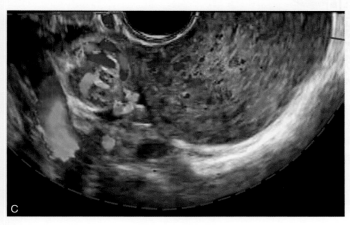

图 5-5-3　卵巢囊肿蒂扭转

A. 右侧卵巢内可见无回声，内透声差；彩色血流成像可见卵巢髓质内树枝状血流信号，血管走行较平直；B. 彩色多普勒能量图显示卵巢髓质内树枝状血流信号；C. 卵巢根部可见迂曲管状结构，横切时呈旋涡状。

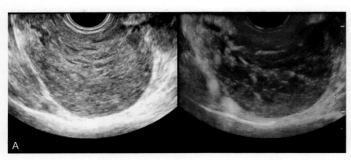
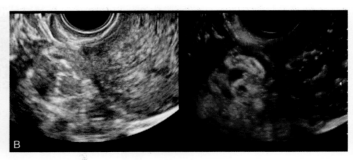

图 5-5-4 卵巢囊肿蒂扭转超声造影图

A. 右侧卵巢内呈放射状灌注,右侧卵巢内无回声未见造影剂灌注;B. 右侧附件区迂曲管状结构,造影后呈旋涡状显影。

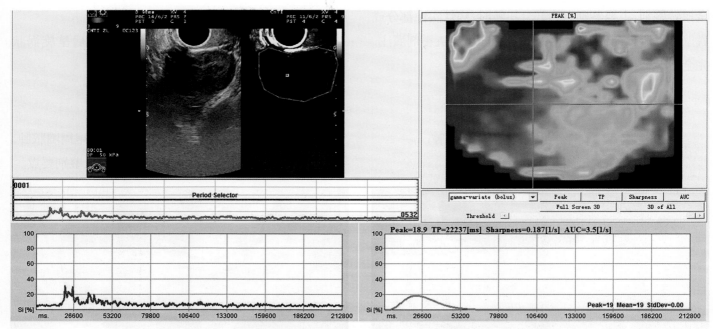

图 5-5-5 卵巢囊肿蒂扭转时间 - 强度曲线呈"速升速降"

ER5-5-2 卵巢囊肿蒂扭转超声造影

A. 卵巢囊肿蒂扭转超声造影图,右侧卵巢内呈放射状灌注,快进快出,呈中等强度。右侧卵巢内无回声未见造影剂灌注。左侧卵巢灌注特征同右侧卵巢。B. 右侧附件区迂曲管状结构超声造影图,右侧附件区迂曲管状结构,造影后呈旋涡状显影。

第六节 盆 腔 脓 肿

1. 病史概要 女性,46岁,"左下腹痛5天,伴恶心呕吐3天"就诊。无畏寒发热。实验室检查:WBC 16.52×10⁹/L;C-反应蛋白 >15.36mg/L;CA125 126.80U/mL。

2. 常规超声 见图5-6-1。

3. 超声造影 见图5-6-2及ER5-6-1。

4. 超声造影诊断要点 盆腔脓肿超声造影常表现为内部呈无增强,囊壁呈厚薄均匀的环状高增强,分隔较多时整体表现为蜂窝状,增强晚期囊壁及分隔强度逐渐下降。而超声造影则可更加准确地评估脓肿内部脓腔,包括脓腔数量、大小,同时能清楚地显示脓腔壁结构。

5. 鉴别诊断

(1)输卵管积水:超声多表现为长椭圆形或腊肠形囊性包块,边界清楚,壁薄。造影呈边界清楚,壁薄光滑的无增强。

(2)肿瘤性疾病:盆腔附件区恶性病灶多表现为增强时间早且消退较快,呈不均匀稍高增强或等增强;良性病灶常表现为增强时间晚于子宫肌层,呈均匀等或低增强。

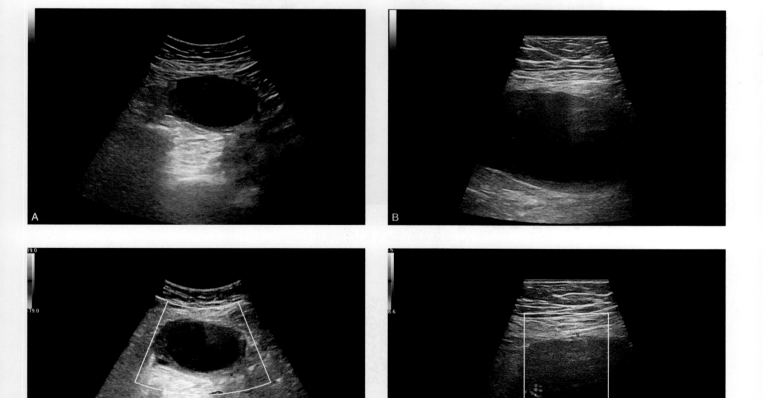

图 5-6-1 盆腔脓肿常规超声图

A、B. 低频和高频灰阶声像图,左侧附件区可见一个以囊性为主的混合回声,大小约68mm×43mm,形态规则,边界清楚;C、D. 低频和高频彩色多普勒血流成像,灰阶声像图囊壁可见血流信号。

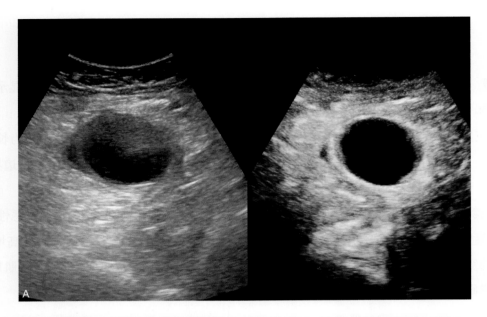

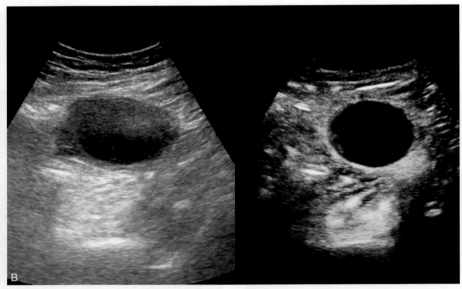

图 5-6-2　盆腔脓肿超声造影图

A. 增强早期（25s）；B. 增强晚期（75s）

ER5-6-1　盆腔脓肿超声造影视频

左侧附件区病灶囊壁增强早期呈厚壁环状高增强，增强晚期呈环状稍高增强，内壁光整，内始终呈无增强。

第六章

外 阴 病 变

WAIYIN BINGBIAN

第一节　佩吉特病

外阴佩吉特（Paget）病是一种缓慢逐渐发展为癌的病,含典型的由空泡形成的佩吉特细胞,约有半数的患者有汗腺的累及。是一种少见的外阴恶性肿瘤,多见于70岁以上的绝经后白人老年妇女。罹患该病的病人中约20%伴有外阴浸润性腺癌,且临床浸润型癌多见于镜下浸润癌。

1. 病史概要　女性,51岁,外阴瘙痒1个月余。

2. 常规超声　见图6-1-1。

3. 超声造影　见图6-1-2及ER6-1-1。

4. 磁共振图像　外阴部局部软组织增厚,信号欠均匀,呈等T_1稍长T_2信号为主的混杂信号,DWI局部轻度弥散受限,增强扫描呈不均匀性强化(图6-1-3)。

5. 病理　病理描述:(外阴肿物)皮肤佩吉特病,大部分为原位病变,灶性区域基底膜边界欠清,考虑浸润间质(深度约1.3mm),其中病变距离切缘(4点)约0.6cm,距切缘(8点)约0.5cm,切缘(6点、12点)及底切缘未见病变。

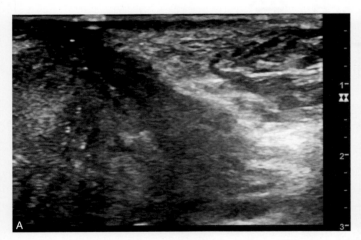
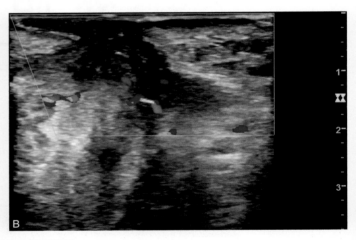

图6-1-1　外阴佩吉特病声像图

A. 灰阶声像图,左侧外阴局部皮肤层增厚,面积约39.7mm×19.5mm,最厚约1.7mm,皮下未见明显占位病变;B. 彩色多普勒血流成像,未见明显血流信号。

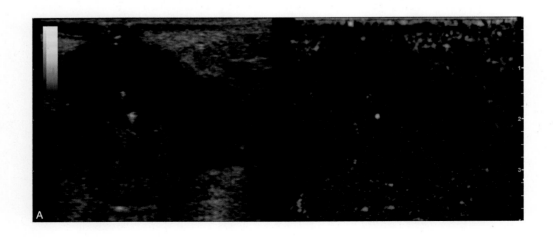

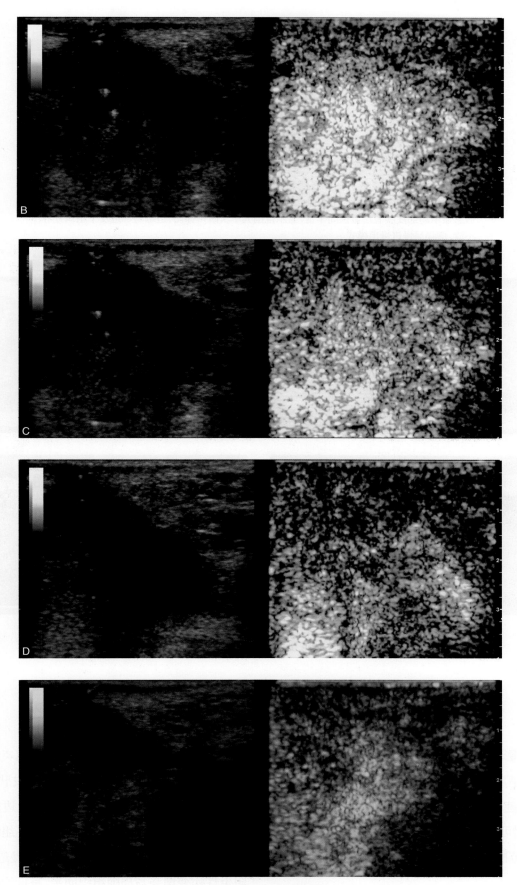

图 6-1-2　外阴佩吉特病超声造影
A. 9s 图；B. 20s 图；C. 30s 图；D. 60s 图；E. 120s 图

ER6-1-1 外阴佩吉特病超声造影视频

左侧大阴唇皮肤表层 9s 开始弥漫性增强,稍晚于皮下组织,20s 达峰,增强程度低于周边皮下组织,120s 时可见片状无增强,最厚约 4.1mm,较右侧大阴唇皮肤层明显增厚。超声造影显示局部皮肤表层血供尚丰富,显示范围大于灰阶声像图,边缘与邻近皮下组织分界不清,增强呈慢进慢出模式。

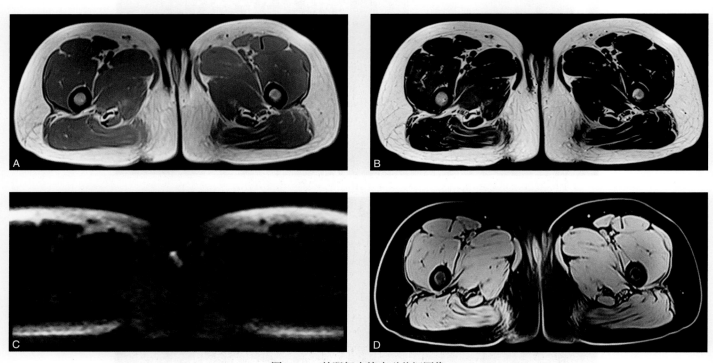

图 6-1-3 外阴佩吉特病磁共振图像
A. T$_1$WI; B. T$_2$WI; C. DWI; D. 增强扫描

6. 超声造影诊断要点

(1)造影早期病灶部分皮肤表层弥漫性增强,稍晚于皮下组织,迅速达峰,增强程度低于周边皮下组织。

(2)120s 时可见片状无增强,较健侧皮肤层明显增厚。

(3)增强范围大于灰阶声像图,边缘与邻近皮下组织分界不清。

(4)超声造影增强呈慢进慢出模式。

7. 鉴别诊断 佩吉特病需与外阴炎性病变相鉴别。本病例佩吉特病造影早期病灶部分皮肤表层弥漫性增强,稍晚于皮下组织,增强程度低于周边皮下组织,增强范围大于灰阶声像图,边缘与邻近皮下组织分界不清,造影晚期见呈无增强,超声造影增强呈慢进慢出模式。外阴炎性病变增强与周围组织同步,呈低增强,无皮肤层明显增厚。

第二节 鳞状细胞癌

一、外阴鳞状细胞癌伴脉管浸润

1. **病史概要** 女性,58岁,3个月前自行发现外阴阴蒂处肿物,伴轻微瘙痒。

2. **常规超声** 见图6-2-1。

3. **超声造影** 见图6-2-2及ER6-2-1。

4. **PET-CT** 见图6-2-3。

5. **病理** 病理描述:(外阴肿物)浸润性鳞状细胞癌(中分化),个别脉管内可见癌栓,距左下切缘最近距离约1.2mm,距右下切缘最近距离约3.3mm,距左侧切缘最近距离约3.5mm,距右侧切缘最近距离约15mm,距上切缘最近距离约15mm,距底切缘最近距离约1.1mm。

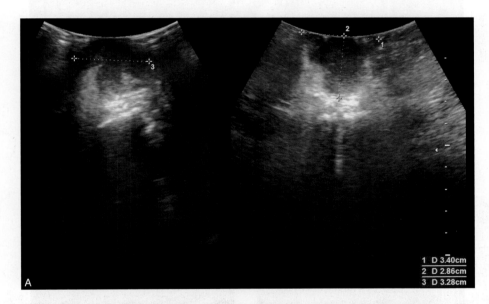

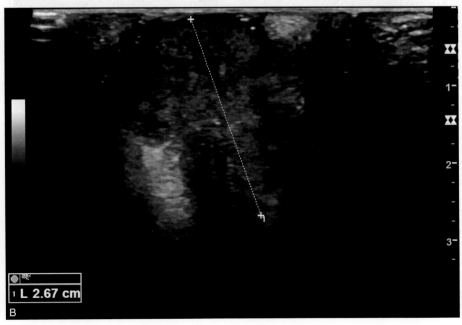

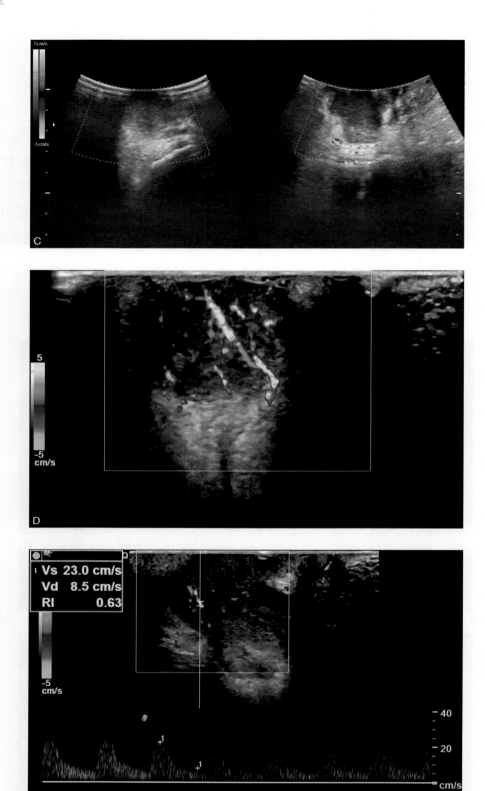

图 6-2-1 外阴鳞状细胞癌伴脉管浸润声像图

A、B. 灰阶声像图,阴蒂局部见稍低回声,大小约 34mm×29mm×33mm,形态欠规则,边界欠清,周边回声稍增强;C、D. 彩色多普勒血流成像,其内及周边见较丰富短条状血流信号;E. 血流频谱,测得 RI:0.50~0.63。

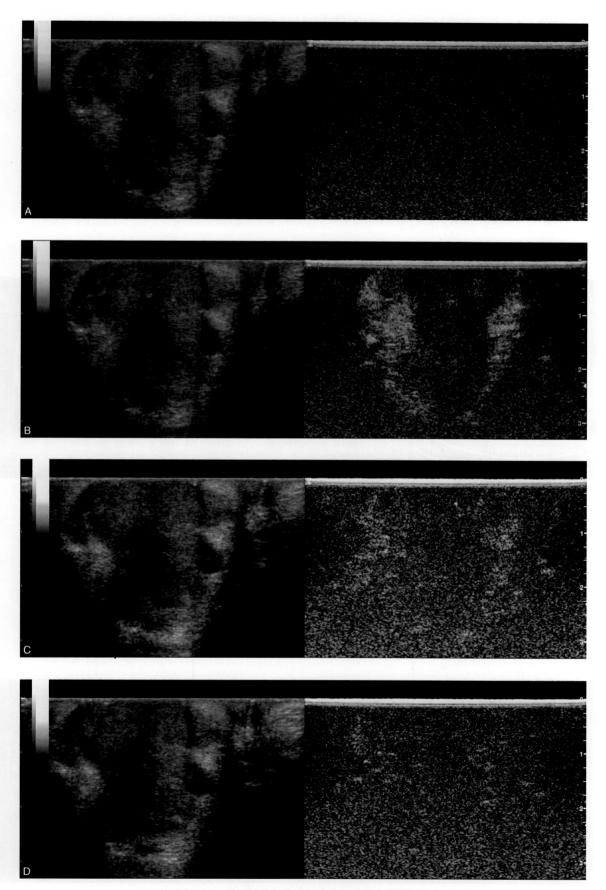

图 6-2-2　外阴鳞状细胞癌伴脉管浸润超声造影图像
A. 12s 图；B. 19s 图；C. 60s 图；D. 120s 图

ER6-2-1 外阴鳞状细胞癌伴脉管浸润超声造影视频

稍低回声区 12s 开始周边带状增强，19s 达峰，呈不均匀增强，中部大部分为无增强区，边缘毛刺样增强，增强程度高于周边组织，120s 时仍可见少量低增强。超声造影显示稍低回声周边血供丰富，边缘与邻近组织分界不清，增强呈快进快出模式。

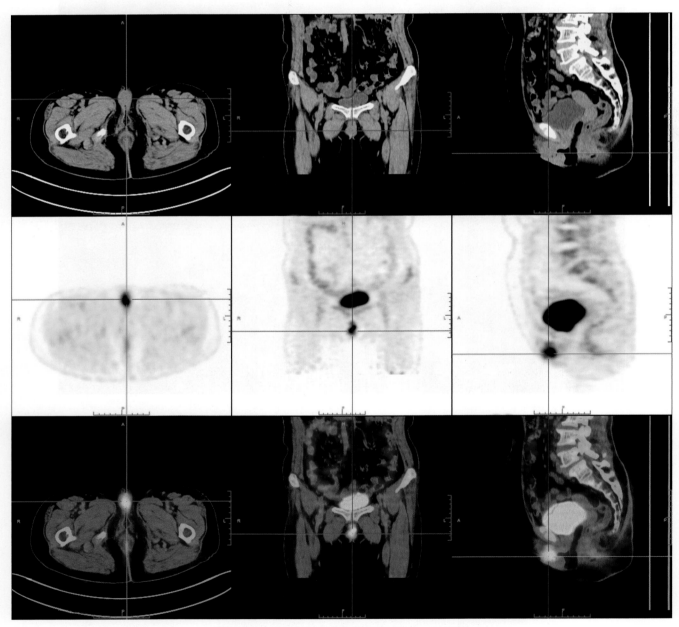

图 6-2-3 外阴鳞状细胞癌伴脉管浸润 PET-CT 图像

外阴左侧局部见一结节影，大小约 34mm×20mm，见放射性浓聚，SUVmax 约 9.9，增强见明显强化。

6. 超声造影诊断要点

（1）造影早期病灶周边弥漫性增强，迅速达峰，呈不均匀强，中部大部分为无增强区，边缘毛刺样增强。

（2）增强程度高于周边组织，120s 时仍可见少量低增强。

（3）超声造影显示病灶边缘与邻近组织分界不清。

（4）增强呈快进快出模式。

7. 鉴别诊断　外阴鳞状细胞癌需与外阴炎性病变相鉴别。本病例造影早期病灶周边迅速弥漫性增强，增强程度高于周边组织，呈不均匀增强，中部大部分为无增强区，边缘毛刺样增强，超声造影增强呈快进快出模式。外阴炎性病变增强与周围组织同步，呈低增强，无皮肤层明显增厚。

二、外阴鳞状细胞癌并浸润阴道壁

1. 病史概要　女性，70 岁，外阴瘙痒 10 年，疼痛 4 个月。10 年前无明显诱因出现外阴瘙痒不适，无分泌物增多等其他异常。

2. 常规超声　见图 6-2-4。

3. 超声造影　见图 6-2-5 及 ER6-2-2。

4. PET-CT　见图 6-2-6。

5. 病理　病理描述：（外阴肿物）鳞状细胞癌（高分化），侵犯表皮下纤维组织，侵犯阴道壁，肉芽组织明显增生，脓肿形成，未见明确脉管内癌栓，皮肤切缘及底部切缘未见癌。

6. 超声造影诊断要点

（1）造影早期病灶周边弥漫性增强，迅速达峰，呈不均匀强，可见无增强区。

（2）增强程度高于周边组织，120s 时仍可见少量低增强。

（3）显示范围大于灰阶声像图，与周围组织分界不清。

（4）增强呈快进快出模式。

7. 鉴别诊断　外阴鳞状细胞癌需与外阴炎性病变相鉴别。本病例造影早期病灶迅速弥漫性增强，增强程度高于周边组织，呈不均匀增强，见无增强区，边缘与邻近组织分界不清，超声造影增强呈快进快出模式。外阴炎性病变增强与周围组织同步，呈低增强，无皮肤层明显增厚。

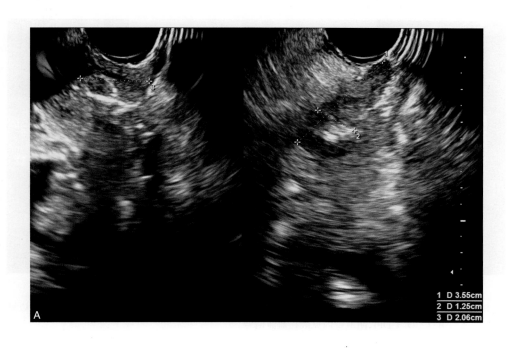

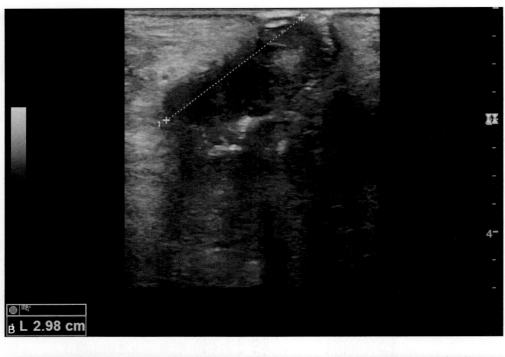

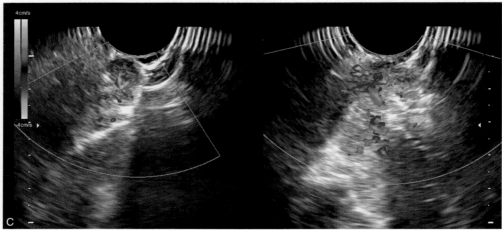

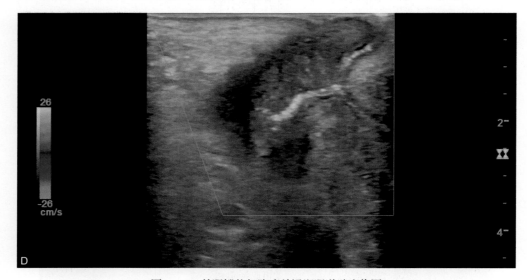

图 6-2-4 外阴鳞状细胞癌并浸润阴道壁声像图

A、B. 会阴右侧小阴唇至阴道壁处见一混合回声,大小约 51mm×20mm×14mm,见高回声带,周边见点带状强回声;C、D. CDFI,阴道壁内见散在血流信号。

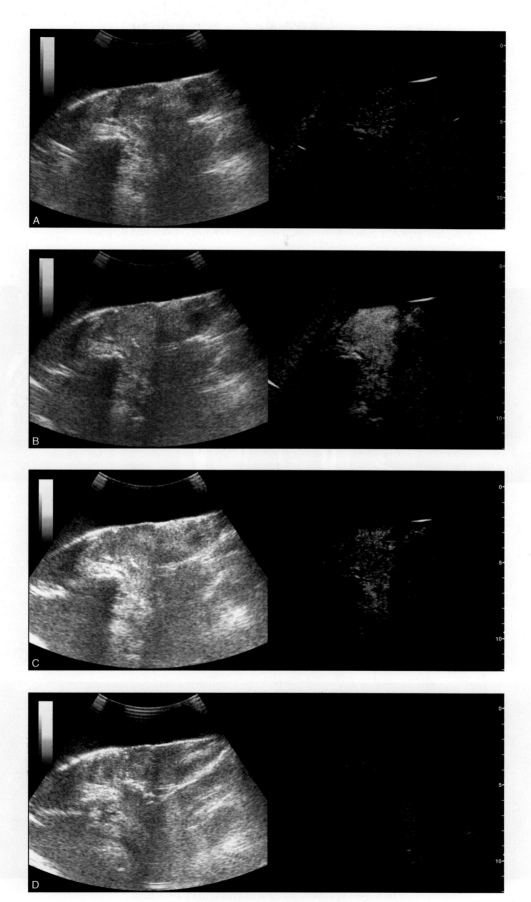

图 6-2-5　外阴鳞状细胞癌并浸润阴道壁超声造影
A. 14s 图；B. 23s 图；C. 60s 图；D. 120s 图

ER6-2-2　外阴鳞状细胞癌并浸润阴道壁超声造影视频

外阴肿物 14s 开始弥漫性增强,23s 开始消退,增强范围约 51mm×47mm×57mm,呈不均匀增强,增强程度高于周边组织。120s 呈无增强。超声造影显示混合回声区血供丰富,显示范围大于灰阶声像图,边缘与邻近组织分界不清,增强呈快进快出模式。

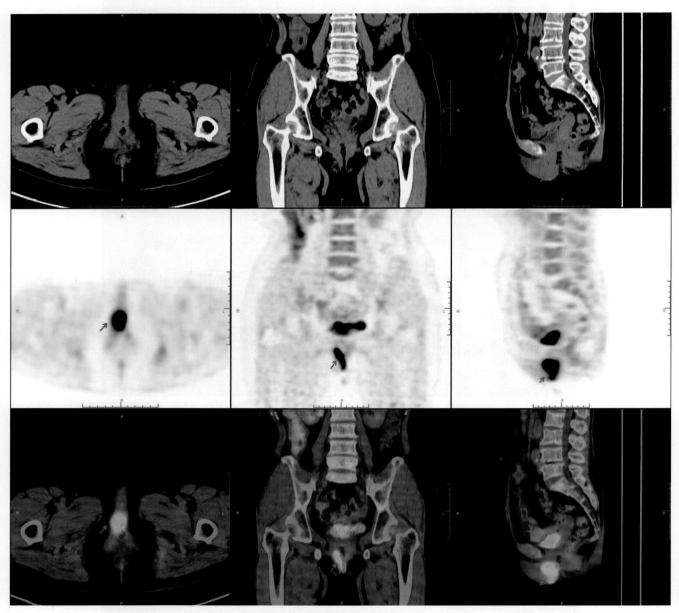

图 6-2-6　外阴鳞状细胞癌并浸润阴道壁 PET-CT 图像

外阴右侧份见不规则肿块影,大小约 26mm×21mm×44mm(前后 × 左右 × 上下),病灶向上累及阴道右侧壁,增强扫描明显环形强化,可见放射性浓聚,SUVmax 约 22.7,延迟扫描 SUVmax 约 24.8。

三、外阴上皮内瘤变Ⅲ级伴原位癌变、慢性炎症

1. **病史概要** 女性,55岁,绝经10年,外阴赘生物伴疼痛2年,加重1年。

2. **常规超声** 见图6-2-7。

3. **超声造影** 见图6-2-8及ER6-2-3。

4. **病理** 病理描述:外阴组织呈慢性炎,部分被覆鳞状上皮呈乳头状瘤样增生及重度不典型增生,部分基底膜欠清,伴癌变(原位鳞状细胞癌),切缘未见癌。

5. **超声造影诊断要点**

(1)造影早期病灶弥漫性增强,迅速达峰,呈不均匀强。

(2)增强程度高于周边组织,120s时呈低增强。

(3)增强范围小于灰阶声像图。

(4)增强呈快进快出模式。

6. **鉴别诊断** 外阴上皮内瘤变Ⅲ级伴原位癌变、慢性炎症需与外阴炎性病变、外阴鳞状细胞癌相鉴别。本病例造影早期病灶迅速弥漫性增强,增强程度高于周边组织,增强范围小于灰阶声像图,呈快进快出模式。外阴炎性病变增强与周围组织同步,呈低增强,无皮肤层明显增厚。外阴癌在造影早期病灶迅速弥漫性增强,增强程度高于周边组织,呈不均匀增强,可见无增强区,边缘与邻近组织分界不清,超声造影增强呈快进快出模式。

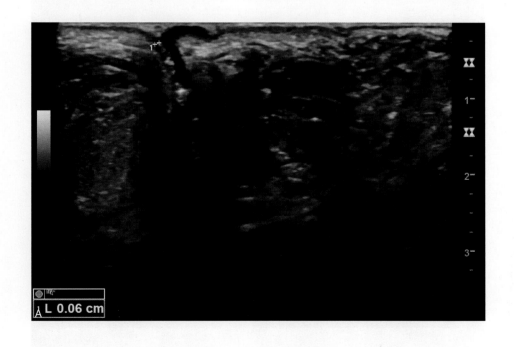

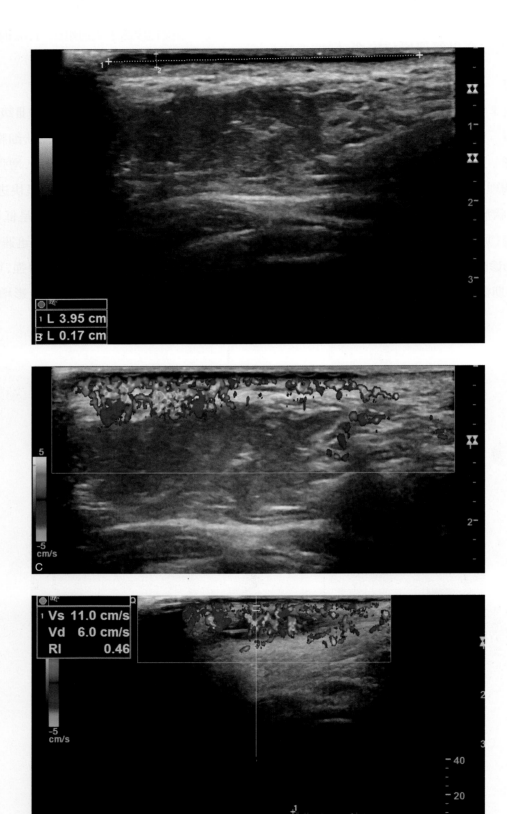

图 6-2-7 外阴上皮内瘤变Ⅲ级伴原位癌变、慢性炎症声像图

A、B. 灰阶声像图,左侧大阴唇皮肤见片状低回声区,与皮下组织部分分界不清,范围
20mm×4mm×40mm;C. CDFI,皮下见丰富短条状血流信号;D. 血流频谱,RI:0.46。

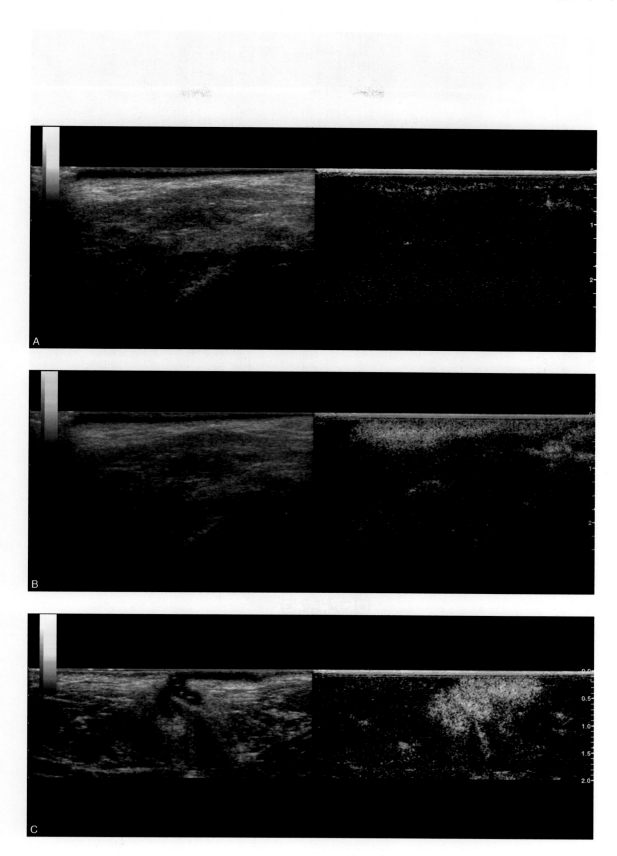

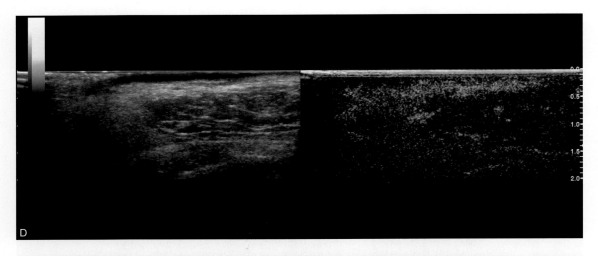

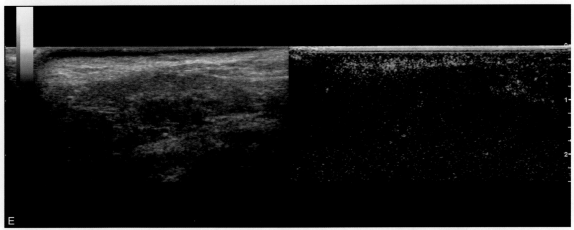

图 6-2-8　外阴上皮内瘤变Ⅲ级伴原位癌变、慢性炎症超声造影图像

A. 16s 图；B. 27s 图；C. 30s 图；D. 60s 图；E. 120s 图

ER6-2-3　外阴上皮内瘤变Ⅲ级伴原位癌变、慢性炎症超声造影视频

左侧大阴唇皮肤至皮下 16s 开始弥漫性增强，27s 达峰，增强范围约 29mm×16mm×7mm，右侧大阴唇部分可见增强范围约 19mm×9mm，增强范围深度至皮下 2.8~9.1mm，呈不均匀增强，增强程度高于周边组织，右侧阴唇部分增强，120s 皮肤层造影晚期呈散在低增强，皮下呈片状高增强。增强呈快进快出模式。

第三节 胚胎性横纹肌肉瘤

1. **病史概要** 女性,18岁,发现外阴肿物6个月,近1个月来患者自觉外阴肿物明显增大,伴轻度胀痛。局部无发热、肿胀、疼痛、破溃等不适,无尿频、尿急、尿痛,无排尿、排便困难,无白带异常,无阴道异常流血、流液。

2. **常规超声** 见图6-3-1。

3. **超声造影** 见图6-3-2及ER6-3-1。

4. **PET-CT** 见图6-3-3。

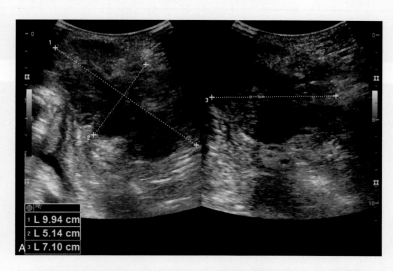

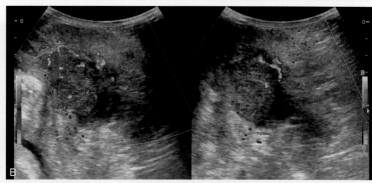

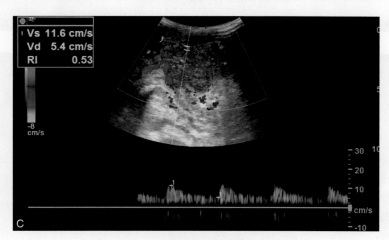

图6-3-1 外阴胚胎性横纹肌肉瘤声像图

A. 灰阶声像图,左侧大阴唇皮下见一混合回声区,大小约99mm×51mm×71mm,形状不规则,边界清,与阴道、尿道分界不清;B. CDFI,其内见丰富短条状血流信号;C. 血流频谱,RI:0.53。

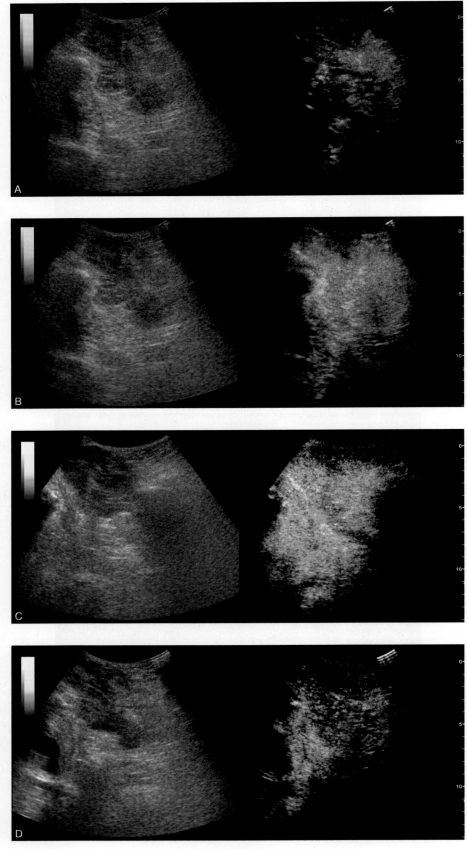

图 6-3-2　外阴胚胎性横纹肌肉瘤超声造影
A. 10s 图；B. 21s 图；C. 60s 图；D. 120s 图

ER6-3-1 外阴胚胎性横纹肌肉瘤超声造影视频
左侧大阴唇皮下混合回声包块,8s 开始弥漫性增强,21s 后开始消退清,呈不均匀增强,
皮下见无增强区,肿物边缘毛刺状,与阴道、肛管分界不清。造影呈快进快出模式。

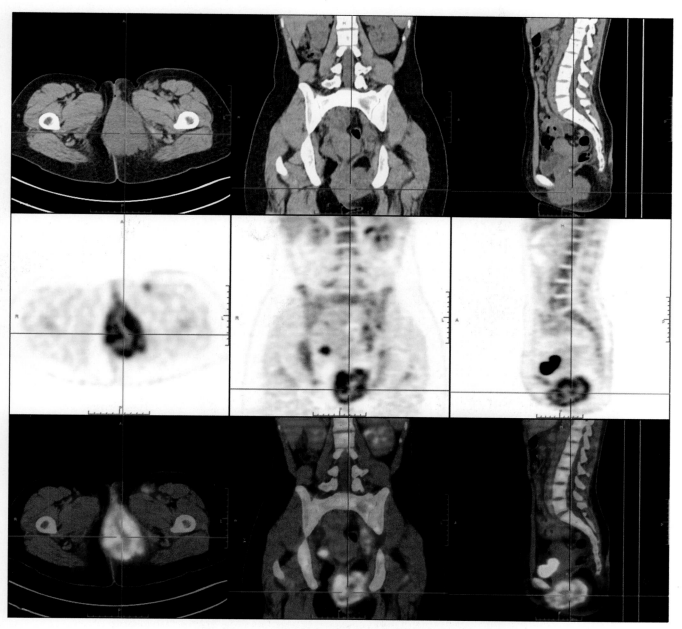

图 6-3-3 外阴胚胎性横纹肌肉瘤 PET-CT 图像

左侧大阴唇肿胀、皮肤增厚,会阴左侧皮下见软组织密度肿块影,大小约 87mm×66mm×65mm,边界毛糙,增强扫描见轻-中度不均匀
强化,见放射性浓聚,SUVmax 约 11.3;肿块累及阴道、左侧肛提肌,与肛管分界不清。

5. 病理 病理描述:(外阴肿物)组织中可见肿瘤细胞弥漫浸润性生长,灶性坏死,瘤细胞圆形或卵圆形,核仁明显,可见核分裂象,符合胚胎性横纹肌肉瘤,侵犯纤维脂肪及横纹肌组织。

6. 超声造影诊断要点

(1)造影早期左侧大阴唇皮下混合回声包块迅速弥漫性增强,迅速达峰,呈不均匀增强。

(2)增强高于周边组织。

(3)造影呈快进快出模式。

(4)肿物边缘毛刺状,与阴道、肛管分界不清。

7. 鉴别诊断 外阴胚胎性横纹肌肉瘤需与外阴脓肿、外阴平滑肌瘤相鉴别。本病造影早期左侧大阴唇皮下混合回声包块迅速弥漫性增强,迅速达峰,呈不均匀增强,增强高于周边组织,造影呈快进快出模式,肿物边缘毛刺状,与周围组织分界不清。外阴脓肿可见周边增强,内部可无增强,与周围组织同步增强,呈慢进慢出模式。外阴平滑肌瘤造影呈弥漫性增强,呈快进慢出模式,肿物边缘与周边组织分界清。

第七章

超声造影引导下穿刺活检

CHAOSHENG ZAOYING YINDAOXIA CHUANCI HUOJIAN

第一节 经腹部超声引导下子宫占位病变穿刺活检

1. 病史概要 女性,45 岁,无诱因中下腹隐痛不适伴发热 2 天,体温最高 37.5℃,口服消炎药后体温转正常,腹痛渐缓解。既往"子宫肌瘤"病史。

2. 常规超声 子宫前位,体积增大形态失常,后壁肌层内见直径约 5.5cm 不均匀低回声结节,结节形态规则,向宫腔内隆起,结节周边呈厚壁样等回声环,外周探及环形血流信号,其内未探及明显血流信号(图 7-1-1)。

3. 超声造影 子宫后壁低回声结节内部始终未见增强,结节周边见高增强环,高增强环偏厚尚平滑,后期消退较肌层慢仍呈稍高增强环(图 7-1-2)。

4. 穿刺活检及组织病理 依据超声联合超声造影检查所见,该病例穿刺前拟诊为"子宫壁间肌瘤合并液化性坏死及感染",首先经腹部超声引导下 16G PTC 针诊断性穿刺抽吸,但未能抽出液性内容物提示瘤组织未液化,及时改为 16G 活检针行穿刺活检(图 7-1-3),穿刺组织病理诊断为"间叶组织来源的子宫梭形细胞肿瘤伴变性坏死",综合分析该例诊断为"子宫平滑肌瘤变性坏死"。该病例病理报告是"梭形细胞"而非"平滑肌细胞",分析是子宫肌瘤滋养血管血流阻断后肌瘤细胞发生缺血缺氧、变性坏死,组织病理失去了典型平滑肌细胞特点而仅能识别其梭形细胞特点所致。

5. 超声造影指导穿刺活检的价值 该病例子宫后壁肿物穿刺术前超声造影显示完全无增强,提示病变存在滋养血管完全阻塞,由于声像图回声较低类似液性成分,加之患者发热腹痛,首先需排除"子宫壁间肌瘤合并液化性坏死、感染",行诊断性穿刺未抽出液性内容物,提示为凝固性坏死,及时改行病灶穿刺活检,结合临床、超声影像及病理学表现,最终诊断考虑为"子宫肌瘤变性坏死"。该例诊断明确后临床予以保守观察,观察期间病变逐渐缩小。可见,穿刺活检前超声造影检查可提供可靠的病变血流灌注信息、进一步评估病变性质,穿刺活检术中指导精准取材,并有助于取材组织病理学结果的解释,减少误诊误判,指导临床制定合理的诊疗方案。

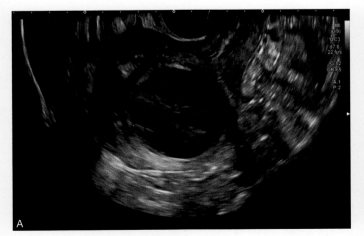
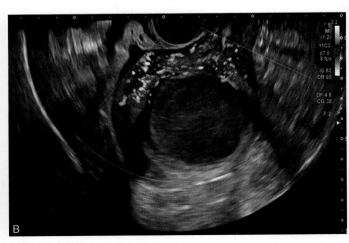

图 7-1-1 子宫病变常规声像图

A. 经阴道子宫纵切面声像图;B. 经阴道子宫后壁占位彩色多普勒血流成像

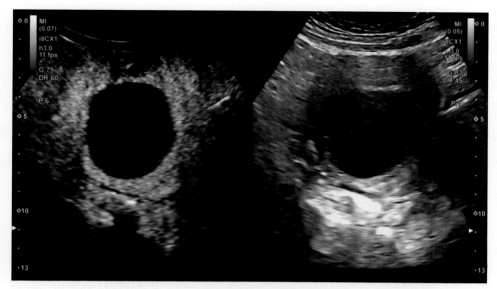

图 7-1-2　经腹部子宫超声造影图像

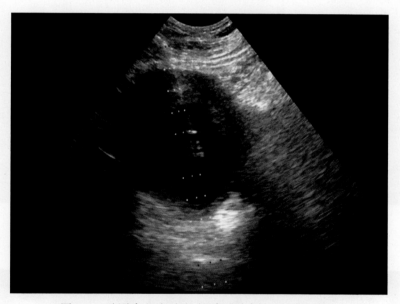

图 7-1-3　经腹部超声引导下子宫后壁实性肿物穿刺活检

第二节 经阴道超声引导下卵巢占位病变穿刺活检

1. 病史概要 女性,66岁,纳差、乏力、腹痛、消瘦1个月余,否认绝经后阴道出血排液史。既往:绝经前"子宫肌瘤"病史,否认家族遗传病及恶性肿瘤病史。

2. 常规超声 见图 7-2-1。

3. 超声造影 子宫两侧低回声实性结节稍早于子宫肌壁开始增强,早期呈不均匀高增强,晚期缓慢消退,其与子宫之间尚有灌注分界(图 7-2-2)。肿物中部子宫肌层内多发低增强结节,病灶钙化严重。

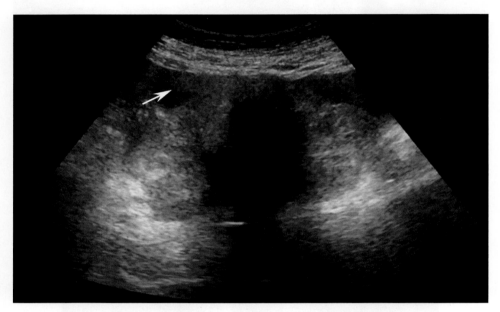

图 7-2-1 经腹部超声显示盆腔肿物及肿物前方积液(箭)

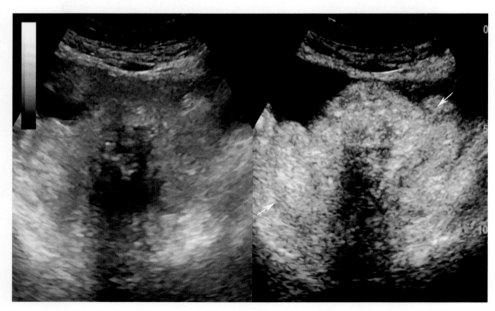

图 7-2-2 经腹部超声造影早期图像
双侧卵巢肿物呈不均匀高增强(箭)。

4. 穿刺活检及组织病理　盆腔病变穿刺活检可选择经腹部途径或经阴道途径，经腹部途径操作相对简单且不适感轻，未婚及已婚患者均适宜，在两种途径均可选择的情况下，建议首选经腹部途径穿刺活检。盆腔病变穿刺活检应避开重要结构，有腹水的情况下不宜经过腹水直接穿刺病灶，该例患者肿物与盆底组织有粘连，经阴道路径可以避开肿物前方的腹水，故选择了经阴道穿刺取材（图7-2-3），病理学明确诊断为来源于肠道的"双侧卵巢非霍奇金淋巴瘤"。

5. 超声造影指导穿刺活检的价值　该例盆腔肿物较大，与子宫分界不清，经超声造影检查明确了病变来源及病变性质，并指导避开大血管选择肿瘤血供丰富的活性区精准取材，准确取材奠定了病理学明确诊断的基础，同时指导选择更有针对性的检查，提高诊断效率，使患者得到及时诊治。

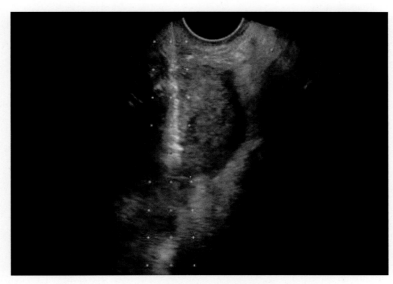

图 7-2-3　经阴道超声引导下穿刺活检图像

第八章

静脉造影在判断病灶疗效中的应用

JINGMAI ZAOYING ZAI PANDUAN BINGZAO LIAOXIAO ZHONG DE YINGYONG

第一节　子宫肌瘤消融前后对比

（一）病例1

1. 病史概要　女性，38 岁，体检发现子宫肌瘤 8 年余就诊。既往月经规律，3~5/25 天，自半年前起月经量较前明显增加，色暗红，经期腰部酸胀。实验室检查：血红蛋白 66g/L。

2. 常规超声　见图 8-1-1。

3. 超声造影　见图 8-1-2、ER8-1-1~ER8-1-3。

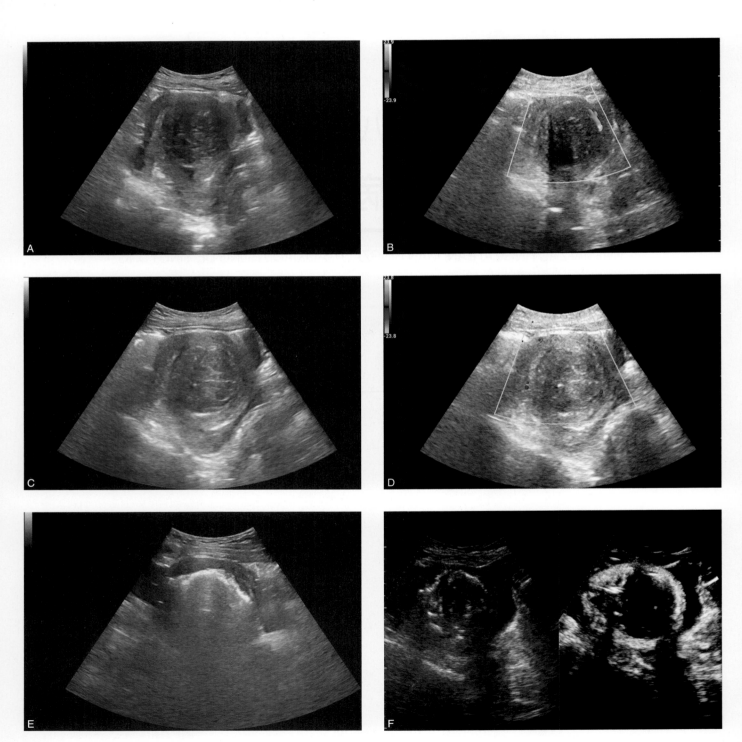

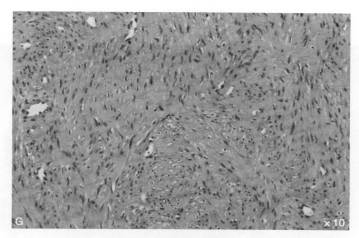

图 8-1-1　子宫肌瘤微波消融前后常规超声图及病理图

A. 术前灰阶声像图，子宫左侧壁可见一个低回声，大小约 55mm×53mm×57mm，呈类圆形，边界清楚，内部回声不均匀；B. 术前彩色多普勒血流成像，病灶边缘可见条状血流信号；C. 术后 24h 灰阶声像图，左侧壁可见一个低回声，大小约 55mm×59mm×59mm，呈类圆形，边界清楚，内部回声不均匀；D. 术后 24h 超声彩色多普勒血流成像，病灶内未见明显血流信号；E. 消融过程中灰阶声像图示消融区域呈强回声改变；F. 消融过程中超声造影评估消融范围；G. 镜下病理图像（HE 染色）。

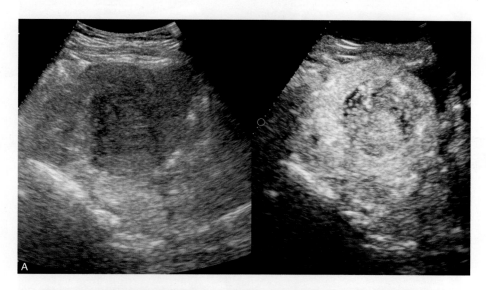

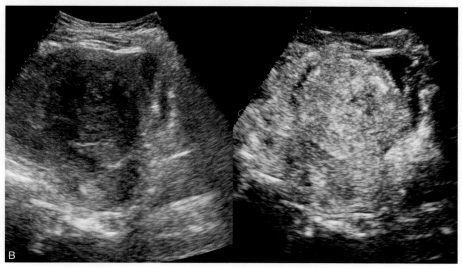

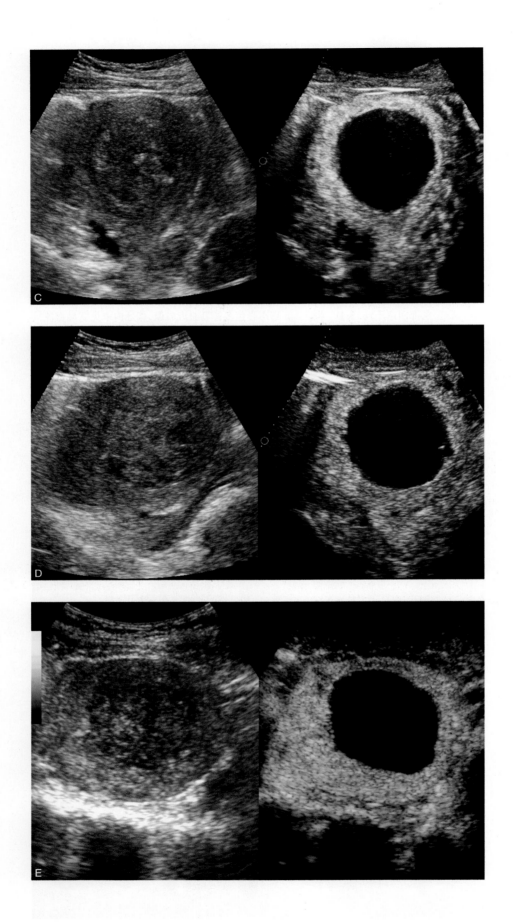

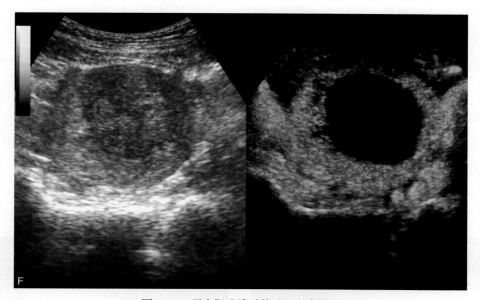

图 8-1-2　子宫肌瘤消融前后超声造影图

A. 术前增强早期；B. 术前增强晚期；C. 术后 24h 增强早期；D. 术后 24h 增强晚期；E. 术后 1 个月增强早期；F. 术后 1 个月增强晚期

ER8-1-1　子宫肌瘤消融前超声造影视频

子宫肌瘤消融前，增强早期子宫左侧壁内病灶呈结节状高增强，自周边向中央填充；增强晚期病灶呈稍高增强，未见明显无增强区。

ER8-1-2　子宫肌瘤消融后 24h 超声造影视频

子宫肌瘤消融后 24h，增强早期消融灶整体呈无增强，周边见环状高增强；增强晚期消融灶呈无增强。

ER8-1-3　子宫肌瘤消融后 1 个月超声造影视频

子宫肌瘤消融后 1 个月，消融灶大小约 43mm×48mm× 43mm，较术前缩小，始终呈无增强。

4. 超声造影的应用价值

（1）术前超声造影可清晰显示子宫肌瘤的部位、大小、其与子宫内膜的关系，及其与周边结构的毗邻关系，帮助选择穿刺活检合适部位，指导制定消融的治疗方案。

（2）术中可以准确识别肌瘤灭活范围，提示残留活性病灶，指导术者完善治疗。

（3）术后随访中有助于观察病灶的缩小程度及病情转归。

（二）病例 2

1. 病史概要　女性，47 岁，子宫不规则出血 5 个月余，体检发现子宫肌瘤 6 年余。既往月经欠规律，偶有痛经。妇科检查：子宫形态饱满，活动度尚可。

2. 术前常规超声　见图 8-1-3。

3. 术前超声造影　见图 8-1-4 和 ER8-1-4。

4. 术中常规超声　见图 8-1-5。

5. 术后超声造影　见图 8-1-6 和 ER8-1-5。

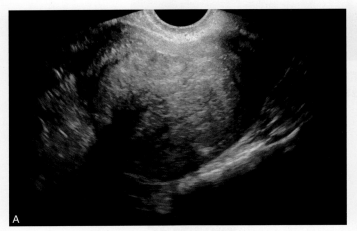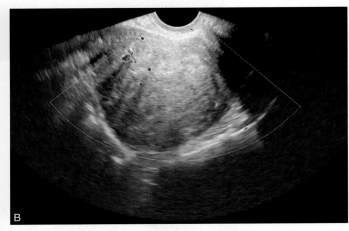

图 8-1-3　子宫右侧壁肌瘤常规经阴道超声声像图

A. 灰阶超声声像图，子宫呈前倾位，体积增大、形态失常；子宫右侧壁可见肌瘤回声，边界清、形态欠规则，内部回声欠均匀；子宫内膜受挤压显示不清；B. 彩色多普勒血流成像显示瘤体内部少许血流信号。

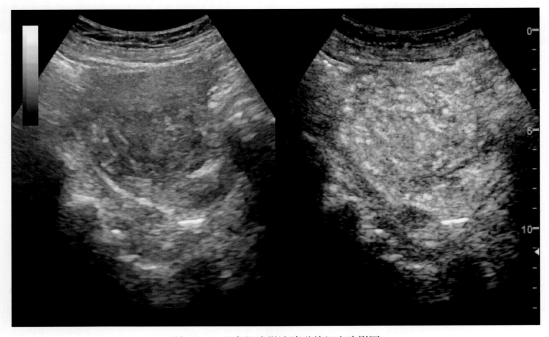

图 8-1-4　子宫肌瘤微波消融前超声造影图

子宫肌瘤内见造影剂灌注，灌注模式符合子宫肌瘤造影特征。

ER8-1-4　子宫肌瘤微波消融前超声造影视频

增强早期瘤体内部首先强化,有较为粗大的条索状高增强,达峰强度高,增强晚期实质为低增强,但粗大的内部血管仍为高增强。

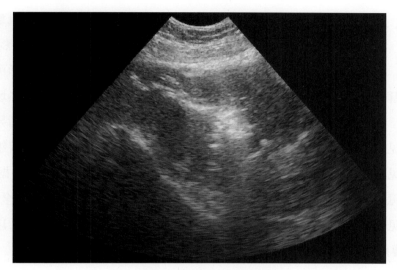

图 8-1-5　子宫肌瘤微波消融时常规经腹部超声声像图

可见消融产生的气体强回声由消融针裂隙处开始,向周围逐渐增大并最终覆盖整个病灶,强回声后方可见明显声影。

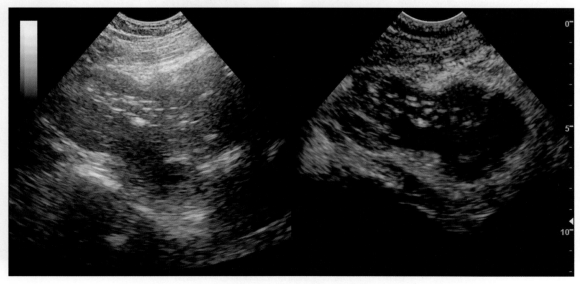

图 8-1-6　子宫肌瘤微波消融后即刻经腹部超声造影图

消融后即刻超声造影子宫肌瘤内未见造影剂灌注。

ER8-1-5 子宫肌瘤微波消融后超声造影视频

微波消融后子宫肌瘤病灶显示完全无增强,外周可显示完整假包膜呈均匀等增强。消融区域中央部可见消融所致气体高回声及消融针道炭化所致高回声,该区域高回声不流动的特征表现有助于与造影剂微泡流动的活性区域相鉴别。

（三）病例3

1. 病史概要 女性,30岁,无不适,体检发现子宫肌瘤2年余。既往月经规律,偶有痛经。妇科检查:子宫形态饱满,活动度尚可。

2. 术前常规超声 见图8-1-7。

3. 术前超声造影 见图8-1-8和ER8-1-6。

4. 术中常规超声 见图8-1-9。

5. 术后超声造影 见图8-1-10和ER8-1-7。

6. 超声造影诊断要点 超声引导子宫肌瘤经皮穿刺消融治疗是治疗子宫肌瘤安全有效的方法之一,消融前,子宫肌瘤的超声造影特征符合疾病本身的造影特征,消融治疗中超声造影可显示肿瘤细胞发生凝固性坏死的无灌注区域,以及热场辐射不均或未达到致死温度区域的残留肿瘤组织,指导手术医生调节消融针位置及消融能量,以达到对残留组织进一步补充治疗的目的。消融后即刻超声造影根据无增强区域的范围可进一步清晰显示肌瘤是否被完全消融、消融边界以及其周边毗邻脏器的血液灌注情况,以了解消融的彻底性及安全性。

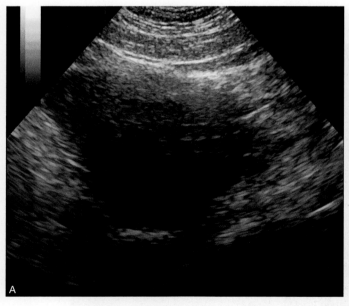
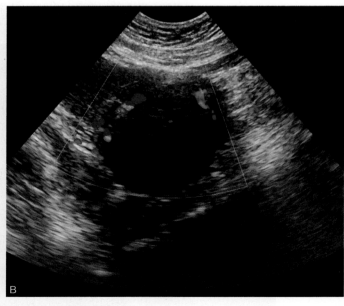

图8-1-7 子宫后壁肌瘤常规经腹部超声声像图

A. 灰阶超声声像图,子宫呈前倾位,体积增大、形态失常;子宫下段后壁可见肌瘤回声,边界清、形态欠规则,内部回声欠均匀;子宫内膜受挤压隆起;B. 彩色多普勒血流成像,瘤体内部及周边少许血流信号。

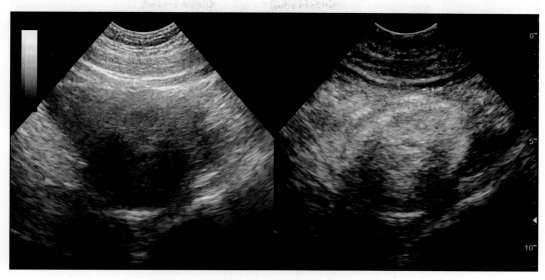

图 8-1-8　子宫肌瘤微波消融前经腹部超声造影图
子宫肌瘤内见造影剂灌注。

ER8-1-6　子宫肌瘤微波消融前超声造影视频
造影呈典型子宫肌瘤的灌注特征,详见子宫肌瘤超声造影表现相应章节。

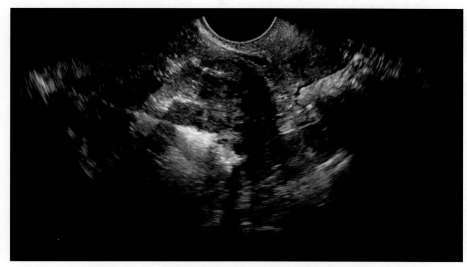

图 8-1-9　子宫肌瘤微波消融术中常规经阴道超声声像图
经阴道超声联合经腹部超声引导观察消融过程,可见消融针及消融产生的气体强回声后方邻
近直肠部位的病变区域显示清晰。

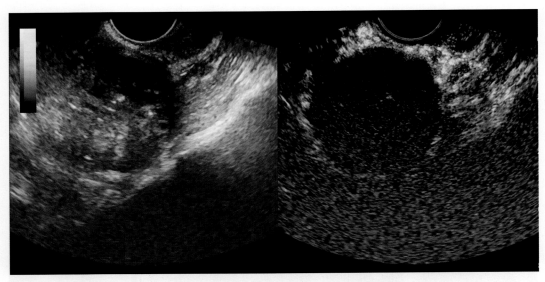

图 8-1-10　子宫肌瘤微波消融后经阴道超声造影图
经阴道超声造影可清晰显示子宫肌瘤完全被消融。

ER8-1-7　子宫肌瘤微波消融后超声造影视频

微波消融后子宫肌瘤病灶内未见造影剂灌注,消融区域完全覆盖原肿瘤所在区域,边界清晰,消融范围未超出病变,周边组织血流灌注正常,造影证实该消融彻底且安全。

第二节　经腹部超声引导下子宫腺肌症微波消融治疗

1. 病史概要　女性,46 岁,已婚无孕史,痛经渐进性加重伴经量增多 8 年,继发重度贫血,超声影像学及穿刺病理明确诊断"子宫腺肌症并腺肌瘤形成",行超声引导下微波消融治疗并行术前、术后超声造影评价。

2. 常规超声　消融术前常规超声图像:子宫前位,体积增大形态失常,子宫后壁弥漫性增厚,回声粗糙不均匀,宫底部形成结节向宫腔内隆起(图 8-2-1)。消融术后病灶组织受热后发生凝固性坏死及微气泡形成,消融治疗区域声像图呈明显强回声,术后组织内气体消散、回声逐渐减低,术中可依强回声范围大致判断消融坏死灶的范围并监测周围重要结构避免受热损伤(图 8-2-2)。

3. 微波消融术前、术后超声造影图像

(1)术前超声造影:造影早期,子宫后壁病灶与正常肌层组织同步开始增强,子宫后壁血流呈向心性灌注,达峰时呈不均匀高增强;造影晚期,病灶不均匀早消退,病灶内见虫噬样斑片状低增强区(图 8-2-3)。

(2)术后超声造影:消融术后即刻超声造影评价消融范围,显示子宫后壁病灶无增强,达到病灶近完全灭活,周边残余肌层呈高增强带;4 个月后病灶经过吸收子宫及病变均明显减少,消融治疗范围声像图显示欠清晰,超声造影清晰显示无增强坏死灶边界清晰,较消融术后早期明显缩小(图 8-2-4)。

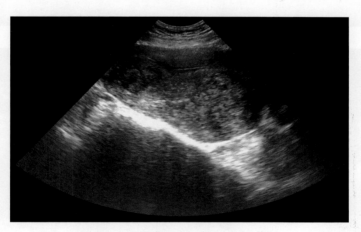

图 8-2-1　经腹部超声子宫纵切面声像图

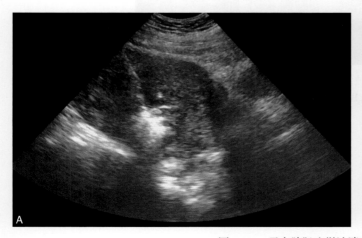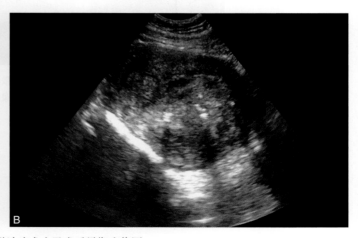

图 8-2-2　子宫腺肌症微波消融治疗术中及术后早期声像图

A. 微波消融术中声像图;B. 微波消融术后 2h 声像图

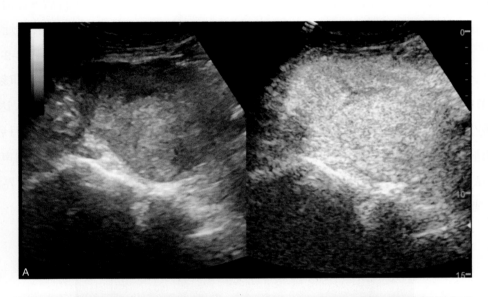

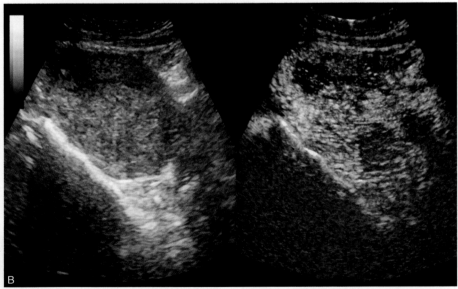

图 8-2-3　子宫腺肌症微波消融术前超声造影图像
A. 超声造影早期图像；B. 超声造影晚期图像

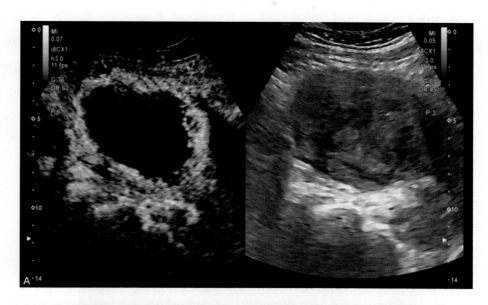

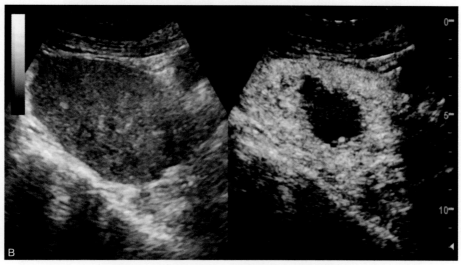

图 8-2-4 子宫腺肌症微波消融术后超声造影图像

A. 消融术后即刻超声造影图像,显示子宫后壁病灶达到完全无增强坏死; B. 微波消融术后 4 个月超声造影图像,显示坏死灶明显缩小。

4. 其他检查　除了超声外,MR 对软组织具有良好的空间分辨力和对比分辨力,对子宫肌壁及宫腔的病灶、热消融坏死灶、子宫内膜及之间关系显示清晰直观(图 8-2-5),特别适用于复杂子宫病变消融治疗前、后的评估。消融治疗前需进行穿刺活检取材行组织病理学检查以明确诊断,腺肌症患者在子宫肌层内可见弥漫或局限分布的子宫内膜组织。

5. 子宫腺肌症热消融疗效评价中超声造影的价值　热消融术前,超声造影可用于评价腺肌症病灶范围、血供情况、指导制定消融治疗方案;超声造影可以在术后即刻评估消融坏死灶范围,对病灶残留者可指导及时进行补充消融,降低术后复发率,术后远期可以确切了解坏死灶吸收程度及病变是否复发,较常规超声评估更加准确可靠。总之,超声引导下实质脏器热消融治疗中,超声造影现已成为评估疗效不可缺少的重要手段。

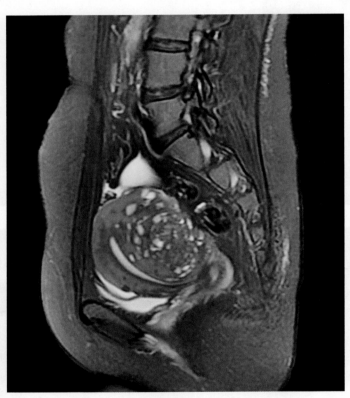

图 8-2-5　子宫腺肌症 MR 图像

第三节　子宫颈癌放化疗前后对比

1. **病史概要**　女性,64 岁,绝经 15 年。2 个月前无明显诱因阴道不规则出血,淋漓不尽。病灶穿刺活检病理:(宫颈)中 - 低分化鳞癌。行根治性放化疗(洛铂化疗 5 周期,同时完成局部放疗)。

2. **常规超声**

(1)放化疗前超声检查:宫颈前唇一低回声包块,范围约 3.6cm×3.5cm×3.3cm,边界清楚(图 8-3-1),微血流成像显示其内可见丰富血流信号,考虑恶性(图 8-3-2)。

(2)放化疗后 1 个月超声检查:宫颈未见明显包块,回声稍低(图 8-3-3),MV 微血流成像未见明显异常血流信号(图 8-3-4)。

3. **超声造影图像及描述**

(1)放化疗前超声造影检查:病灶内造影剂自周边向病灶内增强,增强时间早于子宫肌层,增强早期强度高

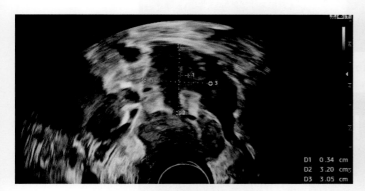

图 8-3-1　治疗前病灶常规超声

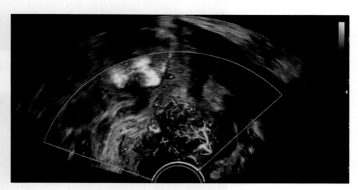

图 8-3-2　治疗前病灶常规超声微血流成像

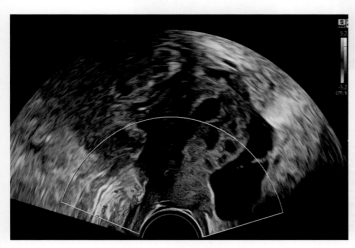

图 8-3-3　治疗后常规超声

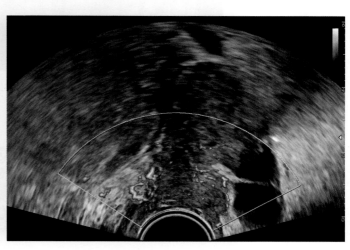

图 8-3-4　治疗后常规超声病灶处微血流成像

于子宫肌层,呈均匀或不均匀高增强(图8-3-5);消退早于子宫肌层,增强晚期呈"低增强",可见周边造影剂消退较慢,呈环状。超声造影后可清晰显示包块边界及范围。造影剂呈"快进快退"(图8-3-6)。治疗前超声造影视频见ER8-3-1。

(2)放化疗后1个月超声检查:增强早期(15s)宫颈内未见异常增强区域,原包块处与子宫呈同步等增强表现(图8-3-7)。增强后117s与子宫肌层同步缓慢消退

(图8-3-8),TIC曲线观察:治疗后(图8-3-9)与治疗前(图8-3-10)比较,造影剂开始增强时间延长、达峰时间延长、峰值强度明显降低。治疗后宫颈病灶处增强模式与子宫肌层比较未见明显差异(图8-3-9),治疗前宫颈病灶处增强模式与子宫肌层比较差异明显,呈"快进快退"高增强表现,局部合并坏死区域可呈低增强(图8-3-10)。治疗后超声造影视频见ER8-3-2。

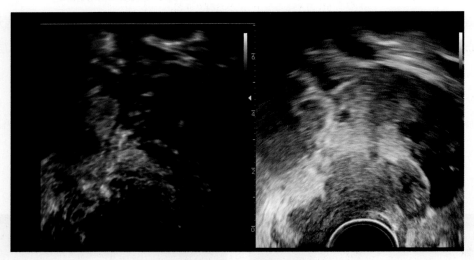

图 8-3-5　超声造影显示增强早于子宫肌层

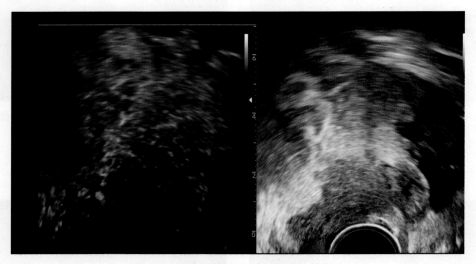

图 8-3-6　超声造影显示消退早于子宫肌层

ER8-3-1　治疗前超声造影视频

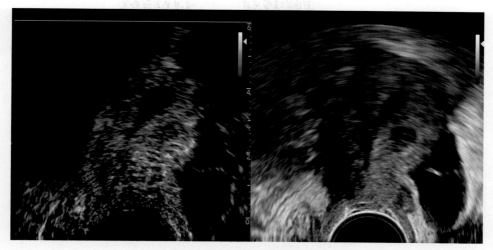

图 8-3-7　增强早期未见异常增强区域（15s）

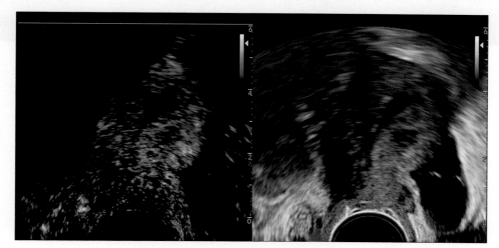

图 8-3-8　与子官肌层同步消退（117s）

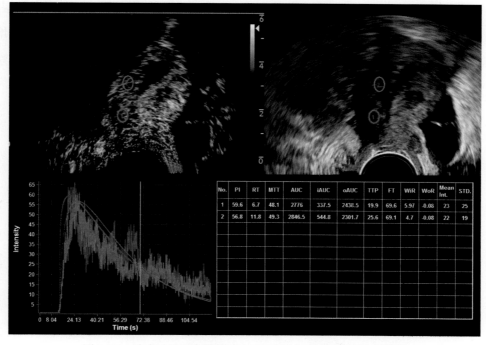

No.	PI	RT	MTT	AUC	iAUC	oAUC	TTP	FT	WiR	WoR	Mean Int.	STD.
1	59.6	6.7	48.1	2776	337.5	2438.5	19.9	69.6	5.97	-0.08	23	25
2	56.8	11.8	49.3	2846.5	544.8	2301.7	25.6	69.1	4.7	-0.08	22	19

图 8-3-9　治疗后超声造影病灶区 TIC 曲线与子官肌层同步等增强

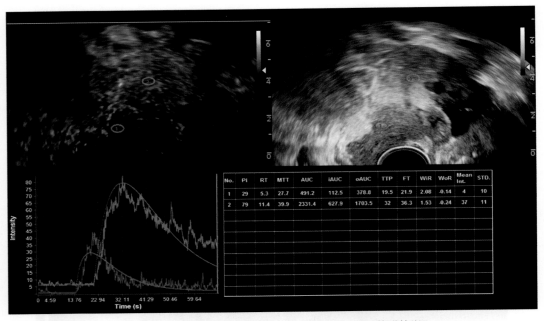

No.	PI	RT	MTT	AUC	iAUC	oAUC	TTP	FT	WiR	WoR	Mean Int.	STD.
1	29	5.3	27.7	491.2	112.5	378.8	19.5	21.9	2.08	-0.14	4	10
2	79	11.4	39.9	2331.4	627.9	1703.5	32	36.3	1.53	-0.24	37	11

图 8-3-10　治疗前增强 TIC 曲线与子宫肌层对比呈 "快进快退"

ER8-3-2　治疗后超声造影视频

4. 病灶其他检查　病理:(宫颈)中 - 低分化鳞癌（图 8-3-11）。

5. 超声造影诊断要点

（1）放化疗前超声造影检查:病变部位造影剂 "快进快退" 或 "快进慢退" 增强模式及病灶增强范围。增强早期病灶区呈均匀或不均匀高增强,局部坏死区域可呈低至无增强,增强早于正常子宫肌层;增强晚期病灶内部先消退,或稍晚消退,周边部呈稍高增强。

（2）放化疗后超声造影检查:观察原病灶处有无异常增强区域及增强范围。

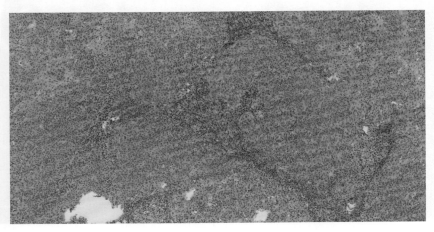

图 8-3-11　病理显示为中 - 低分化鳞癌

第九章

输卵管通畅性评估

SHULUANGUAN TONGCHANGXING PINGGU

第一节 输卵管通畅

（一）病例 1

1. 病史概要 女性，32 岁，无孕产史（G_0P_0），无手术史，备孕 1 年半未孕。

2. 常规超声 造影前灰阶声像图显示子宫前倾前屈位，宫腔及子宫肌层未见异常回声（图 9-1-1）。右侧附件区观察未见异常肿物回声（图 9-1-2），左附件区可见左卵巢内囊性回声（图 9-1-3）。双侧附件区未见输卵管积液回声。

3. 超声造影 子宫前位，超声造影三维图像正面观可见宫腔凸面向前（图 9-1-4 箭）。双侧输卵管通畅，双侧宫角锐利（图 9-1-4 三角形），双侧输卵管粗细均匀、呈条带状回声，走行连续自然、柔顺、边缘光整。

灰阶子宫输卵管造影条件下，注入造影剂后：①经阴道实时三维超声显示宫腔内造影剂迅速充填并分别由两侧宫角进入输卵管，两侧输卵管迅速显影，两侧输卵管走行自然、柔顺（ER9-1-1）；②随即转至灰阶造影条件观察两侧宫角，可见造影剂向两侧输卵管快速流动（ER9-1-2）；③分别观察两侧输卵管可见造影剂自伞端溢出，并环形包绕两侧卵巢，盆腔可见造影剂弥散（ER9-1-3、ER9-1-4）。

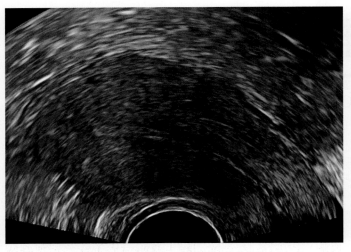

图 9-1-1 造影前子宫评估（矢状面）

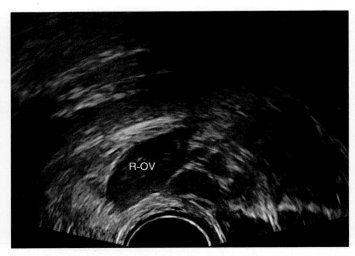

图 9-1-2 造影前右附件区评估
R-OV. 右卵巢

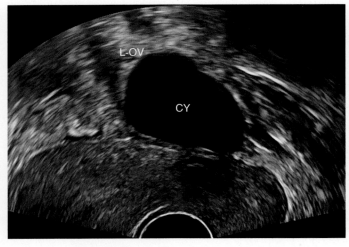

图 9-1-3 造影前左附件区评估，左附件区可见左卵巢内囊性回声
L-OV. 左卵巢；CY. 囊肿

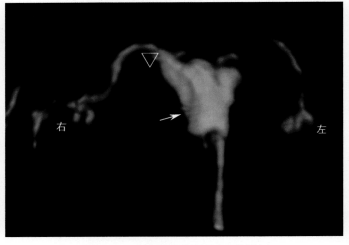

图 9-1-4 双侧输卵管通畅（三维图）
箭. 宫腔凸面向前；三角形. 右侧宫角锐利

ER9-1-1 双侧输卵管超声造影实时三维图

ER9-1-2 造影剂从两侧宫角溢出

ER9-1-3 右侧输卵管超声造影视频

ER9-1-4 左侧输卵管超声造影视频

（二）病例2

1. **病史概要** 女性，26 岁，G_0P_0，无手术史，无腹痛及不适，孕前检查要求进行输卵管通畅性评估。

2. **常规超声** 造影前灰阶声像图显示子宫呈后倾后屈位，宫腔及子宫肌层未见异常肿物回声（图 9-1-5）。双卵巢大小形态正常，双附件区未见异常肿物及输卵管积液回声（图 9-1-6、图 9-1-7）。

3. **超声造影** 子宫后位，超声造影三维图像正面观可见宫腔凹面向前（图 9-1-8 箭）。双侧输卵管通畅，双侧宫角锐利，双侧输卵管呈粗细均匀、条带状回声，走行连续自然，边缘光整，三维图像可见左侧伞端造影剂溢出环形包绕卵巢（图 9-1-8 三角形）。

灰阶子宫输卵管造影条件下，注入造影剂后：①经阴道实时三维超声显示宫腔内造影剂迅速充填并分别由两侧宫角进入输卵管，两侧输卵管迅速显影，造影剂自伞端溢出包绕卵巢并向附件区弥散，两侧输卵管走行自然、柔顺（ER9-1-5）。②随即转至灰阶造影条件分别观察两

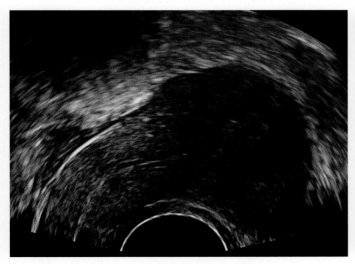

图 9-1-5 造影前子宫评估（矢状面）

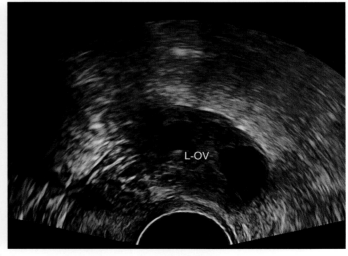

图 9-1-6 造影前左附件区评估
L-OV.左卵巢

273

侧输卵管,可见两侧输卵管清晰显示,输卵管内造影剂迅速流动并自伞端溢出(ER9-1-6),可见双侧附件区造影剂呈环形强回声带包绕卵巢(图9-1-9、图9-1-10)。③观察两侧宫角可见造影剂向两侧输卵管快速流动,同时迅速向盆腔弥散(ER9-1-7)。

4. X线子宫输卵管造影 双侧输卵管全程呈条带状高密度影,走行自然、柔顺,粗细均匀、无膨大,盆腔可见造影剂弥散(图9-1-11)。

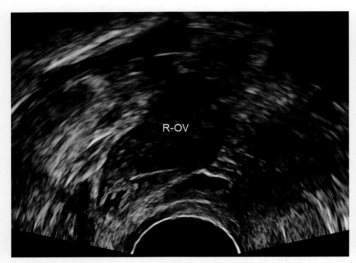

图 9-1-7 造影前右附件区评估
R-OV. 右卵巢

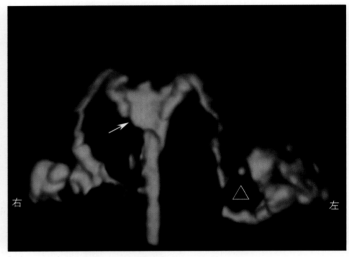

图 9-1-8 双侧输卵管通畅(三维图)
箭. 宫腔凹面向前;三角形. 左侧输卵管伞端造影剂溢出,环形包绕卵巢

ER9-1-5 双侧输卵管超声造影实时三维图

ER9-1-6 双侧输卵管超声造影视频

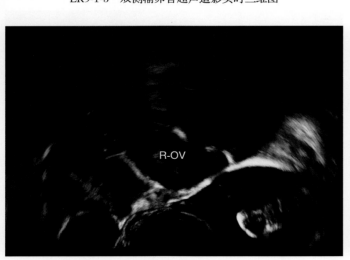

图 9-1-9 造影剂环形包绕右卵巢
R-OV. 右卵巢

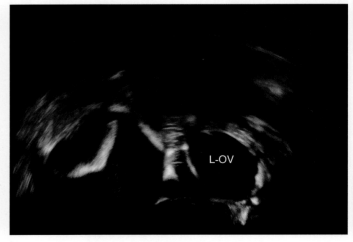

图 9-1-10 造影剂环形包绕左卵巢
L-OV. 左卵巢

ER9-1-7　造影剂从两侧宫角溢出

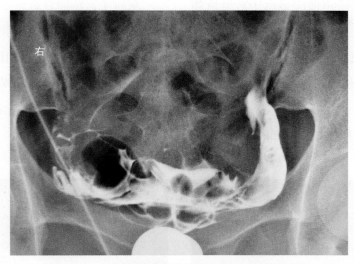

图 9-1-11　X 线子宫输卵管造影显示双侧输卵管通畅

5. 超声造影诊断要点　①两侧输卵管清晰显示呈条带状回声,近端稍细远端稍粗、边缘光整,走行自然、柔顺;②造影剂自两侧输卵管伞端快速溢出;③两侧卵巢显示造影剂环形包绕;④盆腔可见造影剂快速、均匀弥散;⑤造影剂推注过程中无阻力、无反流。

6. 鉴别诊断　①输卵管通畅需注意与子宫肌层及子宫周围静脉造影剂逆流鉴别:输卵管显影始于宫角部,而子宫肌层造影剂逆流起始于宫角两侧的肌层,有时宫旁的静脉造影剂逆流与输卵管走行相似,可以在灰阶造影条件仔细观察输卵管走行及伞端溢出和卵巢包绕情况综合判断;②造影剂推注过快、患者情绪紧张容易引起子宫及输卵管痉挛,可造成输卵管不通的假阳性诊断。

第二节　输卵管通而不畅

（一）病例1

1. 病史概要　女性，31岁，G_1P_0，一次生化妊娠史，无手术史。

2. 常规超声　造影前灰阶声像图显示子宫呈后倾后屈位，宫腔及子宫肌层未见异常肿物回声（图9-2-1）。左卵巢大小形态正常，左附件区未见异常肿物回声（图9-2-2），右卵巢内可见血肿回声（图9-2-3），双附件区未见输卵管积液回声。

3. 超声造影图像　子宫后位，超声造影三维图像正面观可见宫腔凹面向前。①左侧宫角锐利，左侧输卵管走行自然、边缘光整，远端走行稍迂曲（图9-2-4），左侧卵巢可见造影剂强回声环形包绕（图9-2-5三角形）；②右侧输卵管纤细，回声暗淡（图9-2-4箭）。

灰阶子宫输卵管造影条件下，注入造影剂后，分别观察两侧输卵管，可见①左侧输卵管通畅，左侧输卵管内造影剂迅速流动并自伞端溢出，包绕左侧卵巢并迅速弥散至盆腔（ER9-2-1）。②右侧输卵管内可见造影剂显示，但右侧输卵管纤细，回声暗淡，仅少量造影剂自伞端向外溢出（ER9-2-2）。

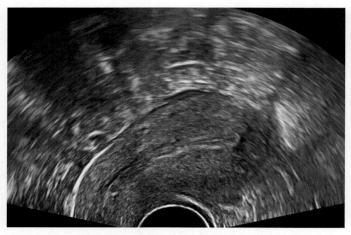

图9-2-1　造影前子宫评估（矢状面）

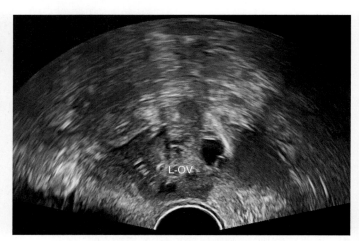

图9-2-2　造影前左附件区评估
L-OV. 左卵巢

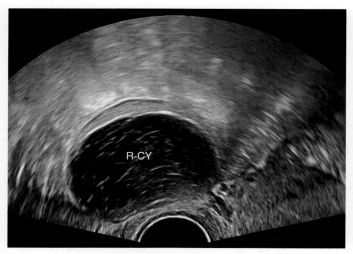

图9-2-3　造影前右附件区评估
R-CY. 右卵巢血肿

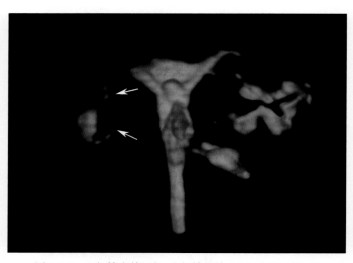

图9-2-4　左侧输卵管通畅，右侧输卵管通而不畅（三维图）
箭示右侧输卵管纤细，回声暗淡。

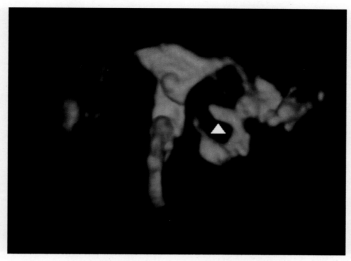

图 9-2-5 左侧输卵管通畅,左卵巢造影剂环形包绕(三维图)

三角形示左侧卵巢造影剂强回声环形包绕。

ER9-2-1 超声造影示左侧输卵管通畅

ER9-2-2 超声造影示右侧输卵管通而不畅

(二)病例 2

1. 病史概要 女性,28 岁,G_3P_0,1 次药物流产史,2 次人工流产史。

2. 常规超声 造影前灰阶声像图显示子宫呈前倾前屈位,宫腔内显示水囊回声(图 9-2-6 箭)。双卵巢大小形态正常,双附件区未见异常肿物及输卵管积液回声,造影开始前选取中心平面,同时显示子宫横切面及双侧卵巢(图 9-2-7)。

3. 超声造影 注入造影剂后,子宫横切面显示造影剂通过宫角进入双侧输卵管,双侧输卵管可见造影剂断续进入、走行僵硬、局部膨大呈串珠样改变,仅有极少造影剂弥散至盆腔(ER9-2-3、ER9-2-4)。

4. 超声造影诊断要点 ①造影剂进入宫腔后,可见造影剂进入一侧输卵管(如一侧近端阻塞一侧通而不畅)或两侧输卵管;②输卵管呈纤细或粗大的条带状回声,显影可不连续;③输卵管走行僵硬、反折,局部可见膨大呈结节状或串珠状;④输卵管伞端仅有少量造影剂溢出,卵巢周围呈环状或半环状包绕。盆腔有少量造影剂弥散;⑤造影剂推注压力较大,患者疼痛感较明显。

5. 鉴别诊断 输卵管通而不畅需与输卵管阻塞进行鉴别:输卵管近端梗阻时造影剂始终无法自宫腔进入输卵管,并且会出现宫角圆钝现象。输卵管通而不畅时造影剂自宫腔进入输卵管时流速缓慢,也可出现宫角圆钝以及远端膨大现象,但可观察到造影剂进入输卵管。当发生输卵管远端梗阻时,随着造影剂进入也会出现远端增粗,这时要观察伞端有无造影剂溢出,如果伞端有造影剂溢出就是通而不畅,如果始终未见造影剂溢出,则是远端梗阻。

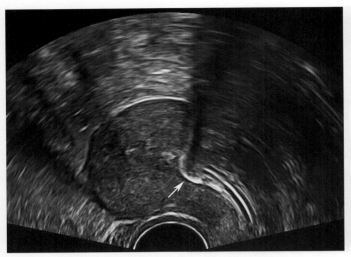

图 9-2-6　造影前宫腔内水囊（箭）回声

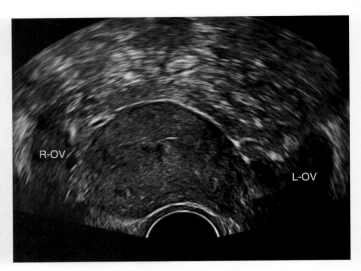

图 9-2-7　造影前中心平面
R-OV. 右卵巢；L-OV. 左卵巢

ER9-2-3　超声造影示左侧输卵管通而不畅

ER9-2-4　超声造影示右侧输卵管通而不畅

第三节 输卵管阻塞

一、单侧输卵管阻塞

（一）病例1

1. 病史概要 女性，26 岁，G_2P_0，1 次药物流产史，1 次人工流产史。

2. 常规超声 造影前灰阶声像图显示子宫呈前倾前屈位，宫腔及子宫肌层未见异常肿物回声（图 9-3-1）。双卵巢大小形态正常，双附件区未见异常肿物及输卵管积液回声（图 9-3-2、图 9-3-3）。

3. 超声造影图像 子宫前位，超声造影三维图像正面观可见宫腔凸面向前。双侧宫角锐利，右侧输卵管走行自然、粗细均匀、边缘光整，左侧输卵管中、远段走行僵直，近端稍细，远端增粗（图 9-3-4）。

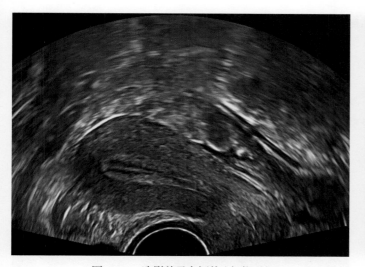

图 9-3-1 造影前子宫评估（矢状面）

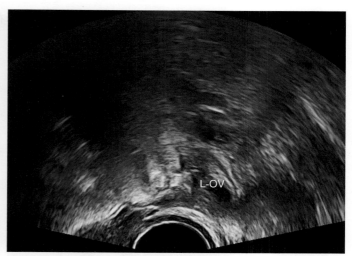

图 9-3-2 造影前左附件区评估
L-OV. 左卵巢

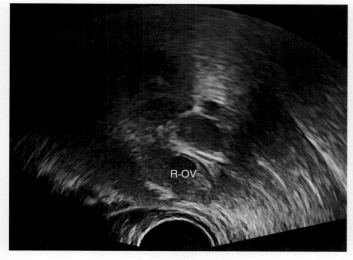

图 9-3-3 造影前右附件区评估
R-OV. 右卵巢

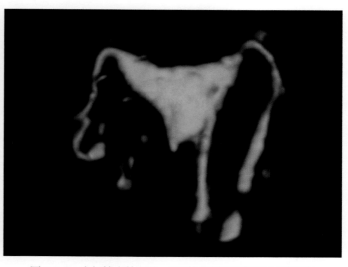

图 9-3-4 右侧输卵管通畅，左侧输卵管远端阻塞（三维图）

灰阶子宫输卵管造影条件下,注入造影剂后,分别观察两侧输卵管,可见右侧输卵管远端走行迂曲,右侧输卵管内造影剂迅速流动并自伞端溢出,包绕右侧卵巢并迅速弥散至盆腔(ER9-3-1),右侧卵巢周围可见造影剂呈环形强回声包绕(图9-3-5),右附件区可见造影剂弥散(图9-3-5☞)。左侧输卵管远端增粗,造影剂淤滞在输卵管内,加压推注可见造影剂进入,压力降低后可见造影剂逆流(ER9-3-2),伞端无造影剂溢出,左附件区无造影剂弥散(ER9-3-3),左卵巢周围无造影剂强回声包绕(图9-3-6)。

ER9-3-1　超声造影示右侧输卵管远端走行迂曲

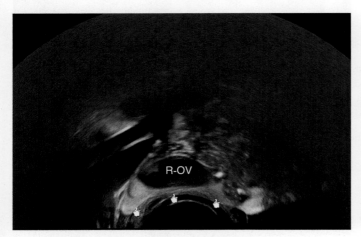

图9-3-5　右附件区可见造影剂弥散
R-OV. 右卵巢;☞. 右附件区造影剂弥散

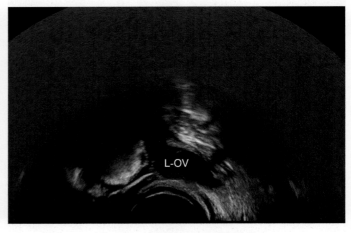

图9-3-6　左附件区无造影剂弥散
L-OV. 左卵巢

ER9-3-2　超声造影示左侧输卵管远端阻塞
(造影剂局限在输卵管内)

ER9-3-3　超声造影示左附件区无造影剂弥散

（二）病例2

1. **病史概要** 女性，33岁，G_1P_0，1次药物流产史。

2. **常规超声** 造影前灰阶声像图显示子宫呈前倾前屈位，宫腔及子宫肌层未见异常肿物回声（图9-3-7）。双卵巢大小形态正常，双附件区未见异常肿物及输卵管积液回声（图9-3-8、图9-3-9）。

3. **超声造影图像** 子宫前位，超声造影三维图像正面观可见宫腔凸面向前。右侧可见输卵管显示，右侧宫角锐利，右侧输卵管走行自然，粗细均匀，边缘光整；左侧输卵管全程未显影（图9-3-10），左侧宫角圆钝（图9-3-11箭）。

灰阶子宫输卵管造影条件下，注入造影剂后，分别观察两侧输卵管，可见右侧输卵管通畅，右侧输卵管内造影剂迅速流动并自伞端溢出，包绕右侧卵巢并迅速弥散至盆腔（ER9-3-4），右侧卵巢周围可见造影剂呈环形强回声包绕（图9-3-12）。左侧宫角没有造影剂进入左侧输卵管，左侧宫角圆钝，造影剂在左侧宫角漩涡样流动（ER9-3-5），由右侧输卵管伞端溢出的造影剂可弥散至左附件区，并部分包绕左卵巢（图9-3-13☞）。

4. **超声造影诊断要点** ①造影剂进入宫腔后，可见造影剂进入通畅的输卵管一侧；②阻塞侧的输卵管，如果近端阻塞仅见宫腔内造影剂显示，输卵管腔内无造影剂显示，该处宫角圆钝，造影剂可呈漩涡样流动；如果远端

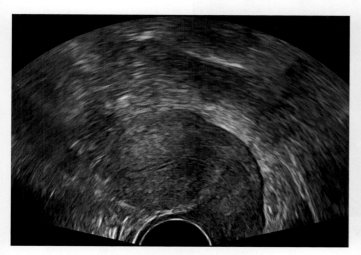

图9-3-7 造影前子宫评估（矢状面）

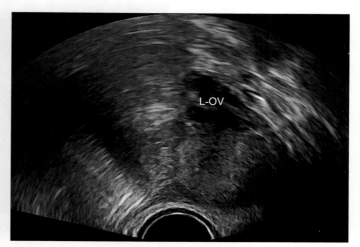

图9-3-8 造影前左附件区评估
L-OV.左卵巢

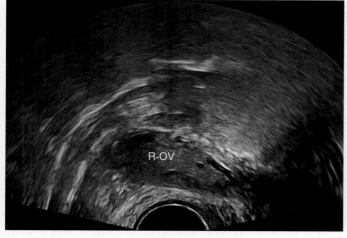

图9-3-9 造影前右附件区评估
R-OV.右卵巢

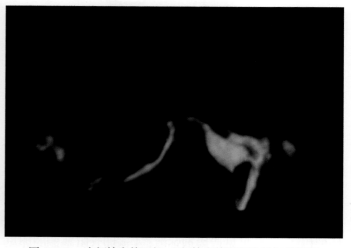

图9-3-10 右侧输卵管通畅，左侧输卵管近端阻塞（三维图）

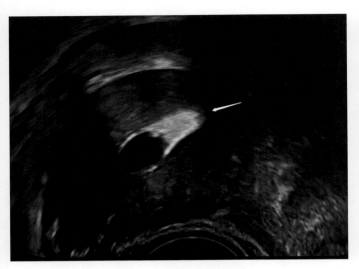

图 9-3-11　左侧宫角圆钝（箭）

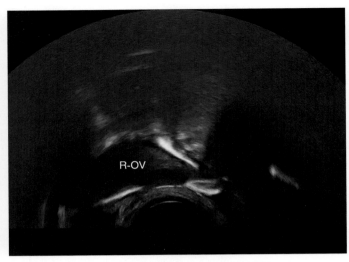

图 9-3-12　右卵巢（R-OV）造影剂包绕

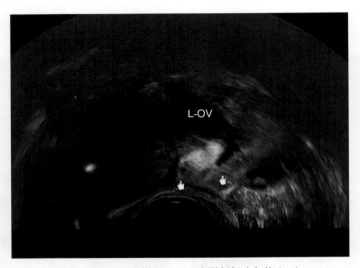

图 9-3-13　左卵巢（L-OV）造影剂部分包绕（☞）

ER9-3-4　超声造影示右侧输卵管通畅

ER9-3-5　超声造影示左侧输卵管近端梗阻

阻塞,阻塞部位前可见造影剂进入,流速逐渐缓慢,造影剂淤滞在梗阻部位,加压推注可见造影剂进入,如果压力降低可出现逆流;③输卵管通畅侧的卵巢可呈现造影剂环形包绕,盆腔可见造影剂弥散;④输卵管阻塞侧的卵巢周围亦可见造影剂显示,但早期不会出现环形包绕。

5. 鉴别诊断　输卵管一侧通畅一侧远端阻塞者要注意与输卵管两侧通畅鉴别:阻塞侧输卵管伞端无溢出,且阻塞侧卵巢早期一般无环形包绕,仅可见造影剂显示或呈部分包绕。随着造影剂的推注,造影剂逐渐在梗阻处淤滞,阻塞侧输卵管可出现输卵管积液的表现。

二、双侧输卵管阻塞

（一）病例1

1. 病史概要　女性，30岁，G$_3$P$_0$，1次输卵管妊娠手术史，2次人工流产史。现备孕3年未孕。

2. 常规超声　造影前灰阶声像图显示子宫呈前倾前屈位，宫腔及子宫肌层未见异常肿物回声（图9-3-14）。双卵巢大小形态正常，双附件区未见异常肿物及输卵管积液回声（图9-3-15、图9-3-16）。

3. 超声造影图像　子宫前位，超声造影三维图像正面观可见宫腔凸面向前。宫腔膨大、宫角圆钝，双侧输卵管全程不显影（图9-3-17）。

灰阶子宫输卵管造影条件下，注入造影剂后，经阴道实时三维超声造影显示造影剂进入宫腔后不能流入输卵管（ER9-3-6）。随即转至灰阶造影条件下可见造影剂积聚在宫腔内，强回声造影剂在宫腔内呈漩涡样流动，宫腔饱满，宫角圆钝，双侧输卵管管腔内均没有造影剂进入（ER9-3-7），盆腔内无游离造影剂显示，双侧附件区无造影剂弥散、双侧卵巢周围无造影剂包绕（图9-3-18、图9-3-19）。

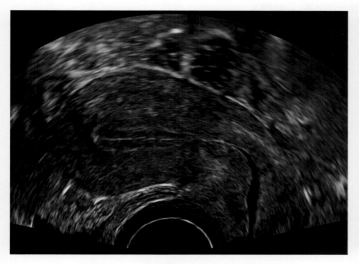

图9-3-14　造影前子宫评估（矢状面）

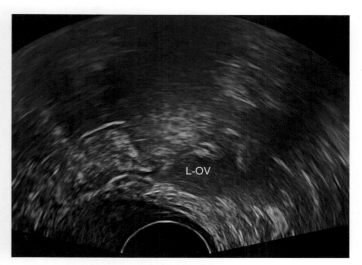

图9-3-15　造影前左附件区评估
L-OV. 左卵巢

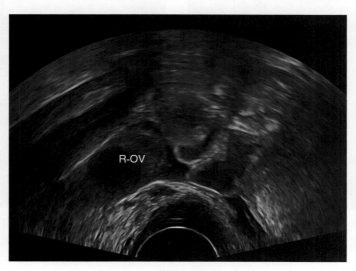

图9-3-16　造影前右附件区评估
R-OV. 右卵巢

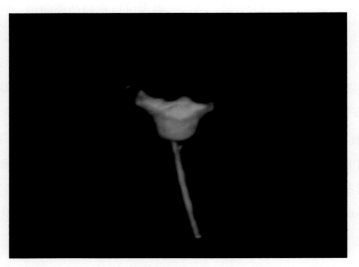

图 9-3-17　双侧输卵管近端阻塞（三维图）

ER9-3-6　双侧输卵管超声造影实时三维图

ER9-3-7　双侧输卵管超声造影灰阶声像图

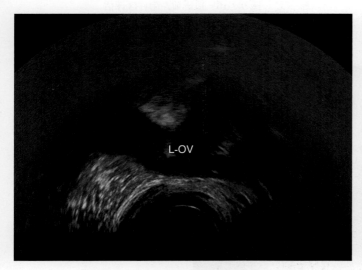

图 9-3-18　左附件区无造影剂弥散
L-OV. 左卵巢

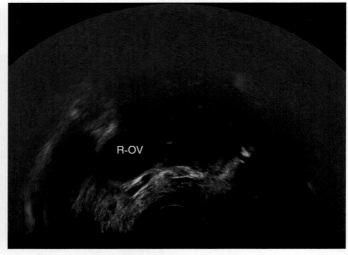

图 9-3-19　右附件区无造影剂弥散
R-OV. 右卵巢

4. X线子宫输卵管造影 图像描述:X线下子宫输卵管造影,注入造影剂后仅显示宫腔影,双侧宫角圆钝,双侧输卵管全程未显示(图9-3-20)。

(二)病例2

1. 病史概要 女性,27岁,G_1P_0,因输卵管妊娠行右侧输卵管切除手术,子宫内膜息肉手术史,抗子宫内膜抗体阳性。

2. 常规超声 造影前灰阶声像图显示子宫呈前倾前屈位,宫腔及子宫肌层未见异常肿物回声(图9-3-21)。双卵巢大小形态正常,双附件区未见异常肿物及输卵管积液回声(图9-3-22、图9-3-23)。

3. 超声造影图像 注入造影剂后,经阴道实时三维超声造影显示造影剂进入宫腔后自左侧宫角进入左侧输卵管,不能自右侧宫角流入右侧输卵管,右侧宫角圆钝(ER9-3-8)。静态超声造影三维图像正面观可见宫腔凸面向前。右侧输卵管未显影,三角形所示无回声区为导管球囊所在位置,左侧输卵管显影,远端膨大呈盲袋样结构,伞端无溢出(图9-3-24)。随即转至灰阶造影条件下可见造影剂进入左侧输卵管,左侧输卵管迂曲走行(图9-3-25、ER9-3-9),随着造影剂逐渐注入,左侧输卵管近端造影剂回声较强,远端造影剂流动缓慢、回声暗淡,输卵管远端增粗,伞端无溢出(图9-3-26、ER9-3-10)。双侧卵巢周围无造影剂包绕(图9-3-27、图9-3-28)。

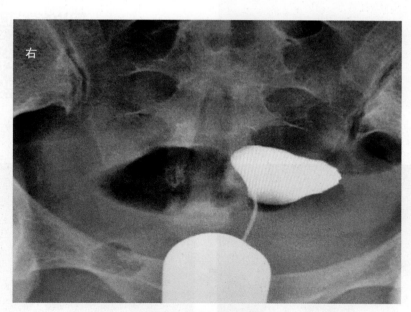

图9-3-20 双侧输卵管近端阻塞(X线子宫输卵管造影)

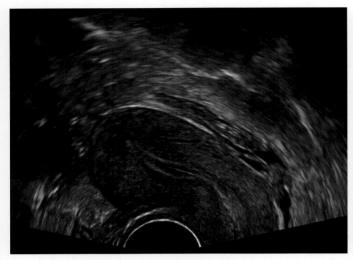

图 9-3-21 造影前子宫评估（矢状面）

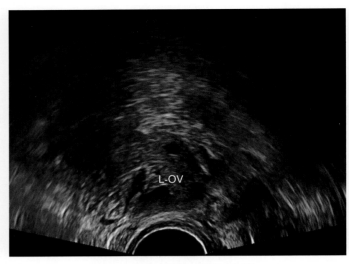

图 9-3-22 造影前左附件区评估
L-OV. 左卵巢

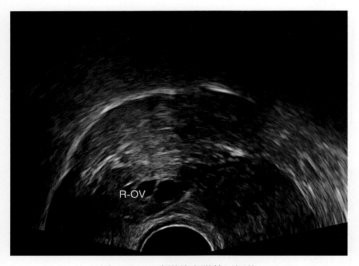

图 9-3-23 造影前右附件区评估
R-OV. 右卵巢

ER9-3-8

ER9-3-8 子宫输卵管超声造影宫腔显影

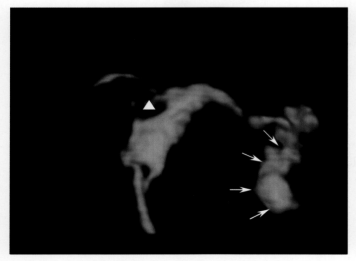

图 9-3-24 右侧输卵管近端阻塞、左侧输卵管远端阻塞（三维图）
箭示左侧输卵管远端膨大呈盲袋样结构，伞端无溢出；三角形示导管
球囊。

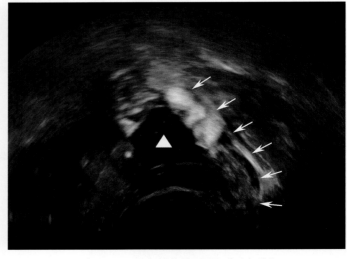

图 9-3-25 左侧输卵管远端阻塞（灰阶）
箭示左侧输卵管迂曲走行；三角形示左侧输卵管远端膨大、回声暗淡。

ER9-3-9　左侧输卵管超声造影早期图像

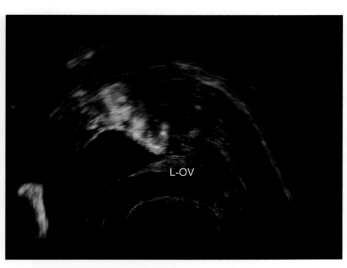

图 9-3-26　左卵巢(L-OV)周围无造影剂包绕

ER9-3-10　左侧输卵管超声造影远端梗阻伴输卵管积液

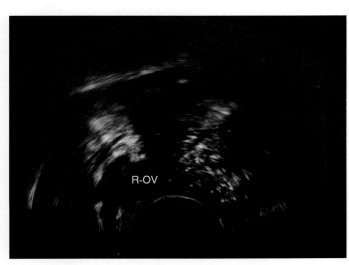

图 9-3-27　右卵巢(R-OV)周围无造影剂包绕

4. X 线子宫输卵管造影　图像描述:造影剂至右侧宫角后中断,右侧输卵管全程未显示。左侧输卵管远端走行迂曲、增粗。盆腔无造影剂弥散(图 9-3-28)。

5. 超声造影诊断要点　①造影剂进入宫腔后,宫腔饱满膨大,宫角圆钝;②输卵管近端阻塞者仅见宫腔内造影剂显示,输卵管腔内无造影剂显示;输卵管远端阻塞者梗阻部位前可见造影剂进入,流速逐渐缓慢,造影剂淤滞在梗阻部位,后期加压推注造影剂无法进入;③输卵管积液时可见造影剂在扩张的输卵管内呈现涡流;④盆腔内无造影剂弥散,卵巢周围、肠间隙无造影剂显示;⑤推注造影剂阻力大,有反流。患者腹痛较明显。

6. 鉴别诊断　输卵管远端阻塞注意与输卵管通畅进行鉴别:输卵管远端阻塞虽然在早期可以显示输卵管全程,但随着造影剂的注入,压力逐渐增大,输卵管远端增粗出现输卵管积水的回声表现,而且输卵管远端阻塞者伞端无造影剂溢出。注意,当输卵管空间走行较弯曲或扭曲时,三维图像可能出现输卵管中断缺失,应仔细进行灰阶超声造影扫查,可能在同一扫查平面无法显示输卵管全程,需追踪扫查,直至扫查完输卵管全程。

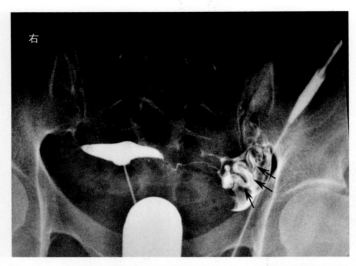

图 9-3-28　输卵管右侧近端阻塞、左侧远端阻塞（X 线子宫输卵管造影）
长箭：右侧输卵管全程未显示；短箭：左侧输卵管远端迂曲增粗。

第十章

宫 腔 造 影

GONGQIANG ZAOYING

第一节　正常宫腔造影

1. 病史概要　女性,23 岁,未避孕 2 年未孕。

2. 常规超声　正常宫腔声像见图 10-1-1。

3. 宫腔水造影　正常宫腔造影图像见图 10-1-2,造影动态图见 ER10-1-1。

4. 宫腔水造影诊断要点

（1）子宫腔形态正常。

（2）子宫腔未见明确占位性病变。

5. 宫腔水造影的适应证及禁忌证

（1）宫腔水造影的适应证主要有:①不孕症;②异常阴道流血;③宫腔粘连或宫腔内占位性病变;④经阴道超声发现弥漫性或局限性内膜异常或宫腔异常;⑤先天性子宫畸形;⑥复发性妊娠失败;⑦经阴道超声检查无法清晰显示子宫内膜。

（2）宫腔水造影的禁忌证主要有:①妊娠或可能妊娠的状态;②活动性盆腔感染;③无法解释的盆腔疼痛;④内膜分泌期。

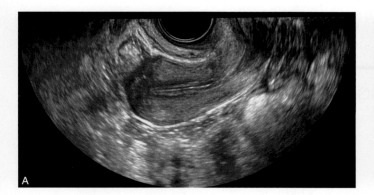
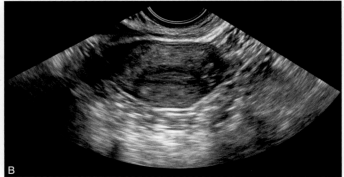
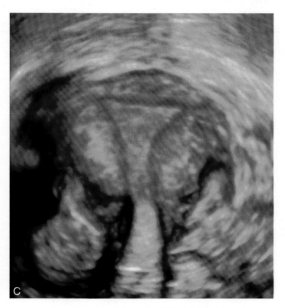

图 10-1-1　正常子宫腔常规超声声像

A、B. 子宫纵切面和横切面灰阶成像,显示子宫大小正常,宫腔内未见明确占位性病变;C. 子宫腔三维成像显示宫腔形态正常,宫腔内未见明确占位性病变。

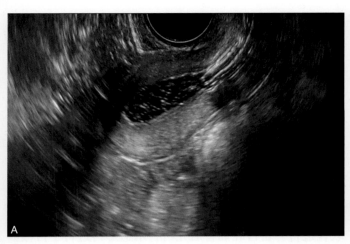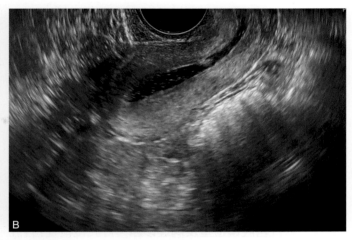

图 10-1-2　正常宫腔水造影图像

A. 造影管位于宫颈管内图像,显示宫腔形态正常,宫腔内未见明确占位性病变;B. 造影管撤出宫颈管后图像,显示宫腔形态正常,宫腔内未见明确占位性病变。

ER10-1-1　正常宫腔水造影动态图

第二节　子宫腔病变

一、黏膜下子宫肌瘤

1. 病史概要　女性,35 岁,未避孕 1 年未孕。

2. 常规超声　黏膜下子宫肌瘤声像见图 10-2-1。

3. 宫腔水造影图像　黏膜下子宫肌瘤宫腔水造影声像见图 10-2-2,超声造影视频见 ER10-2-1。

4. 病灶宫腔镜检查及病理诊断　宫腔镜检查:宫腔内可见子宫肌瘤,约 80% 凸出于宫腔内(图 10-2-3A)。病理诊断为子宫黏膜下平滑肌瘤(图 10-2-3B)。

5. 宫腔水造影诊断要点

(1)子宫腔内见占位性病变。

(2)病变多为低回声病灶。

(3)根据 Wamsteker 等学者对黏膜下子宫肌瘤位置进行分类,黏膜下子宫肌瘤可分为完全位于宫腔而仅靠细小蒂部与子宫肌层相连、<50% 体积位于肌壁间和 ≥ 50% 体积位于肌壁间三型。

6. 鉴别诊断　黏膜下子宫肌瘤需与子宫内膜息肉鉴别。目前国内宫腔水造影一般与子宫输卵管超声造影联合进行。若宫腔插管后先进行水造影再进行子宫输卵管超声造影,黏膜下子宫肌瘤一般呈低回声占位性病变而子宫内膜息肉呈高回声;若先进行子宫输卵管超声造影再进行水造影,则黏膜下子宫肌瘤和子宫内膜息肉在宫腔残留的超声造影剂衬托下可能均呈低回声,此时可等待至造影剂微泡大部分破裂后再进行检查。

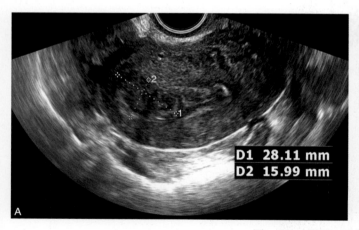
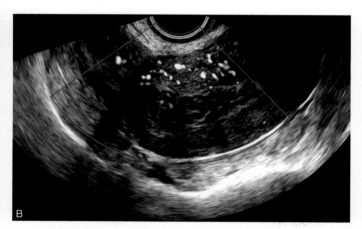

图 10-2-1　黏膜下子宫肌瘤常规超声声像图
A. 宫腔内可见结节状病灶,边界清楚,椭圆形,内部回声为低回声;B. CDFI,病灶内见少量血流信号,病灶周边部可见少量血流信号。

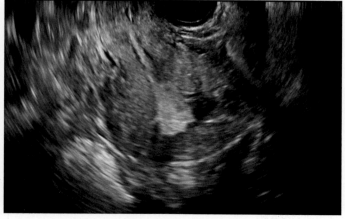

图 10-2-2　黏膜下子宫肌瘤宫腔水造影图像
宫腔内可见占位性病灶,边界清晰,内部回声为低回声。

ER10-2-1　黏膜下子宫肌瘤宫腔超声造影视频

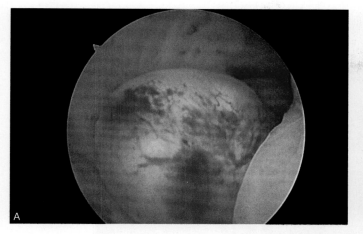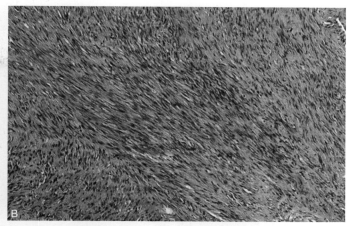

图 10-2-3 黏膜下子宫肌瘤宫腔镜检查及病理诊断
A. 黏膜下子宫肌瘤宫腔镜检查；B. 病理诊断，子宫黏膜下平滑肌瘤。

二、子宫内膜息肉

1. 病史概要 女性，41 岁，月经规律，继发不孕 3 年，拟行人工辅助生殖治疗前子宫输卵管造影检查。超声检查发现子宫内膜回声不均匀。

2. 常规超声 见图 10-2-4。

3. 超声造影 宫腔声学造影：宫腔可见局部充盈缺损，并于其内见一结节样凸起，可见凸起以蒂部与子宫前壁相连，微血流成像结节内未见明显血流信号（图 10-2-5）。宫腔造影图像三维重建可见球囊上方结节样凸起（图 10-2-6），超声造影动态图见 ER10-2-2。

4. 病灶其他检查 宫腔镜手术：宫腔内前壁内膜带蒂息肉。

5. 超声造影诊断要点 宫腔造影宫腔局部可见充盈缺损，可观察息肉来源及部位。

6. 鉴别诊断

（1）宫腔内黏液团：推注造影剂时可见黏液在宫腔内漂动，不与宫腔相连续。

（2）宫腔粘连带：宫腔内带状低回声连于子宫肌壁间，相对固定，无活动。

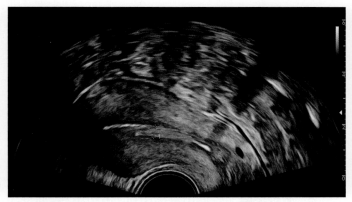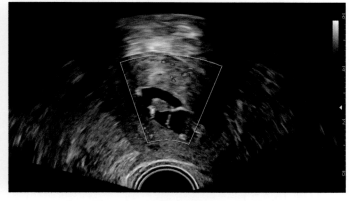

图 10-2-4 常规超声子宫内膜
子宫内膜厚度 0.4cm，上段局部内膜回声减低，欠均匀。

图 10-2-5 宫腔造影内膜病变血流

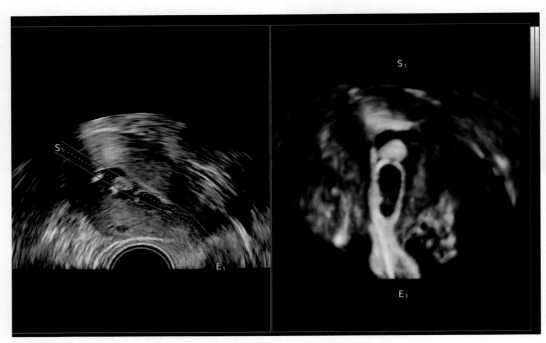

图 10-2-6　宫腔造影三维重建

ER10-2-2　宫腔息肉超声造影视频

三、子宫腔粘连

1. **病史概要**　女性，32 岁，月经规律，清宫术后 2 年，备孕，超声检查发现宫腔粘连就诊。

2. **常规超声**　宫腔线连续性中断，可见带状低回声连于子宫前后壁之间。三维成像后可见宫腔内局部内膜缺损（图 10-2-7）。

3. **超声造影图像**　宫腔内可见带状回声，注入生理盐水后可见局部带状充盈缺损，并连于子宫前后壁间（图 10-2-8）。

4. **病灶其他检查**　无。

5. **超声造影诊断要点**　宫腔造影在宫腔的衬托下，粘连带表现为条带状或片状低回声或高回声，两端黏附于子宫壁。

6. **鉴别诊断**　宫腔内黏液团块 / 内膜碎片：通过注水的抽吸动作可见团块漂动或消失。

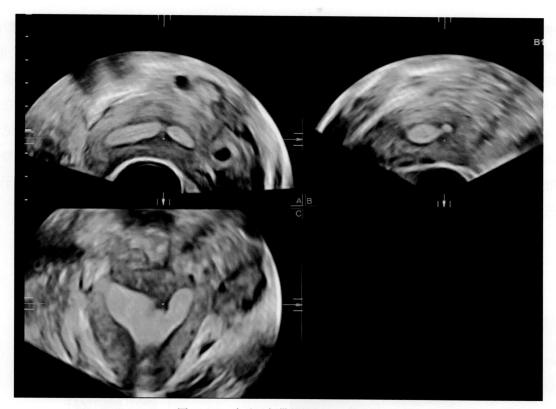

图 10-2-7　宫腔局部带状低回声三维成像

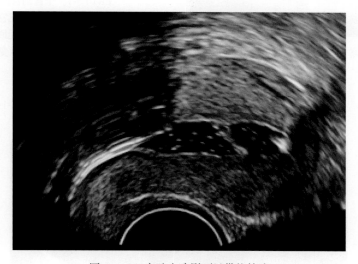

图 10-2-8　宫腔水造影可见带状粘连

第三节 子宫剖宫产瘢痕憩室

1. **病史概要** 女性,29 岁,继发不孕。

2. **常规超声** 见图 10-3-1 和 ER10-3-1。

3. **超声造影** 见图 10-3-2。

4. **超声造影诊断要点**

（1）灰阶子宫腔内造影:子宫前壁瘢痕处可见造影剂充盈（图 10-3-3）。

（2）四维子宫、输卵管腔内造影:宫腔下段可见部分造影剂向外凸出显影,范围局限（图 10-3-4）。

5. **鉴别诊断** 子宫剖宫产瘢痕憩室腔内造影表现为宫腔下段可见部分造影剂向外凸出显影,腔内造影时,子宫切口瘢痕憩室表现为造影剂充盈,需要与残角子宫有内膜并与单角子宫相通鉴别。鉴别要点在于残角子宫有内膜并与单角子宫相通时,腔内造影可见单角子宫宫腔呈"管"状,宫底部一个宫角偏向一侧,类似子宫样回声包块内见造影剂充盈,灰阶超声,表现为子宫旁另可见似子宫样回声包块。

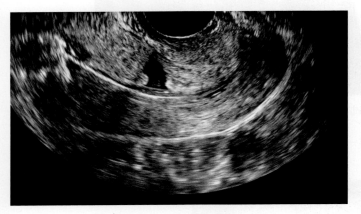

图 10-3-1 常规声像图

ER10-3-1 子宫剖宫产瘢痕憩室常规超声视频
子宫前壁下段剖宫产切口处可见宫腔内凸向浆膜层的楔形缺损,缺损区内可见无回声,边界清晰,该无回声区达子宫前壁肌层深部,靠近浆膜层,与宫腔相通,该处肌层明显变薄。

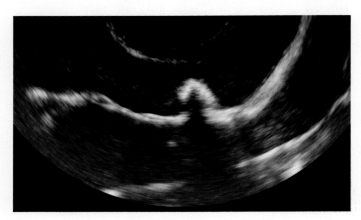

图 10-3-2 四维子宫、输卵管腔内造影
四维子宫、输卵管腔内造影见子宫前壁下段剖宫产切口处宫腔内凸向浆膜层的造影剂充盈,范围局限。

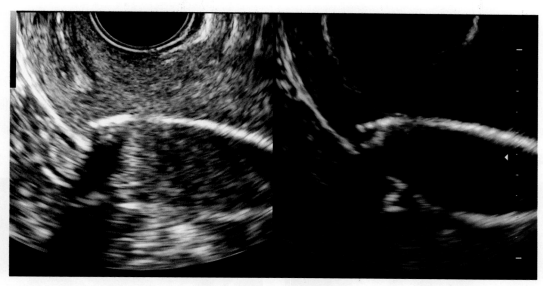

图 10-3-3　灰阶子宫腔内造影

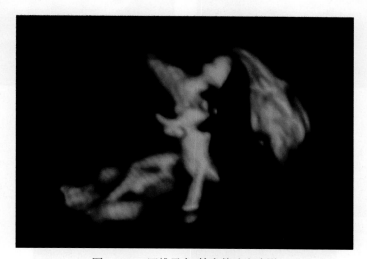

图 10-3-4　四维子宫、输卵管腔内造影

第四节 子宫畸形

一、单角子宫

1. 病史概要 女性，28 岁，结婚 4 年，原发不孕。

2. 常规超声 子宫冠状切面显示子宫体积正常或偏小，横切面较短，宫腔内膜呈管状。三维冠状面超声见子宫内膜呈"管"状，仅可见一个宫角偏向右侧宫底部（图 10-4-1、ER10-4-1）。

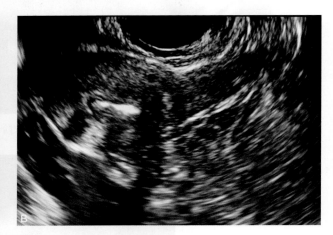

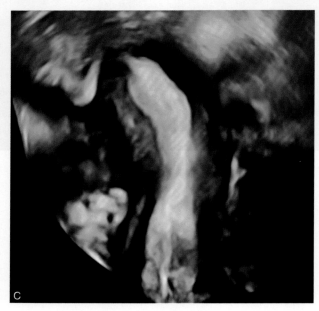

图 10-4-1 常规声像图
A、B. 灰阶超声；C. 三维超声子宫冠状切面成像

ER10-4-1 单角子宫常规超声视频

3. 超声造影　四维子宫、输卵管腔内造影见宫腔呈"管状"，仅可见一个宫角，并见一条输卵管由右侧宫角发出（图 10-4-2）。

4. 超声造影诊断要点

（1）灰阶造影：单角子宫呈梭形，横径较小，子宫矢状切面及横切面可见子宫周围造影剂环绕，但难以准确判断宫腔具体形态（图 10-4-3）。

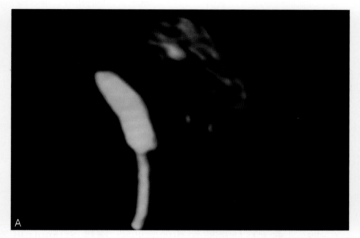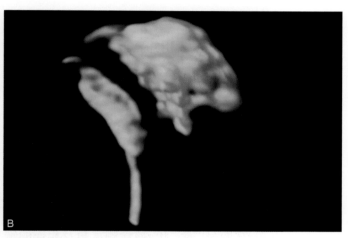

图 10-4-2　四维子宫、输卵管腔内造影
A. 右侧单角子宫呈管状；B. 一条输卵管由右侧宫角发出。

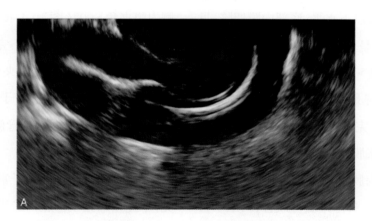

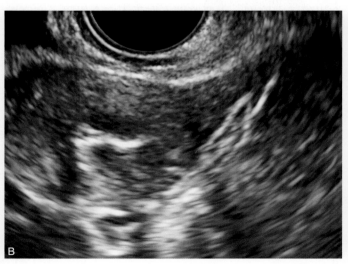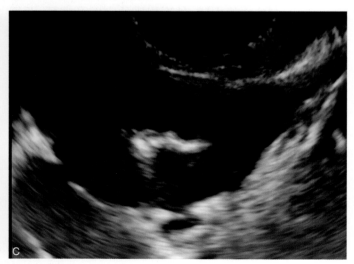

图 10-4-3　灰阶子宫腔内超声造影
A. 造影模式下子宫矢状切面；B. 灰阶模式下子宫矢状切面；C. 造影模式下子宫横切面
单角子宫呈梭形，横径较小，子宫矢状切面及横切面可见子宫周围造影剂环绕，但难以准确判断宫腔具体形态。

（2）三维冠状切面成像：子宫内膜呈"管状"，仅可见一个宫角偏向一侧宫底部。残角一侧则根据分型不同而表现为不同的结节样回声，其内有或无内膜回声（图10-4-1C）。

（3）四维腔内造影：宫腔呈"管状"，仅可见一个宫角及一条输卵管由该宫角发出并显影（图10-4-2B）。

5. 鉴别诊断　单角子宫腔内造影宫腔呈"管"状，仅可见一个宫角和一条输卵管显影时需要与以下疾病鉴别：宫底部宫腔部分粘连、完全双角子宫、完全性纵隔子宫及双子宫。鉴别要点在于宫底部宫腔部分粘连，腔内造影表现为宫腔呈"管"状，宫腔内膜不光整，粘连处呈虫蚀状充盈缺损。完全双角子宫如插管于一侧宫腔内则单侧宫腔显影，宫腔呈"管"状，插管侧宫角及相连的输卵管显影；灰阶及三维成像，为单宫颈、双单角子宫；宫底外形凹陷达到宫颈内口或以下水平，底部内膜凹陷，见分开的两个子宫角，宫内膜呈"V"形；两宫角间距较宽，一般>40mm，两侧内膜夹角>120°。完全性纵隔子宫、双子宫单侧插管则单侧宫腔显影，宫腔呈"管"状，插管侧宫角及相连的输卵管显影；完全性纵隔子宫灰阶及三维成像，子宫外形正常，宫底浆膜层平坦或凹陷<10mm，宫腔底部凹陷>10mm，两侧内膜夹角<90°，宫内膜呈"V"形；双子宫灰阶及三维成像，双宫体双宫颈管，两个子宫完全分开，有独立的内膜、外形规则的宫壁及宫颈，两侧内膜均呈新月形。

二、双角子宫

1. 病史概要　女性，30岁，结婚5年，继发不孕。

2. 常规超声　常规灰阶超声见横切面上子宫底部横径明显增宽。三维超声子宫冠状切面成像见子宫底部肌层凹陷大于10mm，宫内膜呈"Y"形，宫底部两宫角呈分叶状，两宫角间距较宽大于40mm，两侧内膜夹角大于90°，单宫颈、双单角子宫（图10-4-4、ER10-4-2）。

3. 超声造影　四维子宫、输卵管腔内造影见宫腔呈"Y"形，两侧内膜夹角大于90°，两宫角间距较宽大于40mm，单宫颈、双单角子宫，双侧输卵管可显影（图10-4-5）。

4. 双角子宫超声造影诊断要点

（1）灰阶造影：子宫底部水平横切面呈蝶状或分叶状，宫体下段、宫颈水平横切面无明显异常。纵向连续扫查时，其宫底部声像图表现类似双子宫，但仅有一个宫颈、阴道（图10-4-6）。

（2）三维冠状切面成像：双角子宫分为完全型双角子宫，宫内膜呈"V"形和不完全双角子宫，宫内膜呈"Y"形，二者子宫底部肌层和内膜凹陷，深度>10mm；可见分开的两个子宫角，两宫角间距较宽，一般>40mm，两侧内膜夹角>90°（图10-4-4C）。

（3）四维腔内造影：不完全双角子宫造影见两柱形宫腔分离较远，两侧内膜夹角>120°，双侧输卵管可显影。完全双角子宫如插管于一侧宫腔内则单侧宫腔显影，宫腔成像呈圆柱状，插管侧宫角及相连的输卵管显影（图10-4-5）。

5. 鉴别诊断　双角子宫分为不完全型和完全型两类，不完全双角子宫腔内造影宫腔呈"Y"形需要与不完全纵隔子宫鉴别。主要鉴别点在于不完全纵隔子宫宫腔呈"Y"形，宫腔底部凹陷>10mm，两宫角间距<40mm，两侧内膜夹角<90°；灰阶及三维成像子宫外形正常，横切面显示宫底部内膜分叉，宫腔下段见内膜融合，呈"Y"形。

完全双角子宫腔内造影宫腔呈"V"形，如插管于一侧宫腔内则单侧宫腔显影，宫腔呈"管"状，插管侧宫角及相连的输卵管显影需要与单角子宫、完全性纵隔子宫、双子宫鉴别。

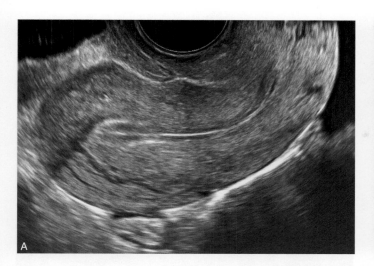

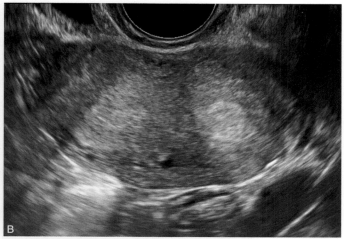

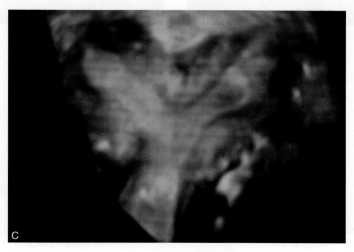

图 10-4-4　常规声像图
A、B. 灰阶超声；C. 三维超声子宫冠状切面成像

ER10-4-2　双角子宫常规超声视频

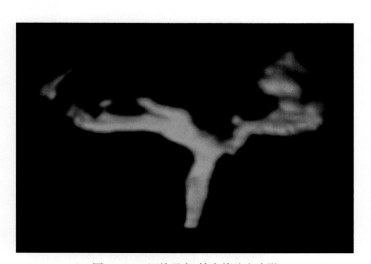

图 10-4-5　四维子宫、输卵管腔内造影

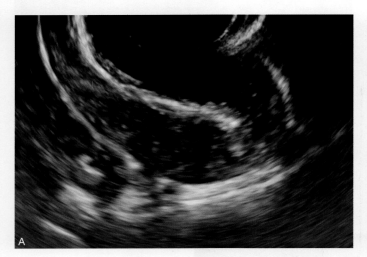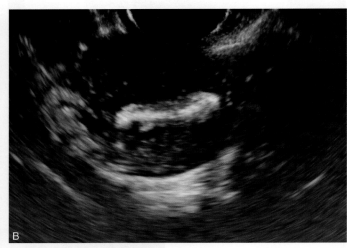

图 10-4-6 灰阶子宫腔内超声造影
A. 子宫矢状切面;B. 子宫横切面

三、纵隔子宫

1. 病史概要 女性,24 岁,原发不孕。

2. 常规超声 常规灰阶超声见子宫外形正常,宫底部较宽,底部肌层略凹陷,横切面显示宫底部内膜分叉,宫腔下段见内膜融合,呈"Y"形。三维超声子宫冠状切面成像:宫底浆膜层略凹陷 <10mm,宫腔底部凹陷大于 10mm,宫腔内膜呈"Y"形,两侧内膜夹角小于 90°。(图 10-4-7、ER10-4-3)

3. 超声造影图像 四维子宫、输卵管腔内造影见宫腔底部内膜呈弧形凹陷,凹陷大于 10mm,宫腔呈"Y"形,两侧内膜夹角小于 90°(图 10-4-8、ER10-4-4)。

4. 超声造影诊断要点

(1)灰阶造影:宫底部较宽,自宫底至宫颈连续扫查,纵隔由宫底到达宫颈内口或外口为完全纵隔子宫。纵隔止于宫颈以上任何部位为不完全纵隔子宫(图 10-4-9)。

(2)三维冠状切面成像:子宫外形正常,宫底浆膜层平坦或凹陷 <10mm,宫腔底部凹陷 >10mm,两侧内膜夹角 <90°(图 10-4-9D)。

(3)四维腔内造影:不完全纵隔宫腔呈"Y"形;完全纵隔需双侧置管,同时推注造影剂,显示两个各自的宫腔与同侧输卵管,两宫腔下段相邻;单侧置管则单侧宫腔显影,宫腔呈"管"状,插管侧宫角及相连的输卵管显影(图 10-4-9E)。

5. 鉴别诊断 不完全纵隔子宫造影宫腔呈"Y"形,需要与不完全双角子宫、宫腔粘连鉴别:与不完全双角子宫的鉴别详见第十章第四节"双角子宫"的诊断。与宫腔粘连的主要鉴别点在于宫腔粘连宫腔中央片状低回声区(粘连带),宫腔内聚呈"Y"字形,粘连处宫腔内膜边缘不光整,呈虫蚀状充盈缺损。

完全纵隔子宫需要与双子宫鉴别。鉴别要点在于双子宫存在左右两个独立的子宫体和宫颈,完全纵隔子宫外形正常,常规灰阶超声以及灰阶超声造影可区分子宫形态,明确诊断。

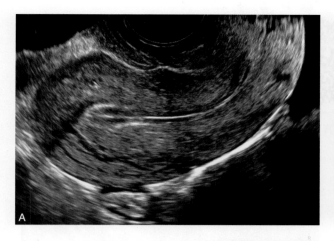

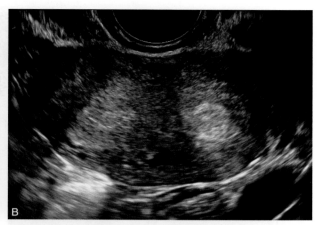

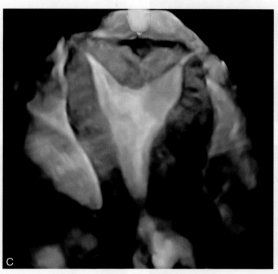

图 10-4-7　常规声像图

A. 灰阶超声纵切面；B. 灰阶超声横切面；C. 三维超声
子宫冠状面

ER10-4-3　纵隔子宫常规超声造影动态图

A. 子宫矢状切面；B. 子宫横切面

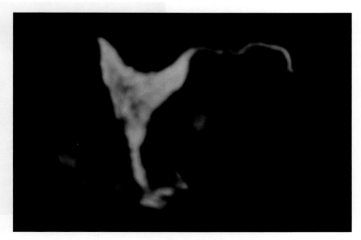

图 10-4-8　四维子宫、输卵管腔内造影

ER10-4-4　四维子宫、输卵管腔内造影

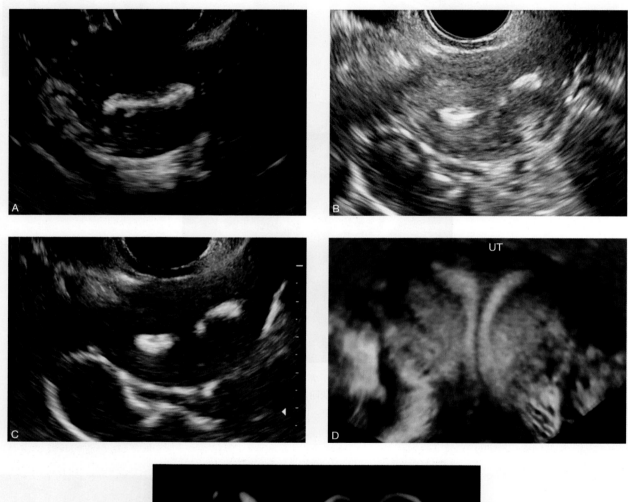

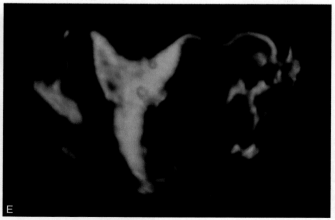

图 10-4-9　子宫腔内超声造影

A~C. 灰阶子宫腔内造影横切面；D. 三维超声子宫冠状切面成像；

E. 四维子宫、输卵管腔内造影

四、双子宫

1. 病史概要　女性,22岁,双子宫,G_1P_0,继发不孕。

2. 常规超声　常规灰阶超声见盆腔内探及两个独立不连续的宫体,左右各一,横行扫查时,可在同一切面显示双宫体的横切面,两子宫体大小相近。连续多个切面上扫查,可见两个子宫之间有间隙,两个子宫分别有自己的内膜,内膜一直向下连到宫颈。三维超声冠状切面显示双宫体双宫颈管,两个子宫完全分开,有独立的内膜、外形规则的宫壁及宫颈,两侧内膜均呈新月形。(图10-4-10)

3. 超声造影　四维子宫、输卵管腔内造影,双侧子宫置管内同时推注造影剂,可见左右两个独立的宫颈管和宫腔,以及与之相连的左右两条输卵管同时显影(图10-4-11、ER10-4-5)。

4. 超声造影诊断要点

(1)灰阶造影:盆腔连续纵切面扫查时可见两个独立不连续的宫体,横行扫查时,可在同一切面显示双宫体的横切面,两子宫体之间有间隙。向下扫查可探及一横径较宽的宫颈及两个宫颈管结构。(图10-4-12)

(2)三维冠状切面成像内膜显示为完整的倒"八"字形,双个子宫完全分开。(图10-4-10D)

(3)四维腔内造影:双侧置管,同时推注造影剂,可见左右两个独立的宫颈管和宫腔,以及与之相连的左右两条输卵管同时显影。单侧置管则单侧宫腔显影,宫腔呈"管"状,插管侧宫角及相连的输卵管显影。(图10-4-11B)

5. 鉴别诊断　双子宫存在左右两个独立的子宫体和宫颈,双侧宫腔造影表现为两个独立的宫腔及宫颈,如只单侧插管则单侧造影宫腔呈"管状"及仅可见一个宫角需要与单角子宫、完全双角子宫及完全性纵隔子宫鉴别。主要鉴别点参照以上子宫畸形的诊断要点。

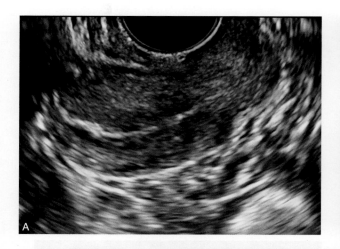
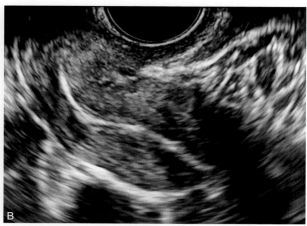
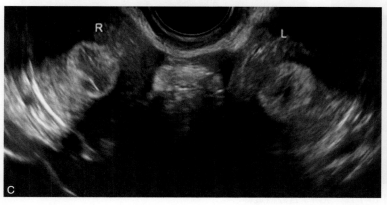
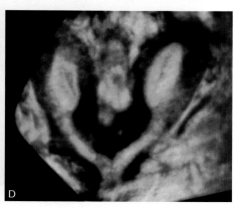

图10-4-10　常规声像图

A、B. 灰阶超声示右侧子宫体;C. 灰阶超声横切面;D. 三维超声冠状面

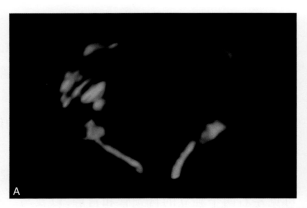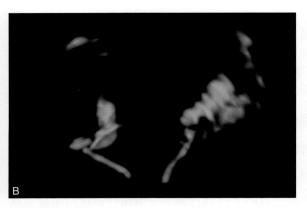

图 10-4-11　四维子宫、输卵管腔内造影
A. 子宫纵切面；B. 子宫横切面

ER10-4-5　四维子宫、输卵管腔内造影

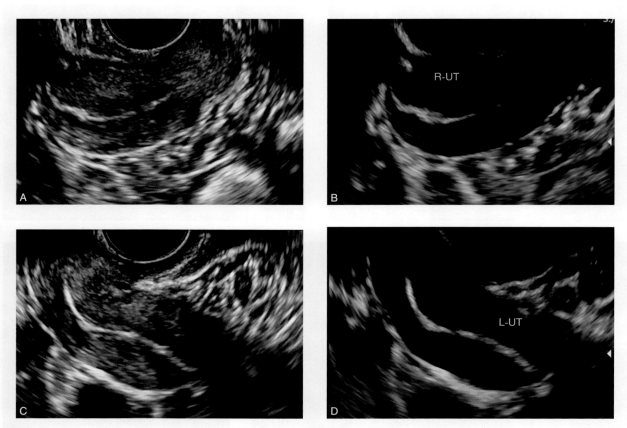

图 10-4-12　灰阶子宫腔内造影
A、B. 灰阶子宫腔内造影示右侧子宫体（R-UT）；C、D. 灰阶子宫腔内造影示左侧子宫体（L-UT）

第十一章

妇科特殊病例造影

FUKE TESHU BINGLI ZAOYING

第一节　特殊部位子宫内膜异位病灶

一、剖宫产瘢痕皮下子宫内膜异位病灶

1. 病史概要　女性,30 岁,经期腹壁瘢痕处疼痛 4 年,CA125 57.5U/ml。

2. 常规超声　见图 11-1-1。

3. 超声造影　见图 11-1-2 和 ER11-1-1。

4. 病理　病理描述:横纹肌及纤维结缔组织中见异位的子宫内膜腺体及间质,并见含铁血黄素沉着,结合临床病史,诊断为子宫内膜异位症。

5. 超声造影诊断要点

(1)造影早期混合回声区弥漫性增强,迅速达峰,消退快于子宫肌层。

(2)病灶呈不均匀增强,内见小无增强区,增强程度高于周边组织。

(3)超声造影显示混合回声区血供丰富,显示范围大于灰阶声像图,边缘与周围组织分界不清。

(4)增强呈快进快出模式。

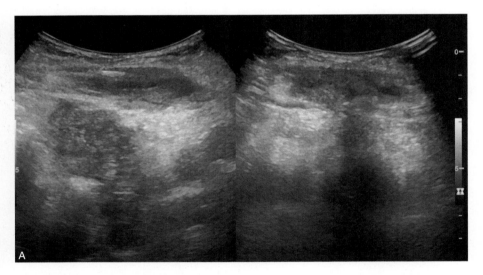

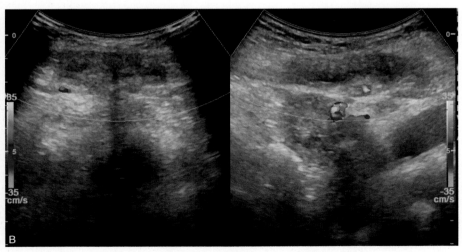

图 11-1-1　剖宫产瘢痕皮下子宫内膜异位病灶声像图

A. 灰阶声像图,剖宫产瘢痕皮下见混合回声区,大小约 70mm×22mm×77mm,呈长条形,边界欠清,以稍低回声为主,内见无回声区及低回声区;B. CDFI,病灶周边见散在短条状血流信号。

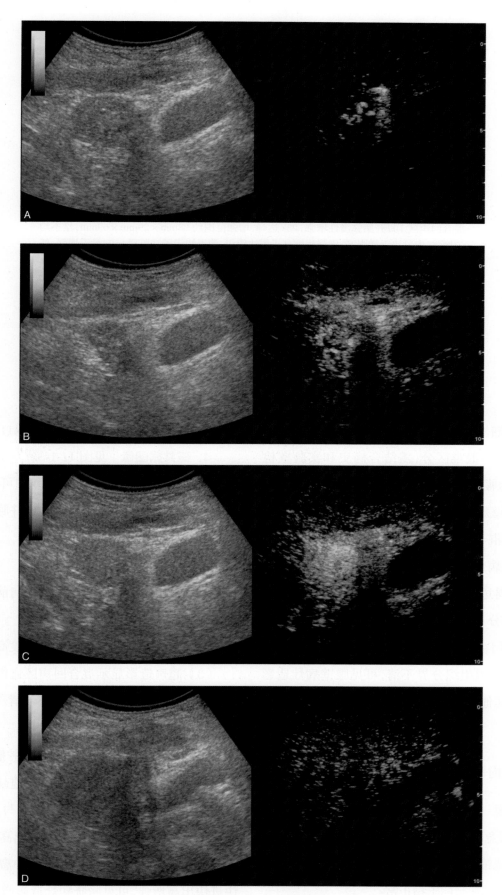

图 11-1-2　剖宫产瘢痕皮下子宫内膜异位病灶超声造影
A. 10s 图；B. 16s 图；C. 30s 图；D. 60s 图

ER11-1-1　剖宫产瘢痕皮下子宫内膜异位病灶超声造影视频

混合回声区 10s 开始弥漫性增强，23s 达峰，增强范围约 88mm×29mm×69mm，呈不均匀增强，内见小无增强区，增强程度高于周边组织，消退快于子宫肌层，60s 呈无增强、低增强。超声造影显示混合回声区血供丰富，显示范围大于灰阶声像图，增强下缘邻近耻骨，后下缘距膀胱黏膜层约 2.1mm，前上缘距皮肤层约 6.9mm，前缘与左侧腹直肌分界尚清，后缘与子宫前壁分界欠清，增强呈快进快出模式。

6. 鉴别诊断　需与盆腔恶性肿瘤腹壁转移相鉴别。两者超声造影很难区分，需结合病史和实验室检查等。该病例为腹壁瘢痕处皮下至盆腔子宫内膜异位病灶，有经期腹壁瘢痕处疼痛的典型病史，CA125 轻度升高，造影早期混合回声区弥漫性增强，迅速达峰，呈快进快出模式，病灶呈不均匀增强，内见小无增强区，增强程度高于周边组织，造影显示范围大于灰阶声像图，与邻近组织分界不清。盆腔恶性肿瘤腹壁转移一般无经期瘢痕处疼痛病史，造影呈快进快出模式，可呈不均匀增强，与周围组织分界不清，可见腹壁病灶造影与附件或盆腔其他部位的病灶同步，肿瘤标志物明显升高。

二、膀胱子宫内膜异位症并腺性膀胱炎

1. 病史概要　女性，45 岁，体检超声疑发现膀胱肿瘤，不伴尿频、尿急、尿痛，无肉眼血尿，无畏寒、发热，无腹胀、腹痛。膀胱镜检示：膀胱后壁腺性膀胱炎。CA125 45.0U/ml，其余妇科肿瘤标志物正常。

2. 常规超声　见图 11-1-3。

3. 超声造影　见图 11-1-4 和 ER11-1-2。

4. 磁共振图像　见图 11-1-5。

5. 病理　病理描述：膀胱组织中可见异位的子宫内膜组织，诊断为子宫内膜异位症，合并腺性膀胱炎，部分尿路上皮增生。

6. 超声造影诊断要点

（1）造影早期混合回声区自后向前弥漫性增强，迅速达峰，消退快于子宫肌层。

（2）病灶呈不均匀增强，增强程度高于周边组织。

（3）超声造影显示混合回声区血供丰富，显示范围大于灰阶声像图，与周围组织分界不清。

（4）增强呈快进快出模式。

7. 鉴别诊断　需与膀胱良恶性肿瘤、盆腔恶性肿瘤浸润膀胱相鉴别。本病例造影呈快进快出高增强，病灶呈不均匀增强 ，可见无增强区，边缘与周围组织分界不清。文献显示膀胱癌造影呈快进慢出高增强。腺性膀胱炎表现为慢进同等增强。盆腔恶性肿瘤浸润膀胱造影呈快进快出高增强，可见膀胱病灶造影增强与附件或盆腔其他部位的病灶同步。

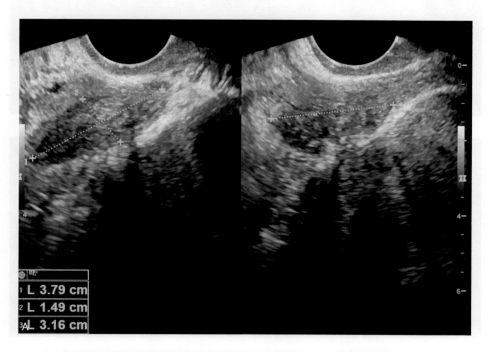

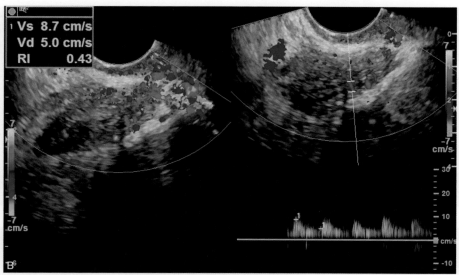

图 11-1-3　膀胱子宫内膜异位症合并腺性膀胱炎声像图

A. 灰阶声像图,紧贴膀胱后壁见一混合回声区,大小约 38mm×15mm×32mm,部分与膀胱后壁分界欠清,未达黏膜层;B. 彩色多普勒血流成像和血流频谱图,混合回声区内见较丰富短条状血流信号,测得 RI:0.43。

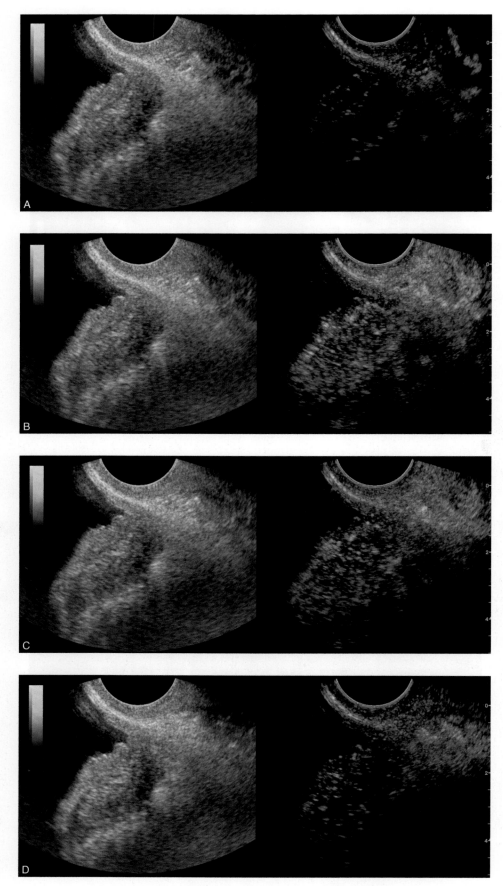

图 11-1-4 膀胱子宫内膜异位症合并腺性膀胱炎超声造影
A. 16s 图；B. 25s 图；C. 30s 图；D. 120s 图

ER11-1-2　膀胱子宫内膜异位症合并腺性膀胱炎超声造影视频

膀胱后壁混合回声区 16s 开始弥漫性增强（增强自后向前），25s 达峰，晚期呈低增强，膀胱黏膜呈高增强（局部增厚声像）。肿物前缘与膀胱肌层分界不清，下端与膀胱黏膜层分界不清，造影增强呈快进快出模式。

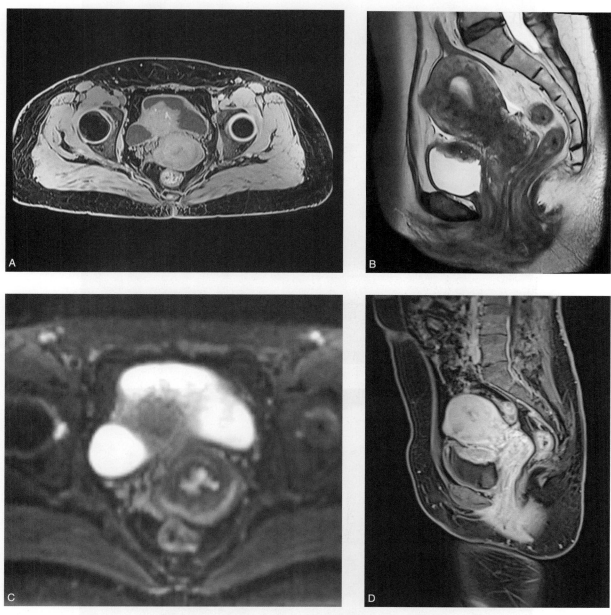

图 11-1-5　膀胱子宫内膜异位症合并腺性膀胱炎磁共振图像

A. T_1WI；B. T_2WI；C. DWI；D. 增强扫描

子宫前下缘与膀胱上方间隙内不规则形异常信号，T_1WI 呈等信号，其内夹杂多发点状高信号，T_2WI 呈等信号，较大层面范围约 42mm × 33mm × 17mm，DWI 未见弥散受限，增强扫描后明显不均匀强化，病灶与膀胱前上壁分界欠清。膀胱充盈欠佳，内壁光整，其内未见充盈缺损影，增强后，其内未见异常强化灶。

三、直肠子宫内膜异位症

1. 病史概要　女性,36 岁,大便性状改变 3 个月余,患者 3 个多月前无明显诱因出现大便性状改变,

自诉呈墨绿色细条状,大便表面偶有少量血及黏液,伴便秘。

2. 常规超声　见图 11-1-6。

3. 超声造影　见图 11-1-7 和 ER11-1-3。

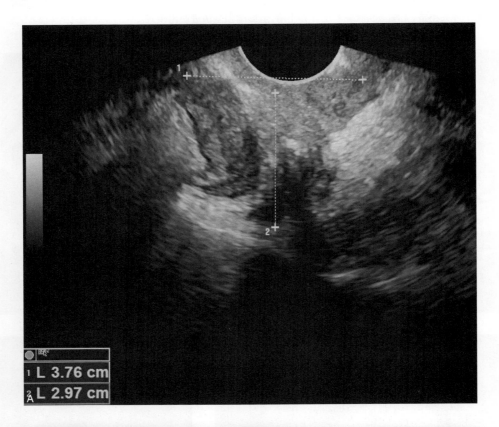

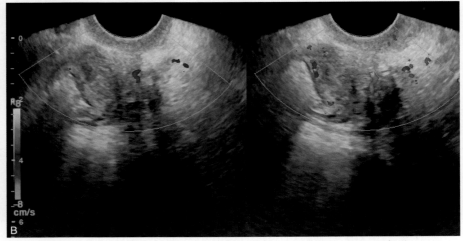

图 11-1-6　直肠子宫内膜异位灶并直肠黏膜慢性炎、局灶腺体低级别上皮内瘤变声像图
A. 灰阶声像图,宫颈后方见一混合回声约 64mm×20mm×34mm,以稍低回声为主,与阴道前壁分界清,直肠阴道隔可见,向左上方走行,与肠管分界不清;B. CDFI,回声内见较丰富血流信号。

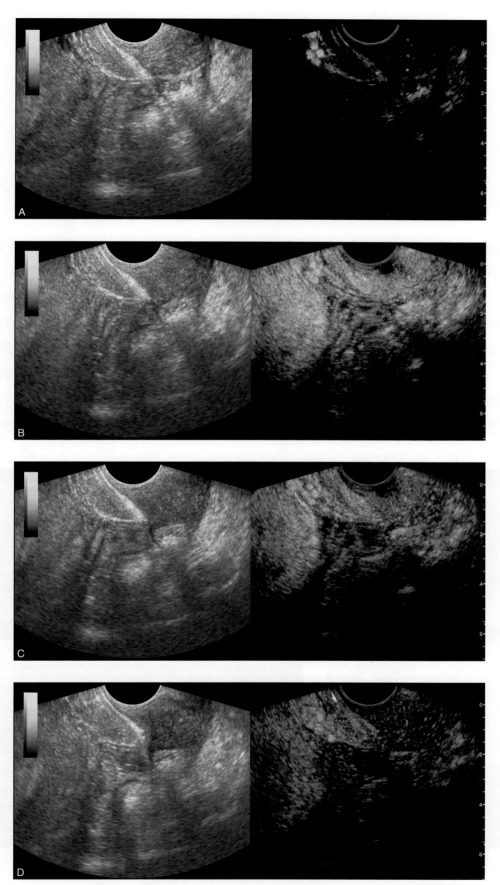

图 11-1-7　直肠子宫内膜异位灶并直肠黏膜慢性炎、局灶腺体低级别上皮内瘤变超声造影
A. 8s 图；B. 21s 图；C. 30s 图；D. 120s 图

ER11-1-3　直肠子宫内膜异位灶并直肠黏膜慢性炎、局灶腺体低级别上皮内瘤变超声造影

混合回声区 8s 开始弥漫性增强，21s 达峰，增强程度高于肌层组织，呈不均匀增强，可见无增强区。120s 时仍可见增强。超声造影显示混合回声区血供丰富，显示范围近于灰阶声像图像，边缘与邻近组织分界不清，增强呈快进快出模式。

4. 磁共振图像　见图 11-1-8。

5. 病理　病理描述：（直肠肿物）肠黏膜、肌层及周围组织中见子宫内膜腺体、间质，诊断为子宫内膜异位症。

6. 超声造影诊断要点

（1）造影早期混合回声区开始弥漫性增强，迅速达峰后迅速消退。

（2）增强程度高于肌层组织，120s 时仍可见增强。

（3）超声造影显示混合回声区血供丰富，显示范围近于灰阶声像图，边缘与邻近组织分界不清。

（4）增强呈快进快出模式。

7. 鉴别诊断　需与直肠癌、直肠间质瘤等相鉴别。本病例为直肠子宫内膜异位病灶合并直肠黏膜慢性炎、局灶腺体低级别上皮内瘤变，造影呈快进快出高增强，病灶呈不均匀增强，可见无增强区，边缘与周围组织分界不清。文献显示直肠癌造影呈快进快出不均匀高增强。直肠间质瘤表现为进入消退均慢于直肠癌，增强低于直肠癌。

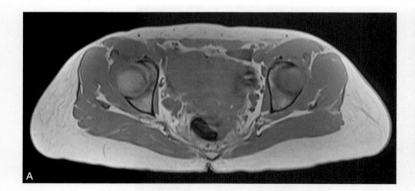
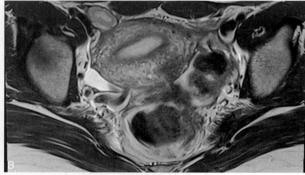
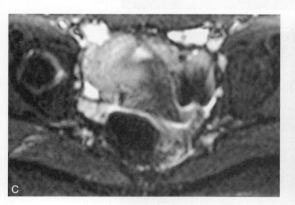
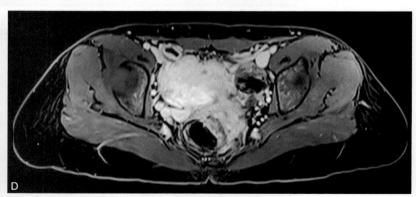

图 11-1-8　直肠子宫内膜异位灶并直肠黏膜慢性炎、局灶腺体低级别上皮内瘤变磁共振图像

A. T$_1$WI；B. T$_2$WI；C. DWI；D. 增强扫描

直肠中上段左侧壁增厚，左旁见片状异常信号，T$_1$WI 呈等信号，T$_2$WI 呈稍低信号，弥散受限不明显，增强扫描呈不均匀明显强化。病灶边界不清，与阴道左后壁局部分界不清。

第二节 淋 巴 瘤

一、子宫淋巴瘤

1. 病史概要 女性，41 岁，反复发热伴下腹痛 2 个月。肿瘤标志物、血培养均未见异常，抗感染治疗后症状未见好转。

2. 常规超声 子宫增大，子宫前壁肌层内回声明显减低，为均匀低回声，边界清晰，形态规则，内膜受压后移。CDFI 示低回声内血流信号增多。（图 11-2-1）

3. 超声造影 子宫淋巴瘤超声造影示子宫前壁低回声病灶 12s 开始出现增强，呈离心性快速高增强，24s 病灶开始消退，呈不均匀性低增强。病灶包膜不清，内血管数量多，走行紊乱。（图 11-2-2、ER11-2-1）

4. 超声造影诊断要点 子宫淋巴瘤超声造影表现

为轻 - 中度增强；增强模式为离心性快速高增强；病灶内可见无强化区。子宫淋巴瘤超声造影特征不典型，与生殖系统其他肿瘤难鉴别。

5. 鉴别诊断

（1）子宫平滑肌瘤：有假包膜，超声造影表现为与肌层同步增强，增强减退时间与肌层相似，周边环形增强，继之整个瘤体增强，表现为均匀性等增强或高增强。

（2）子宫肉瘤：边界不清，周边无完整包膜，超声造影表现为快速高增强，消退较晚并呈持续性增强，临床症状及声像图无特异性，不易与子宫淋巴瘤鉴别。

（3）子宫内膜癌：子宫内膜恶性肿瘤，内膜边界不清，病灶增强早于正常子宫肌层，快速达峰值，强度高于子宫肌层。

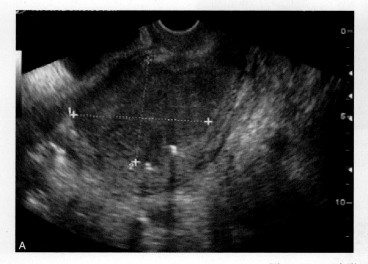
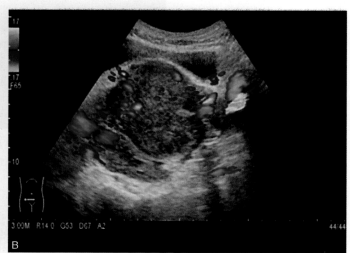

图 11-2-1 子宫淋巴瘤常规超声声像图

A. 子宫纵切面，子宫增大，子宫前壁肌层内回声明显减低，为均匀低回声，边界清晰，形态规则，内膜受压后移；B. CDFI，低回声内血流信号增多。

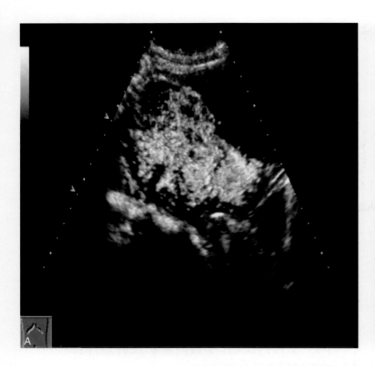
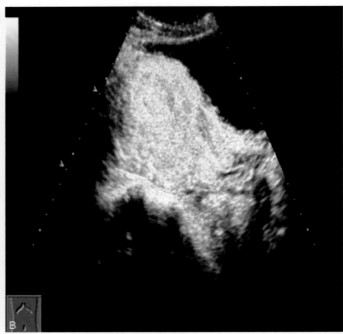
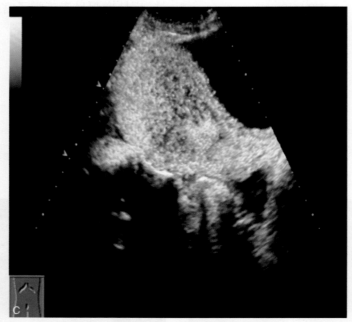

图 11-2-2　子宫淋巴瘤超声造影图
A~C. 子宫前壁低回声病灶呈离心性快速高增强,消退时呈不均匀性低增强。

ER11-2-1　子宫淋巴瘤超声造影视频
A. 子宫前壁低回声病灶 12s 开始出现增强,呈离心性快速高增强;B. 24s 病灶开
始消退,呈不均匀性低增强。病灶包膜不清,内血管数量多,走行紊乱。

二、宫颈、子宫、阴道、尿道大 B 细胞淋巴瘤

1. 病史概要 女性,72 岁,绝经 20 年余,阴道流液

1 个月余,量多,伴异味,伴排尿困难,无阴道流血、无腹痛、畏寒、发热、腹泻、血尿、腰痛等其他不适。

2. 常规超声 见图 11-2-3。

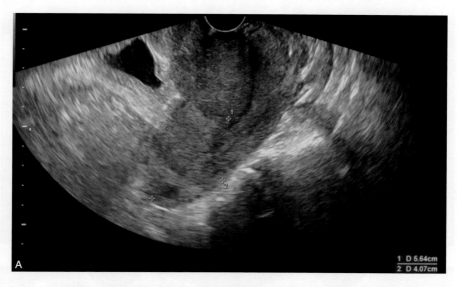

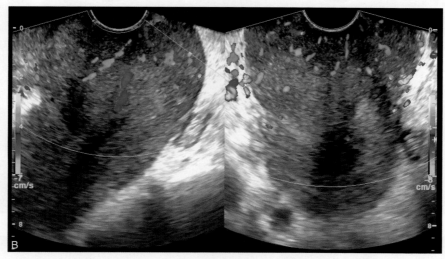

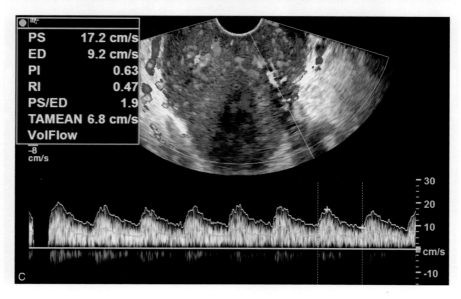

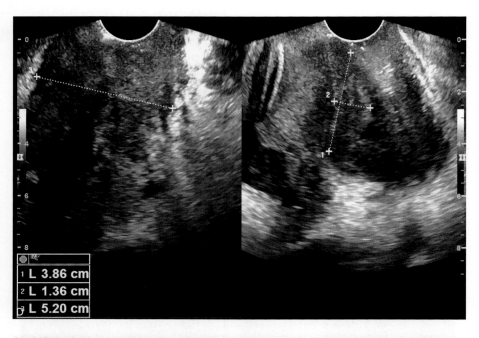

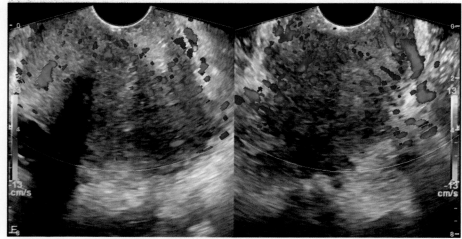

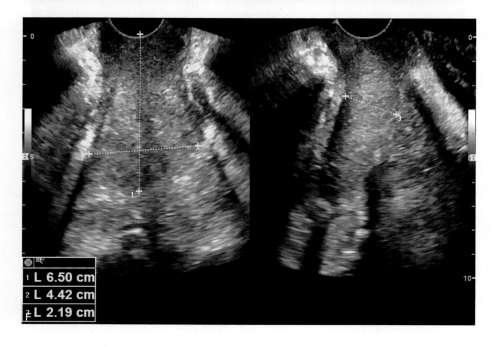

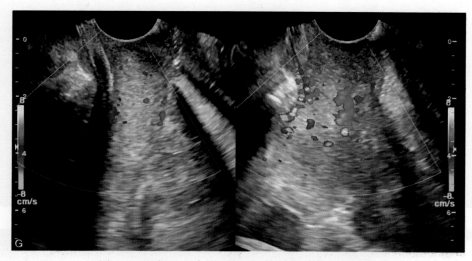

图 11-2-3　宫颈、子宫、阴道、尿道大 B 细胞淋巴瘤声像图
A. 子宫病灶灰阶声像图,宫颈大小约 70mm×52mm×58mm,宫颈内至宫体肌层中下段回声不均,内见稍低回声大小约 80mm×47mm×66mm,与宫体上段肌层边界不清,与膀胱分界尚清;B. 子宫病灶彩色多普勒血流成像示病灶内丰富血流信号;C. 子宫病灶血流频谱,测得 RI=0.47;D. 阴道壁病灶灰阶声像图,阴道前壁上端至近阴道口处见稍低回声区,大小约 39mm×14mm×52mm,边界欠清;E. 阴道壁病灶彩色多普勒血流成像示病灶内较丰富短条状血流信号;F. 尿道病灶灰阶声像图示紧贴膀胱、尿道后方稍低回声区,大小约 65mm×44mm×22mm,与尿道后壁、膀胱后壁分界不清;G. 阴道壁病灶彩色多普勒血流成像示病灶内较丰富短条状血流信号。

3. 超声造影　见图 11-2-4 及 ER11-2-2。

4. 磁共振图像　见图 11-2-5。

5. 病理　病理描述:穿刺组织中见异型细胞弥漫生长,细胞中等偏大,细胞核圆形或卵圆形,部分可见核仁;符合高侵袭性 B 细胞淋巴瘤,考虑为弥漫大 B 细胞淋巴瘤(non-GCB 型)。

6. 超声造影诊断要点

(1)造影早期稍低回声包块迅速弥漫性增强,极迅速达峰,呈不均匀增强。

(2)增强程度高于宫体肌层组织,消退快于子宫肌层,部分造影早中期消退快于肌层,后慢于肌层。

(3)造影呈部分快进快出、部分快进快出转慢出模式。

(4)肿物与周围组织分界不清。

(5)造影显示不同部位肿物同步增强,分界清,肿物间见低回声无增强带。

7. 鉴别诊断　应与宫颈鳞状细胞癌或腺癌相鉴别。该病例造影显示稍低回声区造影增强呈部分快进快出、部分快进快出转慢出模式,为不均匀增强,与周围组织分界不清,可见 2 部分肿物,一部分为宫颈肿物浸润子宫体和阴道,一部分为膀胱、尿道后方肿物,与阴道肿物间有无增强分隔。宫颈鳞状细胞癌或腺癌造影可见病灶增强呈快进快出模式,可见无增强区,浸润阴道或宫旁组织病灶与宫颈病灶相连续。该病例阴道流液 1 个月余,而巨大鳞状细胞癌或腺癌患者往往有阴道流血。

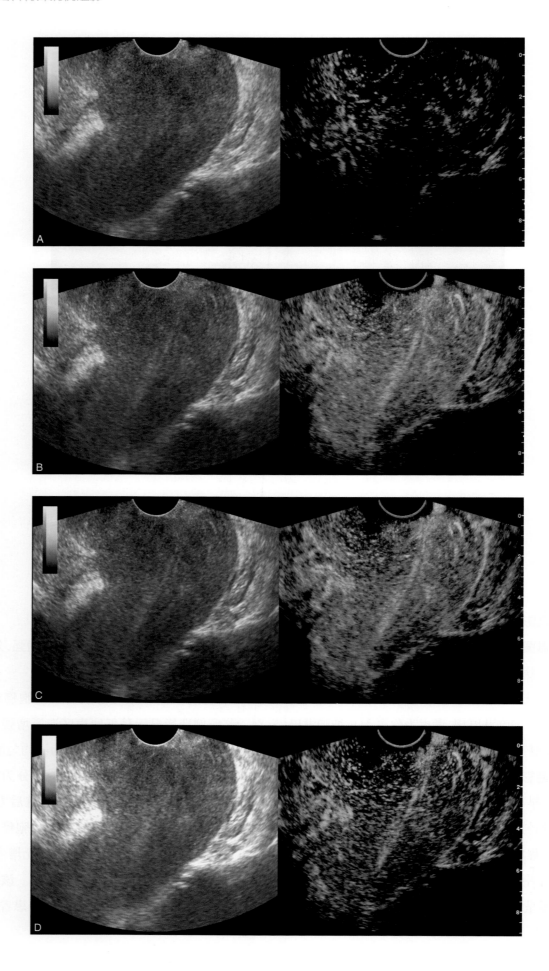

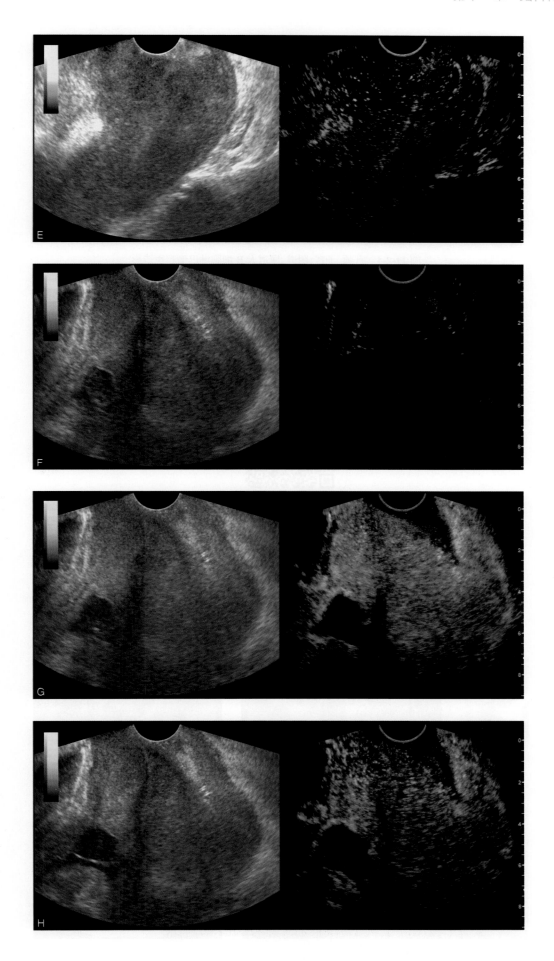

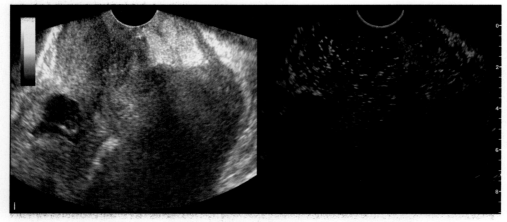

图 11-2-4　宫颈、子宫、阴道、尿道大 B 细胞淋巴瘤超声造影

A. 子宫阴道病灶 14s 图；B. 子宫阴道病灶 26s 图；C. 子宫阴道病灶 28s 图；D. 子宫阴道病灶 60s 图；E. 子宫阴道病灶 120s 图；F. 尿道病灶 14s 图；G. 尿道病灶 28s 图；H. 尿道病灶 60s 图；I. 尿道病灶 120s 图

ER11-2-2　宫颈、子宫、阴道、尿道大 B 细胞淋巴瘤超声造影视频

阴道壁至宫颈内稍低回声区 14s 开始弥漫性增强，26s 达峰，宫颈前壁前缘见无增强区大小约 28mm×25mm，增强程度高于宫体肌层组织，消退快于子宫肌层，部分 28s 前快于肌层，后慢于肌层，120s 时仍可见低增强。超声造影显示稍低回声血供丰富，增强呈部分快进快出、部分快进快出转慢出模式。

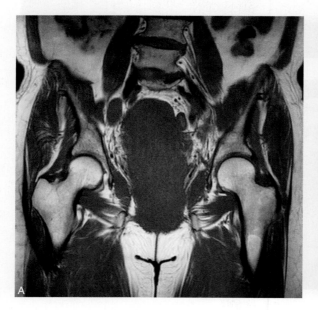

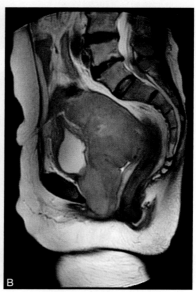

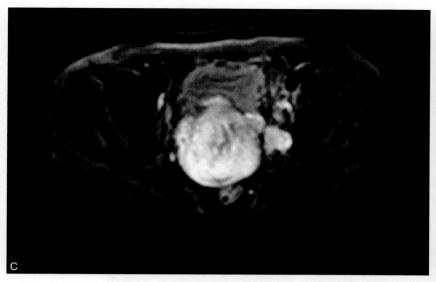
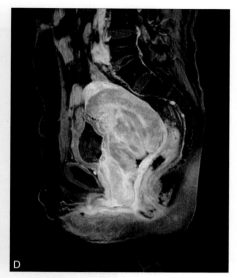

图 11-2-5 宫颈、子宫、阴道、尿道大 B 细胞淋巴瘤磁共振图像
A. T₁WI；B. T₂WI；C. DWI；D. 增强扫描

子宫体积增大，宫颈 - 宫体见巨大团块影，大小约为 93mm×70mm×73mm，边界不清，T_1WI 呈等信号，T_2WI 呈等或稍高信号，DWI 弥散受限，增强扫描呈较明显不均匀强化；肿物向阴道浸润、生长，侵犯阴道下 1/3，病变突破浆膜层，向宫旁浸润，未达骨盆壁，向前侵犯尿道周围组织及膀胱后壁，与直肠分界尚清晰。

三、盆腔淋巴瘤

1. 病史概要 女性，46 岁，因右下肢胀痛伴水肿 5 天入院。

2. 常规超声 见图 11-2-6。

3. 超声造影 见图 11-2-7 及 ER11-2-3。

4. 磁共振图像 见图 11-2-8。

5. 病理 病理描述:（盆腔内肿物）穿刺，数小块穿刺组织内见淋巴样细胞增生，细胞体积中等大小，胞质少，核呈圆形或卵圆形，核分裂象可见，诊断为高级别 B 细胞性非霍奇金淋巴瘤，结合 FISH 检测结果（*MYC* 断裂基因阳性、*BCL6* 断裂基因阳性及 *BCL2* 融合基因阴性），符合高级别 B 细胞淋巴瘤伴 *MYC* 和 *BCL-6* 基因易位（"双打击"淋巴瘤）。

6. 超声造影诊断要点

（1）造影早期盆腔混合回声包块迅速弥漫性增强，极迅速达峰，呈不均匀增强。部分可呈双峰模式。

（2）增强程度低于肌层组织，造影中晚期肿物内部呈低增强，可见周边环状高增强及内部分支状高增强。

（3）造影呈快进快出模式。

（4）肿物边缘与周围组织分界不清。

（5）可见 ≥2 个肿物，具有不同供血血管。血供分支于髂内动脉。

7. 鉴别诊断 应与子宫肌瘤、肌瘤恶变、卵巢或输卵管来源恶性肿瘤相鉴别。该病例盆腔大 B 细胞淋巴瘤造影显示混合回声区增强呈快进快出模式，为不均匀增强，肿物边缘与子宫体、宫颈肌层分界不清，造影中晚期可见周边环状高增强。单纯子宫肌瘤或浆膜下肌瘤增强呈快进慢出模式，血供来源于肿物下后方，分支于髂内动脉，造影中晚期可见肿物内部呈低增强，可见周边环状高增强及内部分支状高增强。子宫肌瘤可见血供来源于肌层，无伴变性时呈高增强，造影中晚期可见周边环状高增强。子宫肌瘤恶变造影可见增强呈快进快出模式，造影中晚期周边无环状高增强，血供来源于肌层。卵巢或输卵管来源恶性肿瘤造影可见增强呈快进快出模式，周边无环状高增强，血供来源于卵巢动脉或子宫动脉输卵管支、卵巢动脉输卵管支等。

325

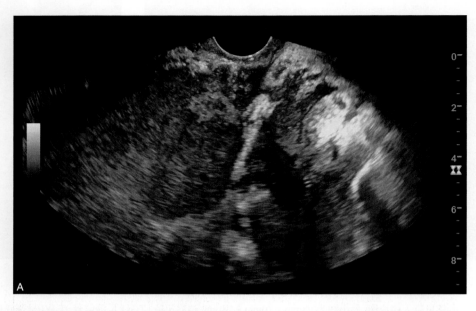

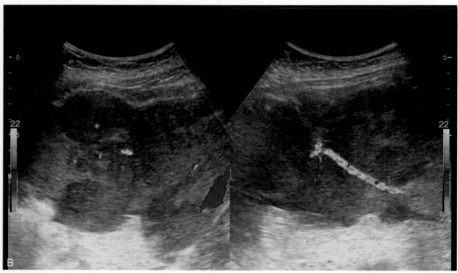

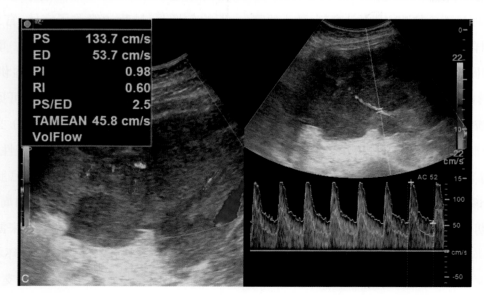

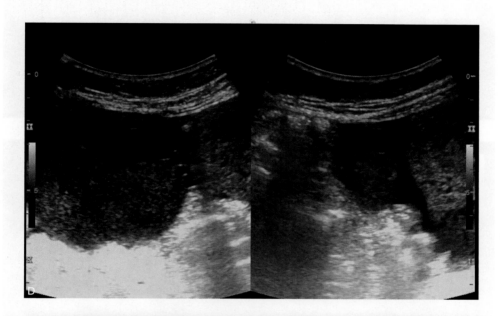

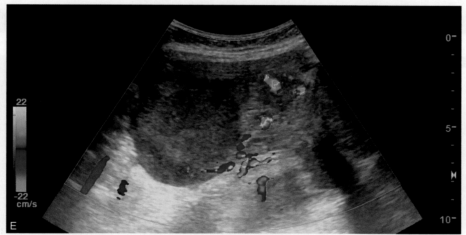

图 11-2-6 盆腔大 B 细胞淋巴瘤声像图

A. 子宫左侧混合回声灰阶声像图,子宫左侧、从上腹部至宫颈右下处见巨大实性混合回声区,大小约 212mm×121mm×122mm,与宫体、宫颈肌层部分分界不清,内呈分叶状,以稍低回声为主;B. 彩色多普勒血流成像,子宫左侧混合回声内见丰富短条状血流信号;C. 子宫左侧混合回声血流频谱,测得 RI=0.60;D. 子宫右侧混合回声区灰阶声像图,病灶大小约 85mm×62mm×63mm,以稍低回声为主;E. 子宫右侧混合回声区彩色多普勒血流成像,病灶内丰富短条状血流信号。

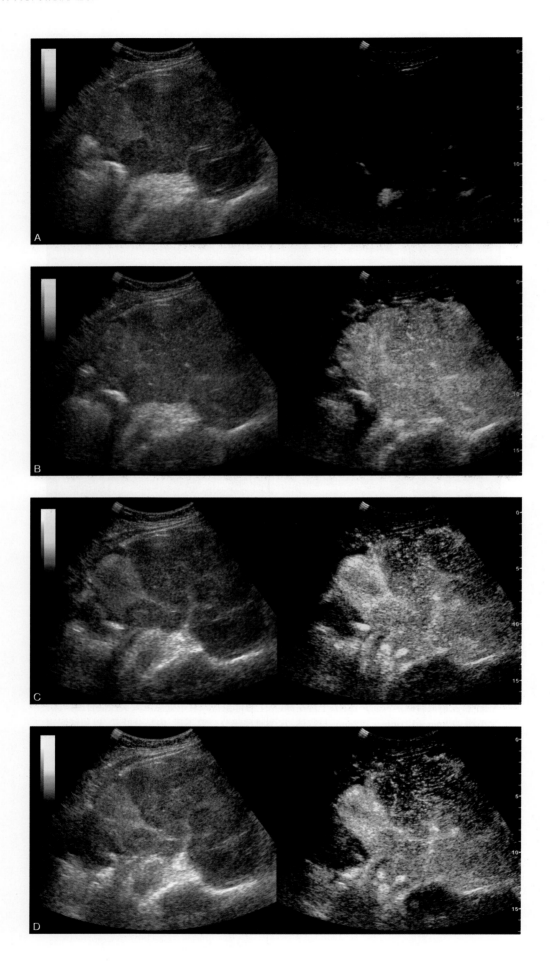

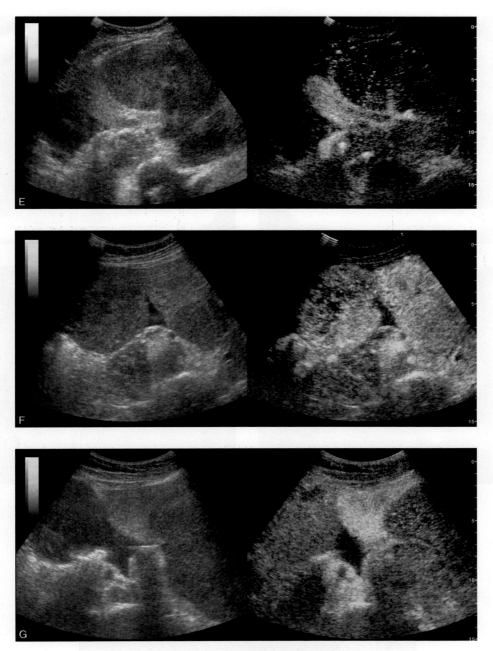

图 11-2-7 盆腔大 B 细胞淋巴瘤超声造影

A. 子宫左侧混合回声 8s 图；B. 子宫左侧混合回声 15s 图；C. 子宫左侧混合回声 30s 图；D. 子宫左侧混合回声 60s 图；E. 子宫左侧混合回声 120s 图；F. 子宫右侧混合回声 15s 图；G. 子宫右侧混合回声 84s 图

ER11-2-3 盆腔大 B 细胞淋巴瘤超声造影

紧贴子宫左侧混合回声区 8s 开始弥漫性增强，15s 达峰，呈不均匀增强，增强程度低于肌层组织，120s 时仍可见低增强。超声造影显示混合回声区血供丰富，与子宫体、宫颈肌层分界不清，增强呈快进快出。血供来源于肿物左下后方，分支于左侧髂内动脉。子宫右侧混合回声与左侧肿物同步增强消退，血供来源于肿物下后方，分支于右侧髂血管。

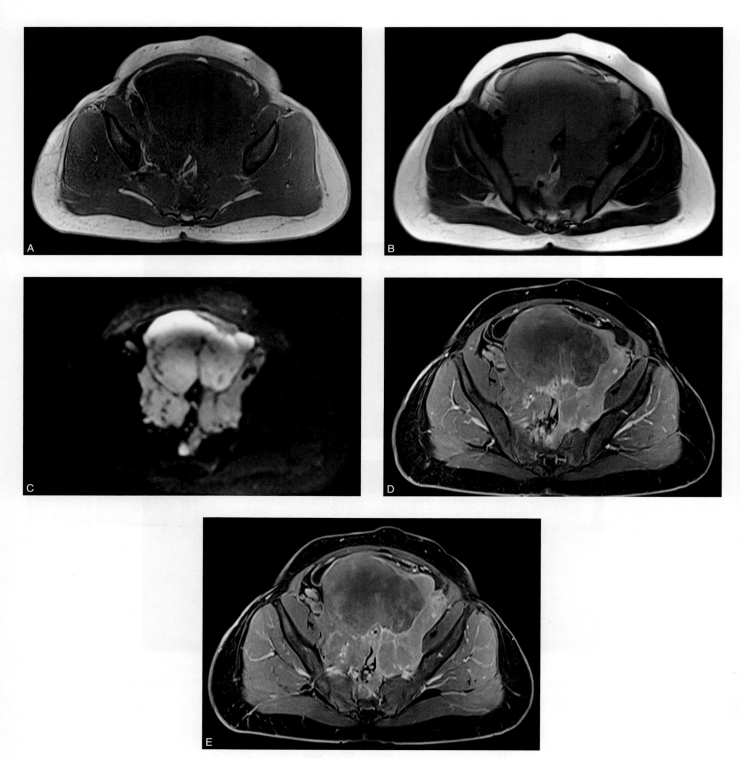

图 11-2-8　盆腔大 B 细胞淋巴瘤磁共振图像
A. T_1WI；B. T_2WI；C. DWI；D、E. 增强扫描

下腹部、盆腔内可见巨大不规则软组织肿物，左侧子宫旁为著，大小约 225mm×213mm×86mm（左右 × 上下 × 前后），呈 T_2WI 稍高信号、T_1WI 等信号、DWI 弥散受限，ADC 值为（0.42~0.48）×10^{-3}mm²/s，增强扫描不均匀中度强化，双侧髂内、髂外动脉受包绕。

第三节　特殊部位平滑肌瘤

一、脉管内平滑肌瘤

（一）病例 1

1. 病史概要　女性，29 岁，平素体健，G_3P_1，两次人

工流产，自然受孕单绒毛膜囊双羊膜囊双胎，因宫颈机能不全于孕 28 周 3 天自然分娩，产后 15 天，右下腹痛 2 天。

2. 常规超声　见图 11-3-1~ 图 11-3-3、ER11-3-1~ ER11-3-3。

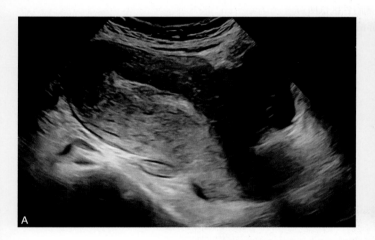

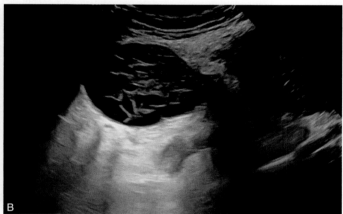

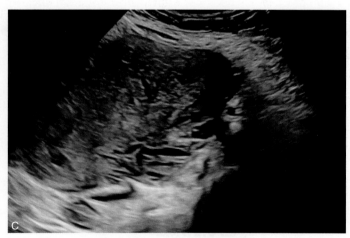

图 11-3-1　子宫及卵巢灰阶声像图

A. 子宫纵切面，产后子宫未见明显占位病变；B. 右侧卵巢体积增大，未见明显占位；C. 左侧卵巢大小正常。

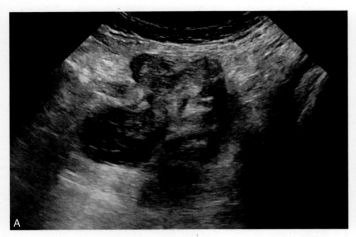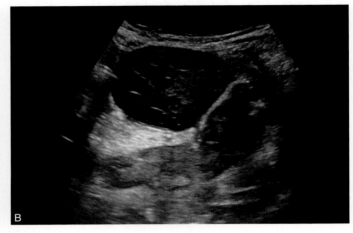

图 11-3-2　右侧附件区低回声

A. 右附件区纵切面可见右侧卵巢后下方一条带状低回声迂曲成团,边界清,内回声不均匀;B. 上述条带状低回声呈条管状自卵巢后方向上走行至腹腔,内回声不均匀。

ER11-3-1　右侧卵巢带状低回声

右附件区纵切面可见右侧卵巢后下方一条带状低回声迂曲成团,边界清,内回声不均匀。

ER11-3-2　右侧附件区带状低回声长轴影像

上述条带状低回声呈条管状自卵巢后方向上走行至腹腔,内回声不均匀。

ER11-3-3　低回声进入下腔静脉

右侧附件区条带状低回声追踪扫查显示至右肾水平,可见与下腔静脉(inferior vena cava, IVC)相连,并稍向下腔静脉内延续。

3. 超声造影 见图 11-3-4 、ER11-3-4~ER11-3-6。

5. 超声造影诊断要点 见病例 2。

4. 增强 CT 见图 11-3-5。

6. 鉴别诊断 见病例 2。

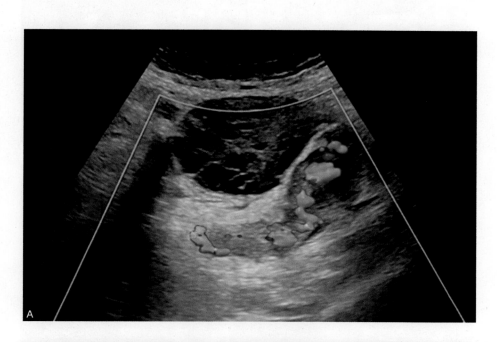

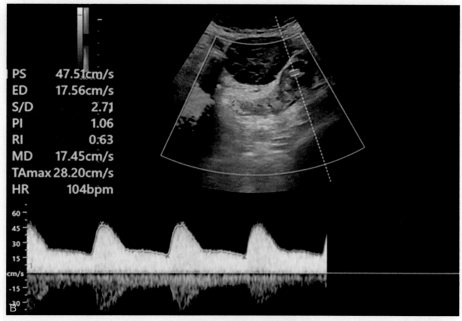

图 11-3-3 右侧附件区多普勒血流显像

A. 右附件区条带状低回声内可见迂曲蜿蜒血流信号；B 低回声内可录及中等阻力动脉血流频谱。

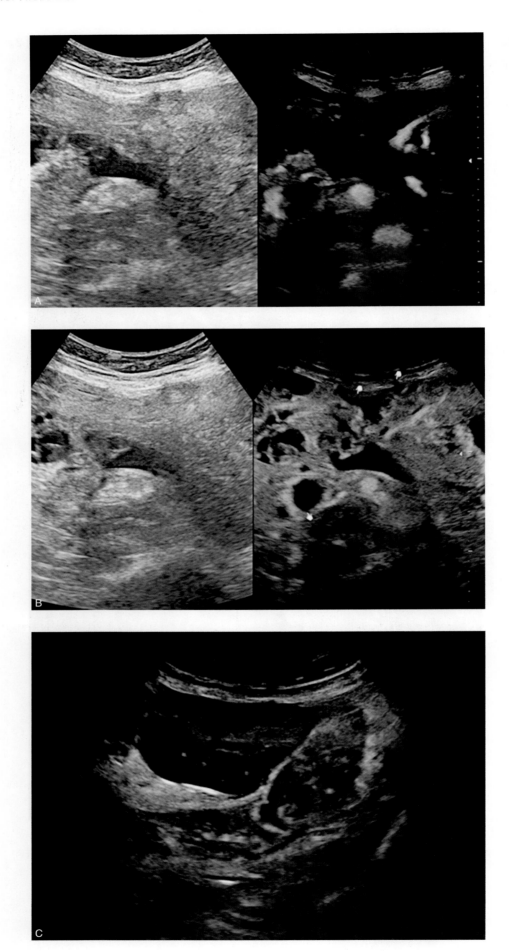

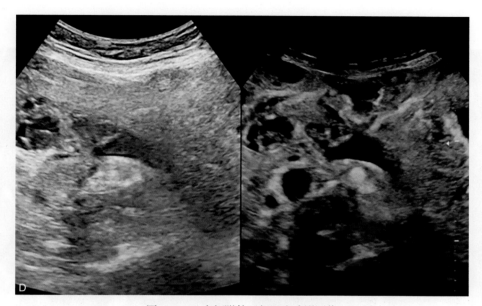

图 11-3-4　右侧附件区低回声造影图像

A. 增强早期迂曲成团状的低回声呈晚增强，造影剂由周边向内增强，周边呈环状增强；B. 达峰时迂曲成团状的低回声内部呈不均匀低增强（示标）；C. 迂曲成团状的低回声内部增强特征呈不均匀短条状、蚯蚓状；D. 增强晚期低回声呈早消退。

ER11-3-4　低回声造影增强早期
增强早期迂曲成团状的低回声呈晚增强，造影剂由周边向内增强，周边呈环状增强。

ER11-3-5　低回声造影增强晚期
增强晚期低回声呈早消退。

ER11-3-6　条带状低回声增强早期
条带状低回声增强早期可见造影剂由管壁向内增强的特征。

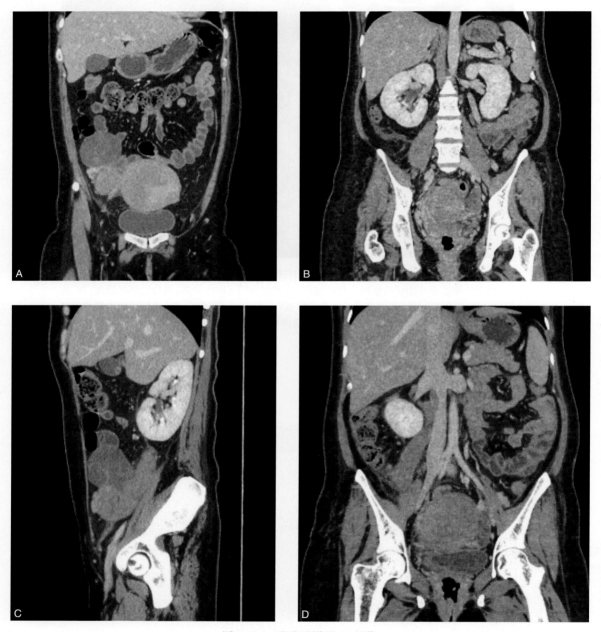

图 11-3-5 腹盆腔增强 CT 显像

A. 冠状面显示右侧卵巢下方软组织密度影；B、C. 软组织密度影呈条带状沿右卵巢静脉向上走行；D. 可见下腔静脉于右肾静脉下方处充盈缺损，软组织似轻度强化。诊断意见：右侧卵巢静脉走行区占位性病变，考虑静脉内平滑肌瘤病、累及下腔静脉。

（二）病例 2

1. 病史概要　女性，32 岁，平素体健，G_0P_0，不孕两年，腹痛伴阴道出血 6 天。

2. 常规超声　见图 11-3-6~ 图 11-3-8 和 ER11-3-7。

3. 超声造影　见图 11-3-9、图 11-3-10、ER11-3-8~ ER11-3-11。

4. 术中所见　见图 11-3-11。

5. 超声造影诊断要点

（1）增强早期：晚增强，周边先增强，而后内部增强；与子宫关系密切者肌瘤内部（近子宫侧）先增强。

（2）增强晚期：早消退，内部先消退。

（3）团块状肌瘤周边呈环状高增强，条带状肌瘤管壁呈高增强。

（4）近子宫处、与子宫关系密切者达峰期肌瘤内部呈均匀高增强，远离子宫、条带状肌瘤内部呈不均匀、短条状、蚯蚓状低增强，与管壁高增强相连。

6. 鉴别诊断　脉管内平滑肌瘤病周边呈环状增强时需和子宫肌瘤、腹膜播散性平滑肌瘤病相鉴别，子宫肌瘤为早增强或等增强，达峰时内部呈均匀高增强或等增强；腹膜播散性平滑肌瘤病为早增强、同步消退，而 IVL 为晚增强、早消退；另外，需结合灰阶超声观察肌瘤位置、与子宫壁关系、周围有无其他条带状低回声等综合判断。

当脉管内平滑肌瘤病呈条带状低回声时，需和静脉内血栓、输卵管炎相鉴别，静脉内血栓彩色多普勒显示血栓内无血流信号，造影时血栓内无造影剂灌注；输卵管炎造影时为早增强，达峰期呈等增强或高增强。

其他附件区肿瘤：良、恶性肿瘤超声造影表现不同，但多无周边环状增强，另外，需结合常规超声、患者临床症状、其他影像学检查、实验室检查等综合分析。

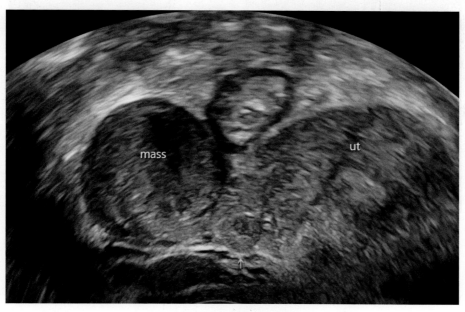

图 11-3-6　右附件区低回声团块

右附件区低回声团块（mass），与子宫（ut）右侧壁相连，边界清晰，形态规则，内回声欠均匀。

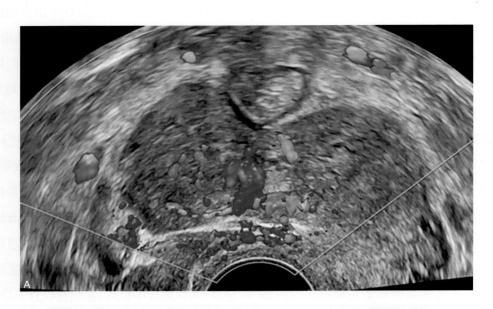

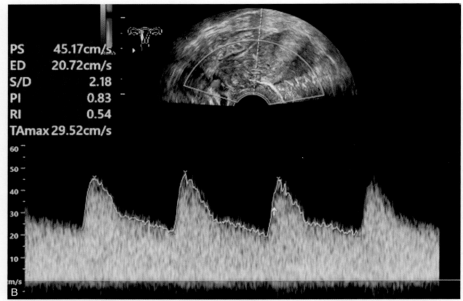

图 11-3-7　右附件区低回声团块血流图像

A. 可见明显血流自子宫右侧壁延续至低回声内；B. 可录及中低阻力动脉血流频谱。

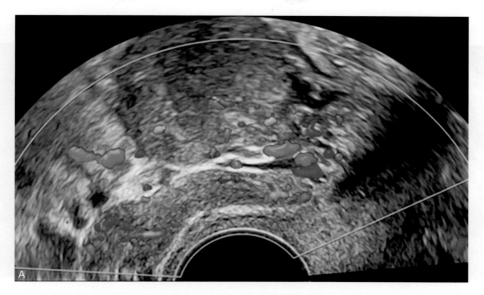

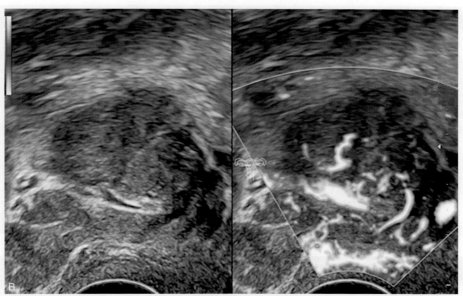

图 11-3-8　右侧附件区条带状低回声血流图像

A. 右侧附件区条带状低回声内可见迂曲血流信号；B. 条带状低回声内血流与其前方低回声团块血流延续。

ER11-3-7　右侧附件区

右侧附件区低回声团块后方另可见一迂曲条带状低回声，此低回声与子宫右侧壁及低回声团块相延续，内回声不均匀。

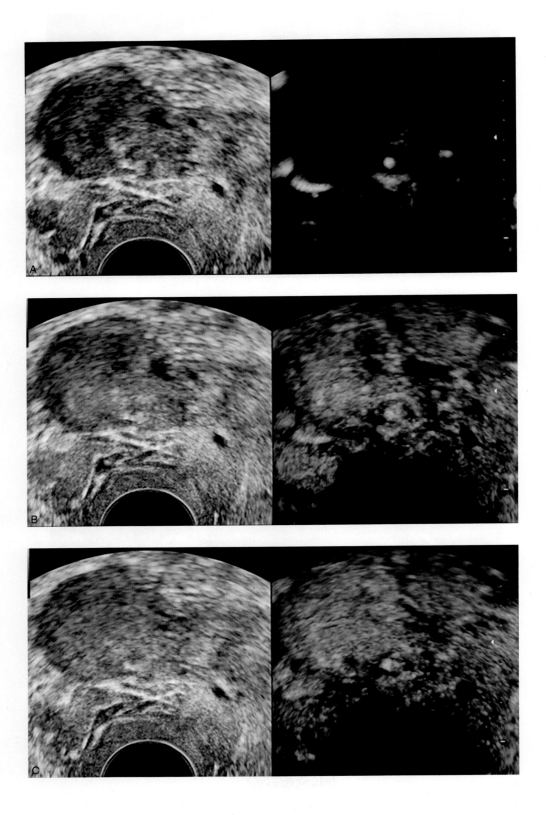

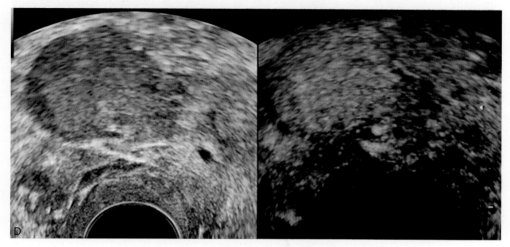

图 11-3-9　右附件区低回声团块超声造影图像

A. 增强早期可见团状低回声呈晚增强,造影剂由低回声内部、近子宫侧先增强;B. 团状低回声周边呈环状增强;C. 达峰时团状低回声内部呈均匀高增强;D. 增强晚期团块状低回声呈早消退。

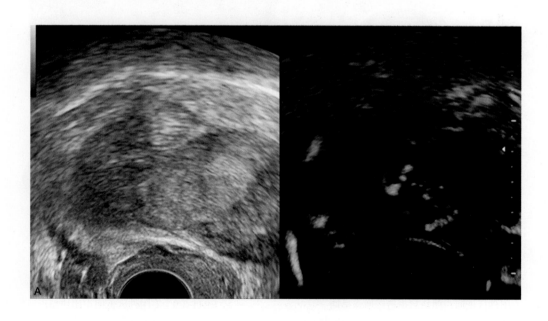

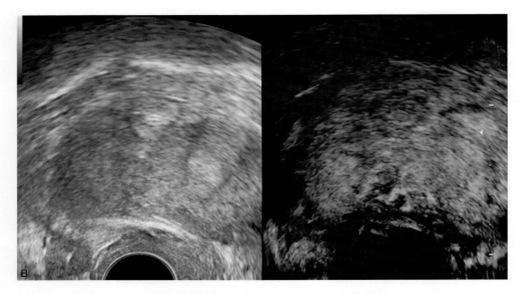

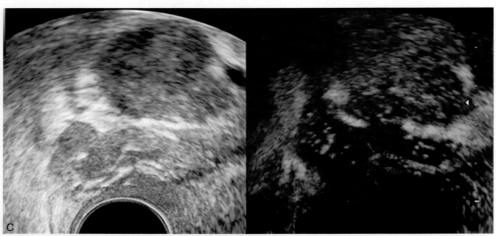

图 11-3-10　右附件区条带状低回声团块超声造影图像

A. 显示条带状低回声增强早期呈晚增强，周边先增强，而后内部增强；B. 显示达峰时条带状低回声内呈不均匀低增强；C. 增强晚期带状低回声呈早消退。

ER11-3-8　右附件区低回声团块超声造影增强早期
增强早期可见团状低回声呈晚增强，造影剂由低回声内部、近子宫侧先增强。

ER11-3-9　右附件区低回声团块超声造影增强晚期
增强晚期团块状低回声呈早消退。

ER11-3-10 右附件区条带状低回声超声造影增强早期
显示条带状低回声增强早期呈晚增强,周边先增强,而后内部增强。

ER11-3-11 右附件区条带状低回声超声造影增强晚期
增强晚期带状低回声呈早消退。

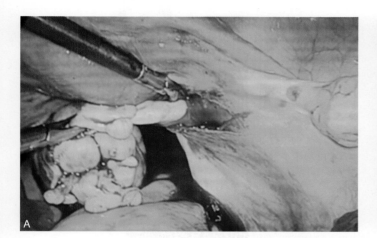

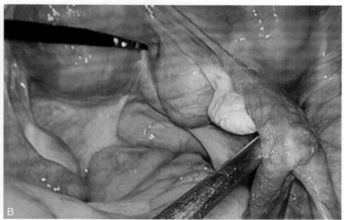

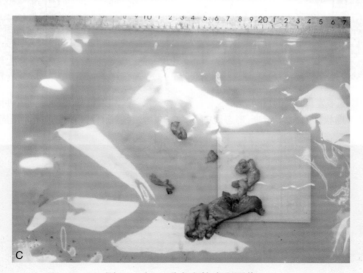

图 11-3-11 手术大体病理图像

A. 右侧阔韧带内可见一直径约 4cm 肌瘤样质硬结节,蒂部位于右侧子宫静脉内;B. 子宫静脉膨大,内可见长条形串珠样质软瘤结节;C. 肌瘤切面灰白、质中。

二、腹膜播散性平滑肌瘤

1. 病史概要　女性，47岁，体检发现盆腔多发肿物，十余年前行腹腔镜下子宫肌瘤切除手术。

2. 常规超声　见 ER11-3-12~ER11-3-15 和图 11-3-12。

3. 超声造影　见 ER11-3-16~ER11-3-22、图 11-3-13~图 11-3-16。

4. 手术记录及常规病理诊断　手术记录：前腹膜与腹直肌右侧之间可见多枚肌瘤，边界清楚，大小不等，最大直径约5cm，最小直径约2cm，膀胱浆膜层表面可见一直径约6cm肌瘤，子宫前位，形态失常，表面多发肌瘤凸起，最大直径约6cm位于后壁，左侧输卵管与乙状结肠致密粘连，输卵管腔内可触及多发小肌瘤，右侧卵巢可见一直径约2cm囊肿，右侧输卵管及左侧卵巢无异常。大网膜可见一直径约5cm播散肌瘤病灶，肠系膜表面可见一直径约4cm肌瘤。术中剔除播散型肌瘤共17枚（图11-3-17）。

ER11-3-12　子宫前方低回声及子宫后壁低回声团
子宫肌壁回声增粗、不均匀，子宫后壁及子宫前方各可见一低回声团，边界清晰，形态规则。

ER11-3-13　子宫前方低回声团彩色多普勒
CDFI 显示子宫前方低回声团内及周边均可探及条状血流信号。

ER11-3-14　左侧附件区多发低回声团
左侧附件区可探及多个低回声团，呈串珠状排列，边界清晰，形态规则。

ER11-3-15　左侧附件区低回声团彩色多普勒
左侧附件区低回声团内及周边均可探及条状血流信号。

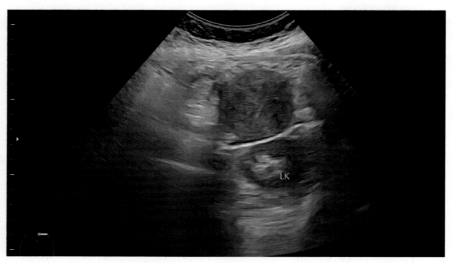

图 11-3-12　左肾前方低回声团
腹腔可探及多个低回声团，其一位于左肾（LK）前方，边界清晰，形态规则。

ER11-3-16　子宫后壁及子宫前方低回声团超声造影增强早期
子宫后壁及子宫前方低回声团增强早期周边可见环状早、高增强,而后团块内部增强,达峰时呈均匀高增强。

ER11-3-17　子宫后壁低回声团超声造影增强晚期
子宫后壁低回声团增强晚期呈同步消退,团块内部造影剂先消退,而后周边消退,周边可见环状稍高增强。

ER11-3-18　子宫前方低回声团超声造影增强晚期
子宫前方低回声团增强晚期呈同步消退,团块内部造影剂先消退,而后周边消退,周边可见环状稍高增强。

ER11-3-19　左侧附件区低回声团超声造影增强早期
左侧附件区低回声团增强早期周边可见环状早、高增强,而后团块内部增强,其一团块达峰时内部可见轮辐状高增强区,余团块达峰时呈均匀稍高增强。

ER11-3-20　左侧附件区低回声团超声造影增强晚期
左侧附件区低回声团增强晚期呈同步消退,团块内部造影剂先消退,而后周边消退,周边可见环状稍高增强。

ER11-3-21　上腹部低回声团超声造影增强早期
上腹部低回声团增强早期周边可见环状高增强,而后团块内部增强,达峰时呈均匀高增强。

ER11-3-22　上腹部低回声团超声造影增强晚期
上腹部低回声团增强晚期团块内部造影剂先消退,而后周边消退,周边可见环状稍高增强。

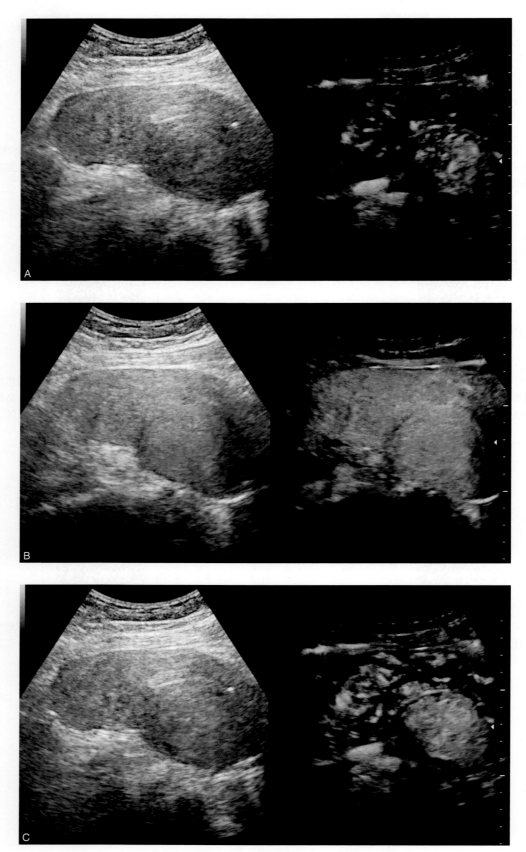

图 11-3-13　子宫后壁低回声团超声造影
A. 增强早期；B. 达峰时；C. 增强晚期

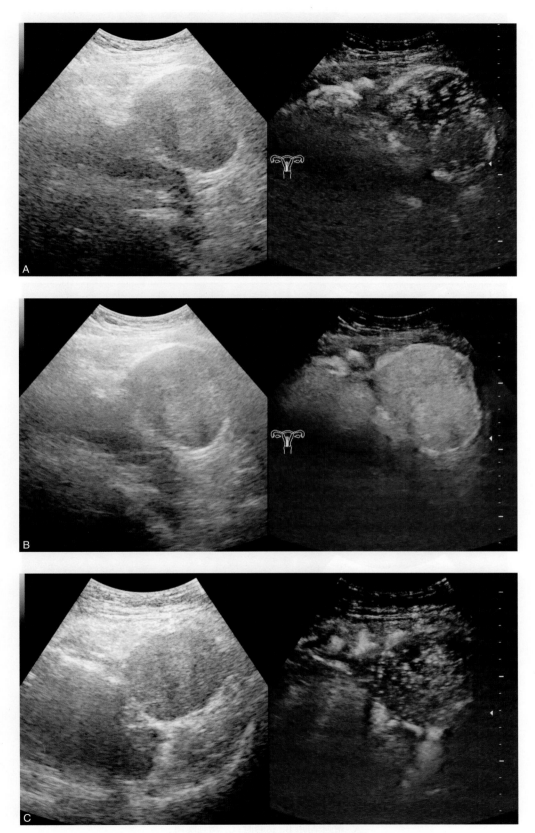

图 11-3-14　子宫前方低回声团超声造影
A. 增强早期；B. 达峰时；C. 增强晚期

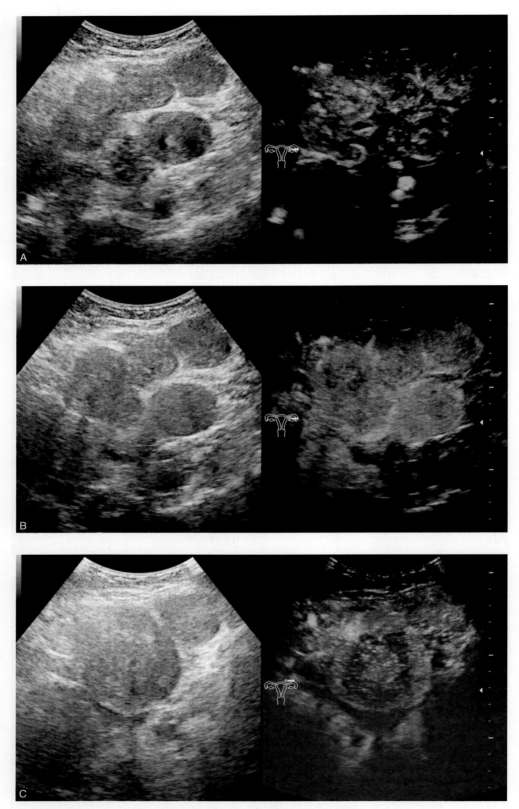

图 11-3-15　左侧附件区低回声团超声造影
A. 增强早期；B. 达峰时；C. 增强晚期

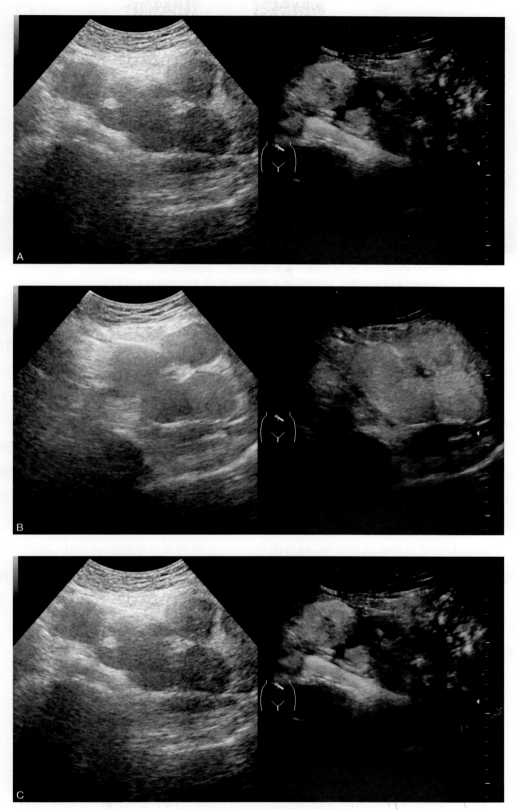

图 11-3-16　上腹部低回声团超声造影
A. 增强早期；B. 达峰时；C. 增强晚期

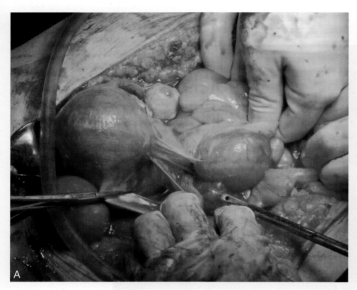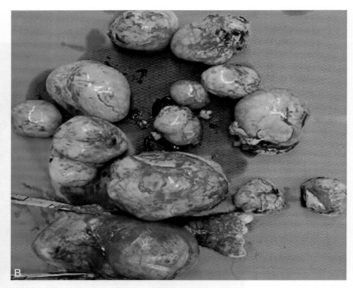

图 11-3-17 手术显示肿瘤大体病理图片
A. 术中显示腹膜上多发大小不等肿瘤；B. 手术切除肿瘤大体标本。

常规病理诊断：符合弥漫性腹膜平滑肌瘤病。

5. 超声造影诊断要点

（1）增强早期子宫后壁、盆腔及腹腔各肌瘤都表现为周边可见环状早、高增强，而后肌瘤内部增强，达峰时呈均匀或不均匀高增强。

（2）增强晚期子宫后壁、盆腔及腹腔各肌瘤都表现为同步消退，肌瘤内部造影剂先消退，而后周边消退，周边可见环状稍高增强。

6. 鉴别诊断 腹膜播散性平滑肌瘤病是一种罕见的良性平滑肌肿瘤，需要与以下几种疾病相鉴别：脉管内平滑肌瘤病，多发良性转移性平滑肌瘤病，卵巢恶性肿瘤腹腔转移。

腹膜播散性平滑肌瘤病：造影特征在于增强早期周边可见环状高增强，造影剂自周边向内灌注，增强晚期造影剂先由内部消退，而后周边再消退，有包膜感。

脉管内平滑肌瘤病：增强早期呈晚增强，周边先增强，而后内部增强；与子宫关系密切者肌瘤内部（近子宫侧）先增强；增强晚期：早消退，内部先消退；团块状肌瘤周边呈环状高增强，条带状肌瘤管壁呈高增强；近子宫处、较大团块状肌瘤达峰时内部呈均匀高增强，条带状肌瘤内部呈不均匀短条状、蚯蚓状低增强，与管壁高增强相连。

良性多发性转移性平滑肌瘤病：多以 CT 及 MRI 检查发现肺、脑内平滑肌瘤病灶为特点。

恶性卵巢肿瘤腹腔转移灶：造影多表现为增强早期快速早、高增强、快速消退，造影剂分布不均匀，无明显包膜感。

此外，还要结合患者病史、临床症状、体征、实验室及其他影像学检查综合判断。

第四节　创伤性子宫动静脉瘘

1. 病史概要　女性,35岁,因"早孕合并胎停育"行无痛人工流产终止妊娠,术后少量阴道出血淋漓不净2周。既往:G_0P_0,无其他病史。

2. 常规超声　见图11-4-1。

3. 超声造影　见图11-4-2和ER11-4-1。

4. 其他检查　子宫动静脉瘘分为先天性与获得性,获得性子宫动静脉瘘常与妊娠清宫术创伤有关,后者常被称为创伤性子宫动静脉瘘。数字减影血管造影(DSA)被公认为是动静脉瘘等血管性疾病诊断的"金标准",然而,DSA具有放射损害、有创操作、技术要求高、费用昂贵等不足,彩色多普勒超声对子宫病变分辨力高、显示血流敏感,鉴于创伤性子宫动静脉瘘多数程度轻且范围局限,绝大多数可以经保守治疗治愈,彩色多普勒超声成为创伤性子宫动静脉瘘病变首选的筛查和随访手段,而DSA更多用于经彩色多普勒超声筛查出的严重动静脉瘘介入栓塞治疗及术前确诊。

5. 超声造影诊断及要点　典型的静脉瘘由供血动脉、畸形血管团及引流静脉几部分组成,动静脉瘘病灶的供血动脉不经过高阻力毛细血管床而直接回流至静脉,是一种动静脉短路疾病。超声造影剂经外周静脉注射后患侧子宫动脉及分支、子宫肌层和/或宫腔内病灶开始增强时间较周围组织明显提前,病灶呈持续高增强,晚期呈渐进性缓慢消退,即创伤性子宫动静脉瘘静脉典型超声造影表现为早增强、高增强、晚消退,多不易直接显示瘘口及引流静脉,与此类型动静脉瘘往往是多发细小瘘口有关。

6. 鉴别诊断　创伤性子宫动静脉瘘需与子宫内富血供病变,如剖宫产瘢痕妊娠、宫角妊娠、流产不全、妊娠滋养细胞疾病等进行鉴别,均可表现为肌层和/或宫腔内富血供团块,结合病史、血绒毛膜促性腺激素水平及彩色多普勒超声特征性表现,诊断多不困难,对诊断确有困难者辅以超声造影有助于与其他疾病进行鉴别,超声动态随访子宫异常血管团流速逐渐减低直至消失、声像图恢复正常也是鉴别手段。

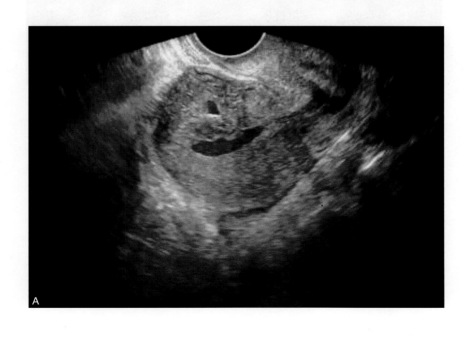

A

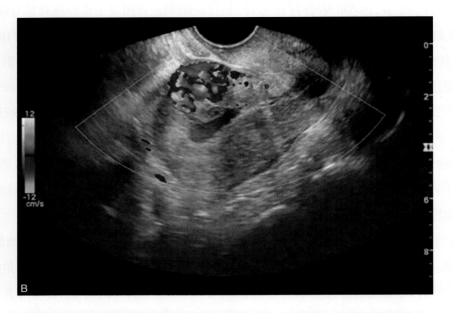

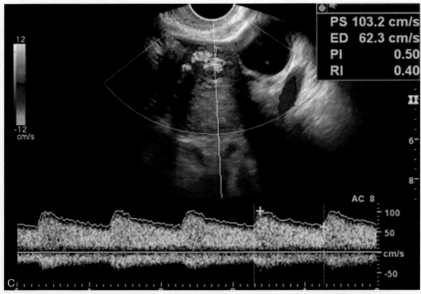

图 11-4-1　子宫经阴道常规声像图

A. 经阴道超声显示子宫前壁病灶图像,子宫前位,大小形态正常,子宫前壁中下段肌层内见不均匀偏低回声病灶,边界欠清,形态欠规则;B. 经阴道彩色多普勒超声显示病灶内血流信号丰富杂乱呈马赛克样,探及高速低阻动脉血流频谱;C. 经阴道彩色多普勒超声显示病灶内血流频谱,同侧子宫动脉轻度增粗,流速加快伴血流阻力减低。

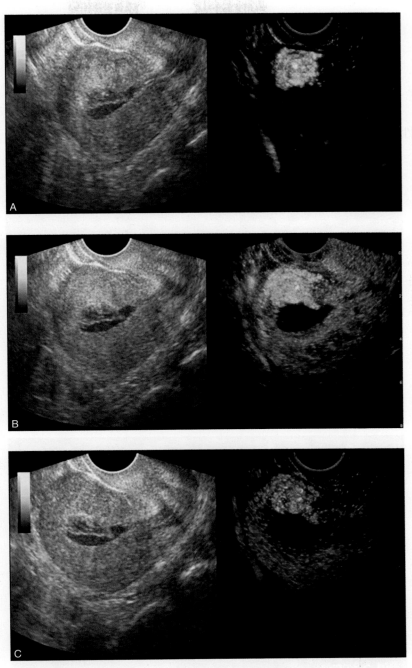

图 11-4-2 子宫经阴道超声造影图像

A. 超声造影显示病灶早增强；B. 超声造影早期显示病灶高增强；C. 超声造影晚期病灶消退慢于肌层呈持续偏高增强。

ER11-4-1 子宫经阴道超声造影视频

子宫前壁中下段肌层内偏低回声病灶明显早于子宫肌层开始增强，早期迅速呈不均匀高增强（图 11-4-2B），晚期消退慢于肌层，仍呈持续偏高增强。

第五节　妇科恶性肿瘤治疗后复发

一、宫颈癌术后复发

1. 病史概要　女性,49 岁,宫颈癌术后,放疗后 5 年余,阴道间断流血 2 年。

2. 常规超声　见图 11-5-1。

3. 超声造影　见图 11-5-2 和 ER11-5-1。

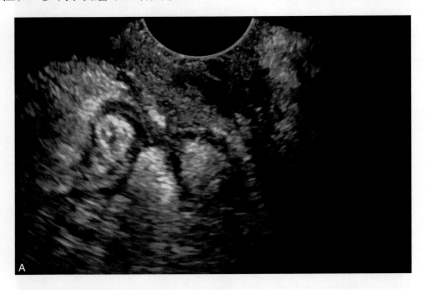

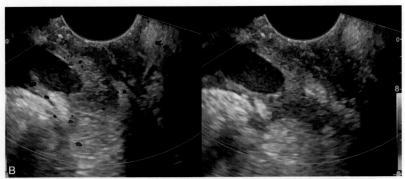

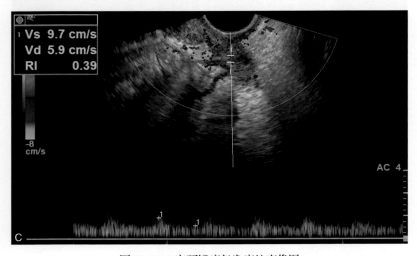

图 11-5-1　宫颈鳞癌复发病灶声像图

A. 灰阶声像图,阴道残端上方见稍低回声区,大小约 28mm×26mm×17mm,局部与上方肠壁分界不清;B. CDFI,病灶内较丰富短条状血流信号;C. 血流频谱,测得 RI:0.39~0.54。

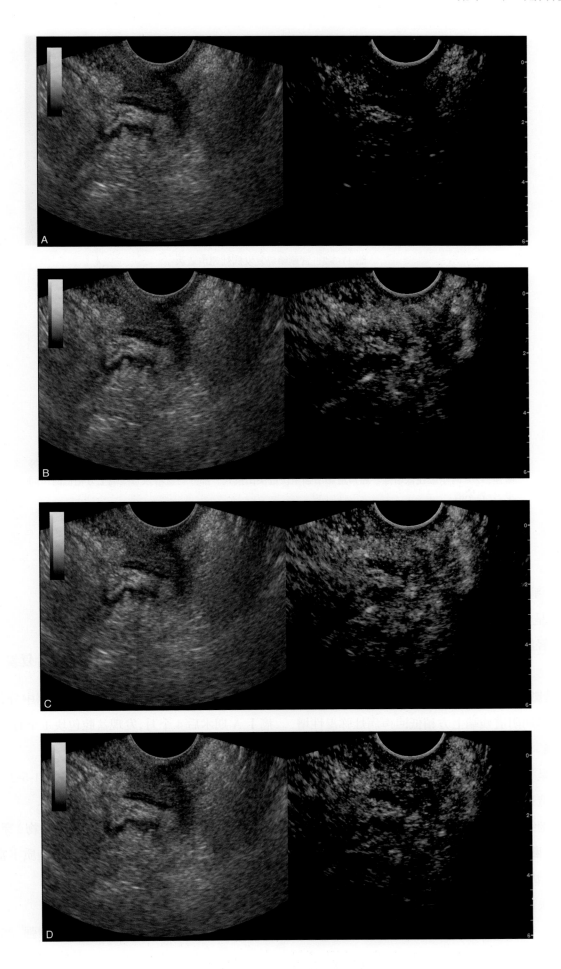

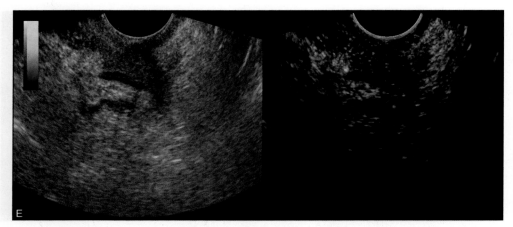

图 11-5-2　宫颈鳞癌复发病灶超声造影

A. 11s 图；B. 19s 图；C. 30s 图；D. 60s 图；E. 120s 图

ER11-5-1　宫颈鳞癌复发病灶超声造影

阴道残端上方稍低回声区 14s 开始弥漫性增强，19s 达峰，增强范围约 48mm×23mm×32mm，呈等增强，120s 时呈散在低增强。超声造影增强呈快进快出模式。部分肠壁增强与残端上方稍低回声同步，分界不清。

4. 病理　病理描述:（残端肿物）鳞状细胞癌（中-低分化），部分呈乳头状生长，一些脉管内见癌栓。阴道小块鳞状上皮轻度不典型增生，伴纤维素样渗出，阴道上皮内瘤变Ⅰ级。

5. 超声造影诊断要点

（1）造影早期阴道残端上方稍低回声病灶弥漫性增强，极迅速达峰。

（2）造影呈等增强，120s 时呈散在低增强。

（3）超声造影增强呈快进快出模式。

（4）与周围组织分界不清。

6. 鉴别诊断　需与残端瘢痕相鉴别。本病例宫颈癌复发，造影呈快进快出等增强。残端瘢痕造影呈等增强、低增强，呈快进慢出模式。

二、卵巢癌术后复发

（一）病例 1：卵巢鳞状细胞癌术后复发

1. 病史概要　女性，61 岁，卵巢癌中分化鳞状细胞癌ⅠA 期术后 4 个月，发现盆腔包块 1 个月余。

2. 常规超声　见图 11-5-3。

3. 超声造影　见图 11-5-4 和 ER11-5-2。

4. PET-CT　见图 11-5-5。

5. 病理　病理描述:（阴道残端肿物）穿刺，纤维组织中可见肿瘤细胞呈片状分布，细胞胞质丰富、红染，核分裂象可见，考虑为鳞状细胞癌。

6. 超声造影诊断要点

（1）造影早期病灶呈弥漫不均匀增强，26s 即达峰。

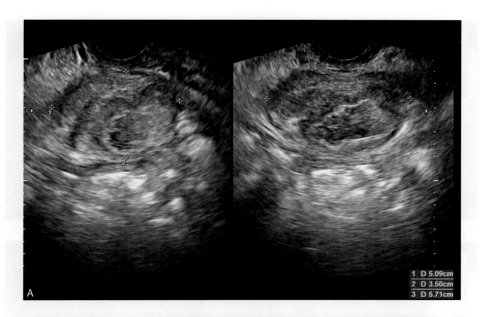

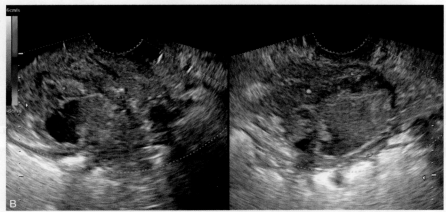

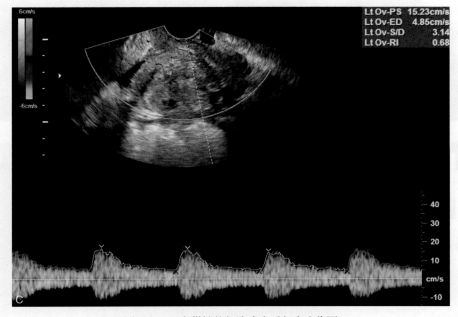

图 11-5-3　卵巢鳞状细胞癌术后复发声像图

A. 灰阶声像图,子宫双附件缺如(术后),阴道残端右上方见混合回声区,大小约 77mm×41mm×57mm,内以等回声为主,可见液性暗区,与膀胱壁分界欠清;B. CDFI,病灶内可探及短条状血流信号;C. 血流频谱,测得 RI:0.68。

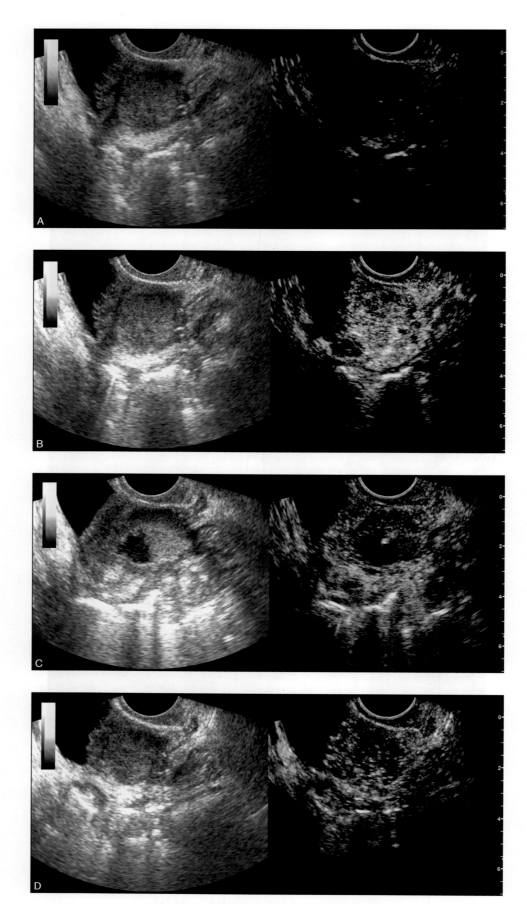

图 11-5-4　卵巢鳞状细胞癌术后复发超声造影
A. 13s 图；B. 26s 图；C. 30s 图；D. 90s 图

ER11-5-2　卵巢鳞状细胞癌术后复发超声造影

阴道残端上方混合回声包块 13s 开始弥漫性增强,呈不均匀增强,26s 增强最强,局部与膀胱后壁分界不清,肿物边缘距离膀胱黏膜层约 1.5mm。29s 后开始消退,中间见无增强区。90s 时呈低增强。超声造影显示肿块周边血供丰富,呈快进快出模式,未排除浸润膀胱后壁可能。

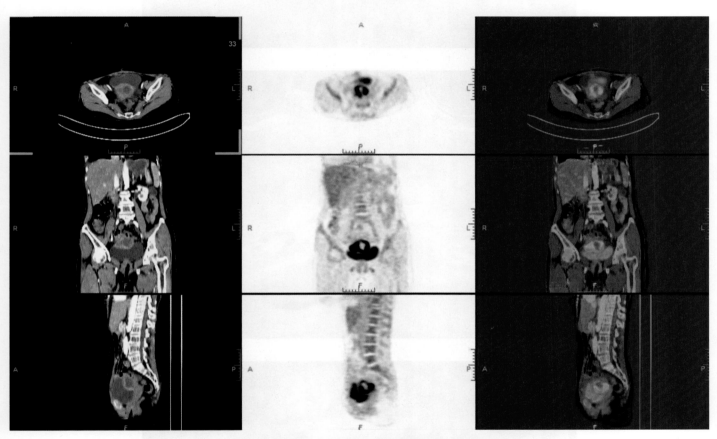

图 11-5-5　卵巢鳞状细胞癌术后复发 PET-CT 图像

阴道残端见一等 / 低密度软组织肿块影,大小约 59mm×51mm,见放射性不均匀浓聚(内见斑片状稀疏影),SUVmax 约 16.5,延迟扫描 SUVmax 约 22.3,肿块累及膀胱后壁(膀胱后壁局部毛糙),增强见明显不均匀强化。

（2）造影早期 29s 病灶即开始迅速消退,早于周围组织。

（3）造影晚期病灶呈低增强。

（4）病灶增强早于膀胱壁,可清晰显示浸润膀胱壁深度和范围。

7. 鉴别诊断　卵巢癌残端复发病灶需与残端血肿相鉴别,复发病灶可见弥漫增强,可伴无增强区,造影呈快进快出模式,而血肿内部可无增强。对怀疑肿瘤复发病灶者可于造影后穿刺增强组织送病理检查明确诊断。

（二）病例 2:卵巢高级别浆液性腺癌综合治疗后复发

1. 病史概要　女性,48 岁,左、右侧卵巢高级别浆液性腺癌综合治疗后 4 年余,二次复发 7 天。

2. 常规超声　见图 11-5-6。

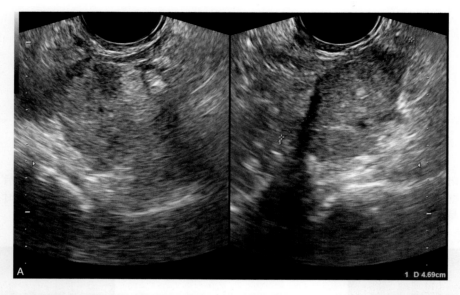

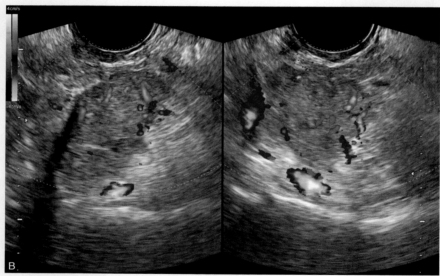

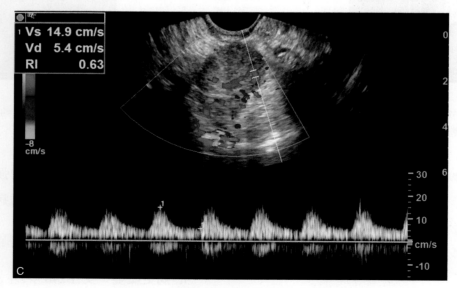

图 11-5-6　卵巢高级别浆液性腺癌复发声像图

A. 灰阶声像图，阴道残端上方约 10mm 处，紧贴右侧盆壁，见一混合回声 47mm×22mm×35mm，以稍低回声为主，可见线状高回声；B. CDFI，病灶内丰富血流信号；C. 血流频谱，RI：0.63。

3. 超声造影 见图 11-5-7 和 ER11-5-3。

4. PET-CT 阴道残端放射性浓聚, SUVmax 约 3.4。右侧髂内血管旁见肿块影, 大小约 38mm×23mm, 见放射性浓聚, SUVmax 约 14.2, 累及右侧输尿管中下段, 其上输尿管及右侧肾盂积水扩张。

5. 病理 （盆腔肿物）肿瘤细胞呈腺样或乳头状生长, 伴沙砾体形成, 结合临床病史, 符合高级别浆液性癌（复发）, 脉管内见癌栓。

6. 超声造影诊断要点

（1）造影早期阴道残端上方混合回声区弥漫性增强, 迅速达峰, 呈不均匀增强, 见小无增强区, 增强程度高于周边组织。

（2）120s 时仍可见低增强, 显示范围大于灰阶声像图, 边缘与周围组织分界不清。

（3）超声造影显示混合回声增强呈部分快进快出、部分快进慢出模式, 血供来源于右侧髂内血管。

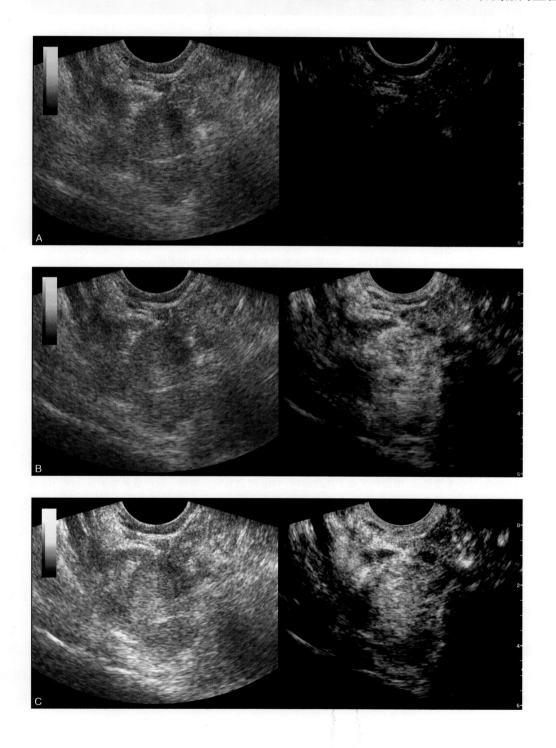

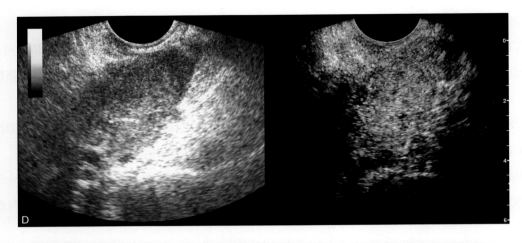

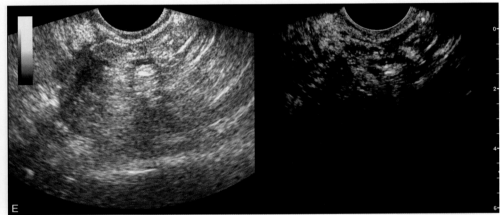

图 11-5-7　卵巢高级别浆液性腺癌复发超声造影

A. 6s 图；B. 12s 图；C. 30s 图；D. 60s 图；E. 120s 图

ER11-5-3　卵巢高级别浆液性腺癌复发超声造影视频

阴道残端上方混合回声区 6s 开始弥漫性增强，12s 达峰，增强范围约 49mm×34mm×37mm，呈不均匀增强，见小无增强区，增强程度高于周边组织，120s 时仍可见低增强。超声造影显示混合回声区血供丰富，显示范围大于灰阶声像图，边缘与盆壁、邻近肠管分界不清，病灶部分呈快进快出、部分呈快进慢出模式。血供来源于右侧髂内血管。

（三）病例 3：卵巢子宫内膜样腺癌综合治疗后复发

1. 病史概要　女性，46 岁，左侧卵巢子宫内膜样腺癌综合治疗后 1 年复发。

2. 常规超声　见图 11-5-8。

3. 超声造影　见图 11-5-9 及 ER11-5-4。

4. PET-CT　见图 11-5-10。

5. 病理　病理描述：（阴道残端上方不明组织物）恶性肿瘤，符合分化较差的癌，结合临床病史及既往病理，考虑低分化子宫内膜样腺癌可能性大。

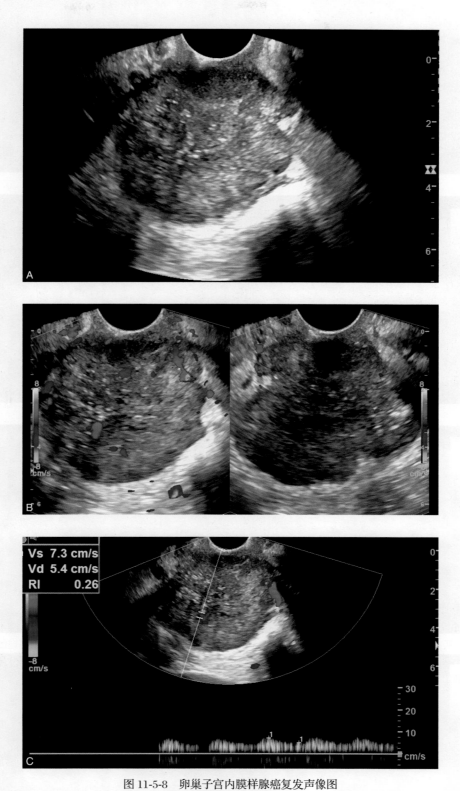

图 11-5-8　卵巢子宫内膜样腺癌复发声像图

A. 灰阶声像图,阴道残端上方见混合回声区大小约 62mm×50mm×54mm,与周边组织分界欠清,内以稍低回声区为主;B. CDFI,病灶内见短条状血流信号;C. 血流频谱,测得 RI:0.26。

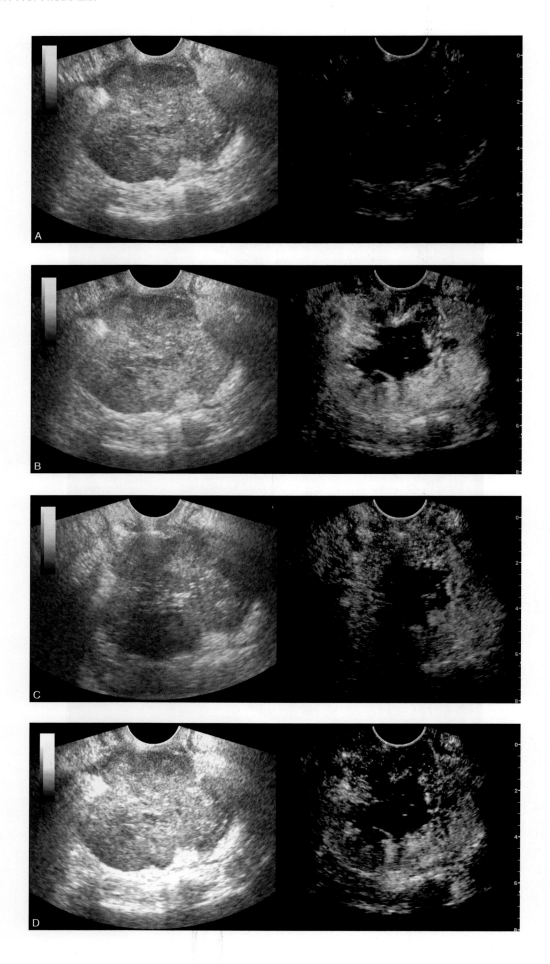

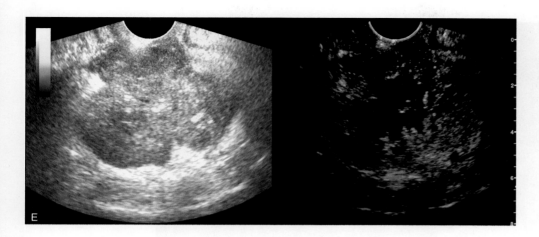

图 11-5-9　卵巢子宫内膜样腺癌复发
　　　　　超声造影
A. 10s 图；B. 18s 图；C. 39s 图；
D. 60s 图；E. 120s 图

ER11-5-4　卵巢子宫内膜样腺癌复发超声造影

混合回声区内以稍低回声区为主，10s 开始弥漫性增强，18s 达峰，增强范围稍大于灰阶超声范围，约 71mm×70mm×62mm，呈不均匀增强，肿物中部见不规则无增强区，大小约 23mm×34mm×32mm，肿物前缘与膀胱后壁分界不清，部分邻近膀胱黏膜层，120s 呈低增强。增强呈快进快出模式。

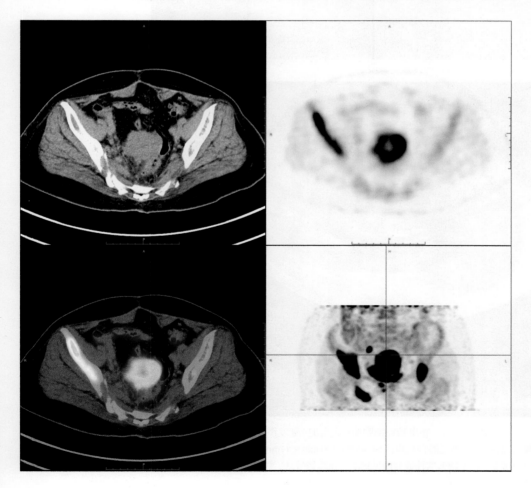

图 11-5-10　卵巢子宫内膜样腺癌复
　　　　　发 PET-CT 图像
阴道残端见一类圆形软组织肿块影，密度不均匀、其内见片状低密度影，范围约 59mm×51mm×61mm，边缘毛糙、与周围直肠壁分界不清，增强呈不均匀强化，并见放射性环形浓聚，SUVmax 约 15.6，其内低密度影未见明显强化及放射性浓聚。

365

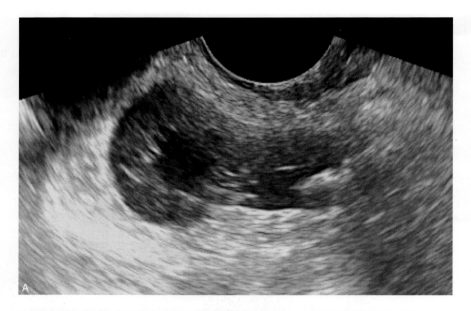

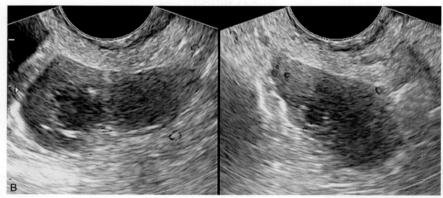

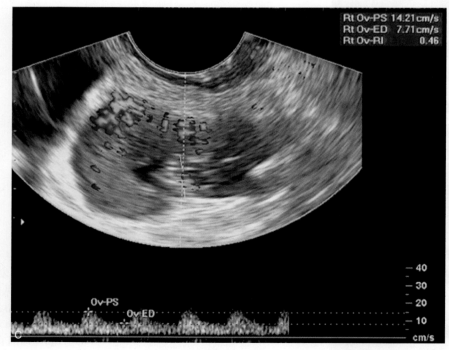

图 11-5-11 卵巢颗粒细胞瘤（成人型）复发声像图

A. 灰阶声像图,盆腔偏右侧见混合回声区约 40mm×21mm×31mm,边界尚清,内见数个团块强回声及无回声区;B. CDFI,实性成分内见短条状血流信号;C. 血流频谱,测得 RI:0.46。

6. 超声造影诊断要点

（1）造影早期阴道残端上方混合回声区弥漫性增强，迅速达峰，呈不均匀增强，见无增强区，增强程度高于周边组织。

（2）120s 时可见散在低增强，显示范围大于灰阶声像图，肿物与周围组织分界不清。

（3）超声造影显示混合回声增强呈快进快出模式。

（四）病例 4：卵巢颗粒细胞瘤（成人型）复发

1. 病史概要　女性，47 岁，卵巢颗粒细胞瘤综合治疗 7 年后，发现盆腔包块 8 个月。

2. 常规超声　见图 11-5-11。

3. 超声造影　见图 11-5-12 和 ER11-5-5。

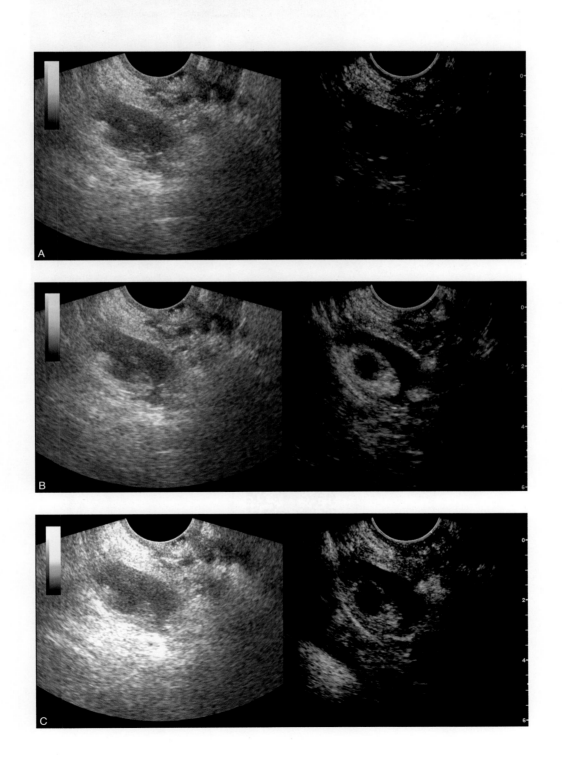

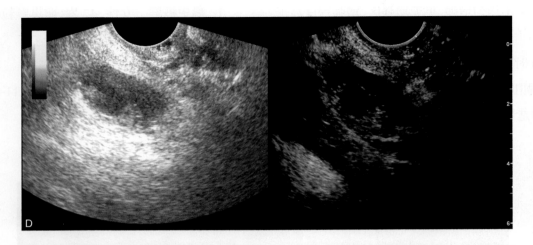

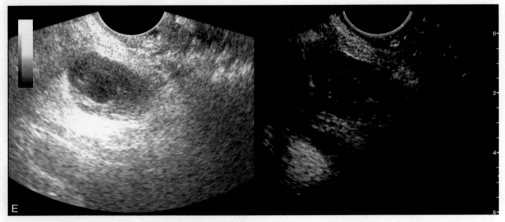

图 11-5-12　卵巢颗粒细胞瘤（成人型）复发超声造影

A. 10s 图；B. 15s 图；C. 30s 图；D. 60s 图；E. 120s 图

ER11-5-5　卵巢颗粒细胞瘤（成人型）复发超声造影

盆腔混合回声区周边及实性部分 10s 开始弥漫性增强，15s 达峰，呈不均匀增强，增强程度高于周边组织，120s 时仍可见线状增强。超声造影显示混合回声区实性部分血供丰富，显示范围大于灰阶声像图（45mm×29mm×32mm），边缘与邻近组织分界不清，可见结节样凸起，增强呈快进快出模式，血管来源于右侧髂血管。

4. PET-CT 见图11-5-13。

5. 病理 病理描述:纤维组织中可见肿瘤细胞呈实性片状分布,细胞核质比高,可见核沟及小核仁,结合病史及免疫组化结果,符合颗粒细胞瘤(成人型)复发,未见明确脉管内瘤栓。

6. 超声造影诊断要点

(1)造影早期盆腔混合回声区实性部分弥漫性增强,周边线状增强,迅速达峰,呈不均匀增强,见无增强区,增强程度高于周边组织。

(2)120s时仍可见线状增强,显示范围大于灰阶声像图,与周围组织分界不清。

(3)超声造影显示混合回声增强呈快进快出模式。

(4)病灶血供来源于髂血管分支。

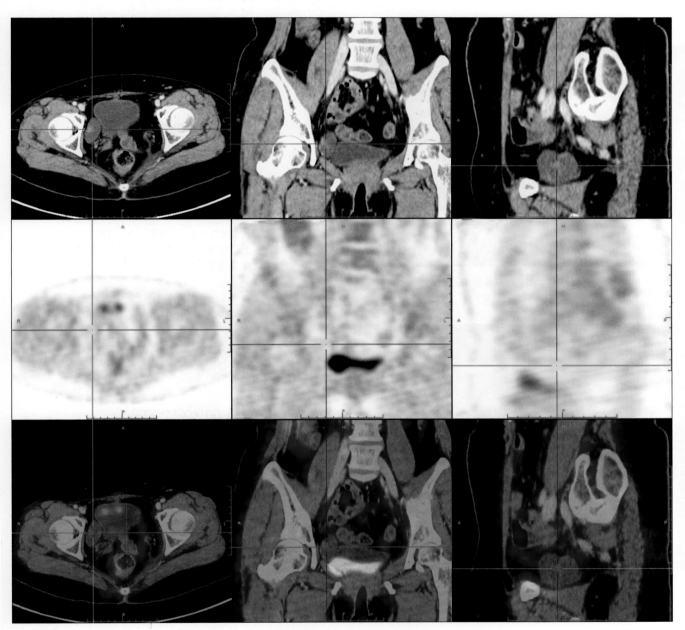

图11-5-13 卵巢颗粒细胞瘤(成人型)复发PET-CT图像

盆腔右侧附件区见一囊性为主低密度影,大小约21mm×39mm×30mm,边界清晰,内部见稍高密度分隔,边缘见高密度钙化灶,增强扫描见实性分隔轻中度强化,囊性成分未见明显强化,见放射性轻度浓聚,SUVmax约1.1,延迟SUVmax约1.9。

第六节　阴道膀胱瘘

1. **病史概要**　女性,65 岁,宫颈癌放疗后 1 个月出现排尿困难,行膀胱镜检查及双肾输尿管导管置入手术。术后出现漏尿。妇科检查:阴道狭窄,局部组织僵硬。

2. **常规超声**　见图 11-6-1 和 ER11-6-1。

3. **超声造影**　见图 11-6-2 和 ER11-6-2。

4. **超声造影诊断要点**　通过非血管腔道造影寻找瘘口及观察瘘口大小。

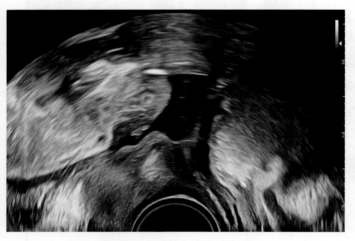

图 11-6-1　常规超声显示瘘道

ER11-6-1　常规超声显示瘘道
阴道中上段狭窄,探头置于阴道下段:膀胱充盈差,膀胱后壁局部似可见连续性中断,阴道上段可见少量积液。

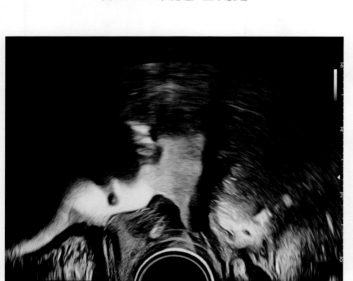

图 11-6-2　超声造影显示瘘道

ER11-6-2　超声造影显示瘘道
自膀胱内插入 10 号输卵管造影管并充盈球囊,向造影管内推注造影剂混合液约 30ml,可见液体自膀胱后壁裂隙进入阴道上段,并可见膀胱后壁裂隙明显大于常规超声检查范围。

参考文献

［1］中国医师协会超声医师分会 . 中国超声造影临床应用指南［M］. 北京：人民卫生出版社，2017.

［2］中国医师协会超声医师分会 . 中国妇科超声检查指南［M］. 北京：人民卫生出版社，2017.

［3］郑荣琴 . 妇科超声造影临床应用指南［J］. 中华医学超声杂志（电子版），2015（2）：94-98.

［4］王莎莎 . 子宫输卵管超声造影［M］. 北京：军事医学科学出版社，2014.

［5］施红，蒋天安 . 实用超声造影诊断学［M］. 北京：军事医学科学出版社，2013.

［6］谢红宁 . 妇产科超声诊断学［M］. 北京：人民卫生出版社，2005.

登录中华临床影像库步骤

▎公众号登录 >>

扫描二维码
关注"临床影像库"公众号

点击"影像库"菜单
进入中华临床影像库首页

临床影像库
中华临床影像库内容涵盖国内近百家大
型三甲医院临床影像诊断中所能见... ⌄
7位朋友关注

关注公众号

影像库

▎网站登录 >>

输入网址 medbooks.ipmph.com/yx
进入中华临床影像库首页

进入中华临床影像库首页

注册或登录

PC 端点击首页"兑换"按钮
移动端在首页菜单中选择"兑换"按钮

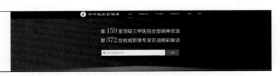

输入兑换码,点击"激活"按钮
开通中华临床影像库的使用权限

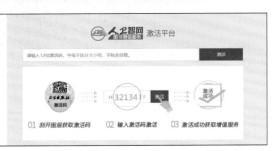